EMBARAZO Y PUERICULTURA

Título original
Gravidanza e puericultura

Textos
Paolo Sarti
Giuseppe Sparnacci

Redacción
Chiara Damiani

Colaboración en la redacción
Francesca Latini

Dirección editorial
Isabel Ortiz

Coordinación
Myriam Sayalero

Traducción
Magdalena Olmeda

Actualización del contenido jurídico
Antonio García Fernández

Proyecto gráfico
Enrico Albisetti

Diseño
Duccio Mannucci

Maquetación
Enrico Albisetti
Adosaguas

Imposición electrónica
Miguel A. San Andrés

*Destacamos nuestro agradecimiento a Giorgio Bartolozzi,
pediatra, director del Departamento
de Pediatría de la universidad de Florencia,
a Francesco Branconi, ginecólogo,
profesor asociado de la Facultad de Medicina de Florencia y a
Alessandra Puppo, obstetra*

Este libro ha sido realizado con la colaboracion de Iana.

ATLAS ILUSTRADO DE

EMBARAZO Y PUERICULTURA

Guía completa desde la concepción hasta los seis años

PAOLO SARTI
GIUSEPPE SPARNACCI

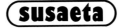

Sumario

LA VIDA ANTES DE NACER

A partir de una primera célula (el óvulo, producido por la madre y fecundado por el padre), en los nueve meses de vida dentro del útero se forma un organismo altamente complejo y diferenciado: un nuevo ser humano.

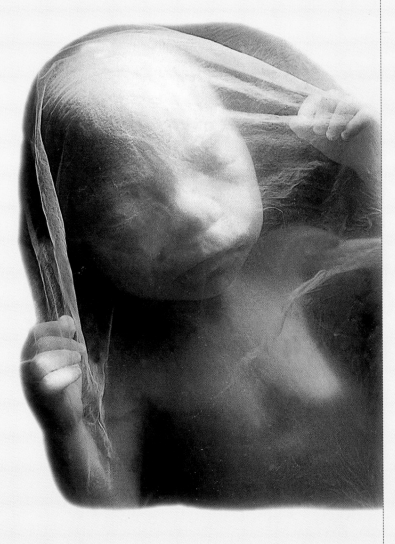

LA FORMACIÓN DEL NUEVO SER: DE LOS GAMETOS AL BLASTOCITO

LA FECUNDACIÓN

La fecundación consiste en la penetración de un espermatozoide en el interior de un óvulo y la consiguiente unión de los dos núcleos, masculino y femenino. Durante la relación sexual, en el hombre se produce la eyaculación, es decir, la expulsión de esperma (que contiene, aproximadamente, 100 millones de espermatozoides por centímetro cúbico) en la vagina de la mujer. Muchos de los espermatozoides se vuelven inactivos inmediatamente después del coito debido al medio ácido que encuentran en el interior de la vagina. Así pues, su supervivencia depende de la rapidez con que consiguen atravesar esta zona y llegar al cuello del útero, donde el medio alcalino les es favorable. Dependiendo de la fase del ciclo de la mujer, el moco presente en el cuello uterino es más o menos propicio para el avance de los espermatozoides según su consistencia: fluido y filamentoso coincidiendo con la ovulación, y denso y viscoso en los otros periodos. En el momento inmediatamente anterior a la ovulación, el avance de los espermatozoides se ve facilitado por la particular estructura filamentosa («hoja de helecho») que adopta el moco: esta disposición guía y dirige a los espermatozoides hacia unos repliegues en el cuello del útero que constituyen un medio especialmente idóneo para su supervivencia (hasta 96 horas). Desde allí, los espermatozoides pasan lentamente y de forma continua a la cavidad uterina en dirección a las trompas de Falopio: esto aumenta considerablemente la probabilidad de unión entre ellos y el óvulo en el periodo fértil. Los espermatozoides consiguen avanzar por el interior de los genitales femeninos gracias a su conformación: de un tamaño que no supera las 50 micras (una micra es la milésima parte de un milímetro), presentan una cabeza con el núcleo haploide (que contiene 23 cromosomas con información para la estructuración de un nuevo organismo) y un cuerpo, que constituye un auténtico depósito de energía necesaria para el movimiento de la cola. Una vez que han llegado a la cavidad uterina, los gametos masculinos se dirigen a las trompas. En ese tramo es donde, normalmente, se produce la fecundación (por lo general, en el tercio exterior: la ampolla). De los 150-500 millones de espermatozoides que entran en la vagina, unos pocos miles consiguen llegar a las trompas, avanzando a una velocidad de 2-3 milímetros por minuto, y sólo unos cientos logran acercarse al óvulo. Este camino, relativamente largo (en realidad, se trata de pocos centímetros), constituye un medio de selección de los espermatozoos: sólo los más resistentes llegan a rodear el óvulo. No se sabe con precisión cuánto tiempo mantiene el espermatozoide su capacidad de moverse y de fecundar, pero se considera que es fértil dentro de un plazo máximo de tres días desde la eyaculación; sin embargo, se han registrado casos en los que la movilidad (y, quizá, la capacidad de fecundar) se ha manifestado incluso al cabo de siete días. Cuando están cerca del óvulo, los espermatozoides lo rodean y comienzan sus tentativas de penetración.

Cada mes alcanza la maduración un óvulo en el interior de una estructura particular del ovario llamada folículo. El óvulo que sale de él emprende el cami-

Representación de un espermatozoide, tal como lo imaginaba en 1730 el investigador Nicolas Hartsoeker: un ser humano en miniatura, perfectamente formado, que era depositado en el cuerpo de la mujer para ser alimentado y aumentar de tamaño.

no hacia la trompa (y no se pierde en la cavidad abdominal, salvo en casos excepcionales), que es móvil y se adapta a la superficie del ovario precisamente donde está a punto de abrirse el folículo que contiene el óvulo maduro, capturado por las pestañas vibrátiles de la trompa. La célula huevo ya ha sufrido algunas transformaciones, pero su maduración se ha detenido y sólo se reanudará inmediatamente después de unirse con el espermatozoide.

El óvulo tiene pocas horas de vida: su capacidad de ser fecundado dura entre 12 y 24 horas desde que sale del ovario. Las primeras 12-15 horas de vida del óvulo se consideran las más favorables para la fecundación. Si no se produce la unión con el gameto masculino, el óvulo no continúa madurando y empieza su degeneración. Es posible que el encuentro entre el gameto femenino y el masculino esté propiciado por una sustancia de naturaleza hormonal, producida por el óvulo o por el folículo. En proximidad al ovocito, algunas proteínas producidas por él activan unas reacciones que permiten la liberación de las enzimas presentes en la vesícula que cubre la cabeza del espermatozoide (el acrosoma). Estas enzimas comienzan enton-

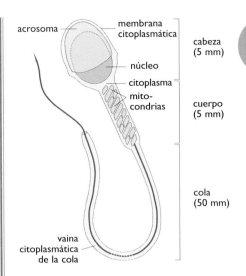

Estructura del espermatozoide.

La ovulación

Al nacer, la mujer contiene ya en sus ovarios muchos centenares de óvulos dispuestos a iniciar su maduración, que permanecen «guardados» en folículos primordiales. Sólo con la llegada de la pubertad y el comienzo del ciclo menstrual, bajo el estímulo de hormonas producidas por el hipotálamo y la hipófisis, los folículos (uno cada 28 días) reanudarán su maduración. El ovocito aumenta de tamaño, se multiplican las células que lo envuelven y lo nutren («células de la granulosa»), y se forma una cavidad en el interior del folículo que se llena de líquido. En el transcurso de la maduración, el folículo («folículo de Graaf») se ha ido trasladando al borde del ovario, y en un momento determinado, bajo el estímulo hormonal («pico de la LH»), se rompe. De él sale el óvulo («ovulación») rodeado de algunas células foliculares. Después de la ovulación, el folículo sufre rápidas transformaciones, y se convierte en «cuerpo amarillo», una

estructura así llamada por su color y encargada de producir una hormona (progesterona) necesaria para que la mucosa uterina se prepare para la posible anidación de un óvulo fecundado. En caso de producirse la fecundación, el cuerpo amarillo continúa secretando progesterona hasta que empieza a participar en dicha secreción la placenta. Por el contrario, si no ha habido fecundación, el cuerpo amarillo sufre una rápida regresión y se convierte en «cuerpo blanco», un tejido fibroso blanquecino, una especie de cicatriz en la superficie ovárica.

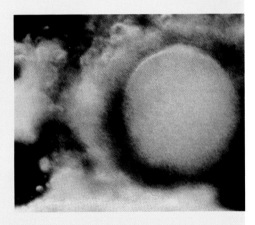

El óvulo maduro es expulsado de la superficie del ovario junto con el líquido folicular y las «células de la granulosa» que lo envuelven. Estas células tienen la misión de nutrir y proteger el óvulo durante su maduración.

Esquema de un ovario con folículos en diferentes estadios de maduración.

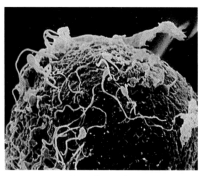

Los espermatozoides más resistentes, que han superado el largo y difícil camino que conduce al óvulo en la trompa, lo rodean y comienzan sus intentos de penetración.

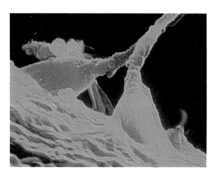

Dos espermatozoides en la superficie externa de una célula huevo.

ces su acción, perforando la pared exterior de la célula huevo y permitiendo la entrada del espermatozoide.

Una vez superada la barrera externa de la célula femenina, queda por traspasar otra membrana (llamada de fecundación), el último obstáculo que separa al espermatozoide del núcleo del óvulo. En pocos minutos esta barrera también es salvada. Sólo establece contacto con el núcleo la cabeza del espermatozoide: el cuerpo y la cola, cuya función propulsora ha finalizado, quedan fuera. Entre tanto, al paso del espermatozoide, miles de pequeñas vesículas, situadas bajo la pared externa del óvulo, se rompen y expulsan su contenido de proteínas y enzimas; esto da lugar a una serie de transformaciones que hacen impenetrable el óvulo: ningún otro gameto masculino podrá entrar en él.

Inmediatamente después de introducirse la cabeza del espermatozoide en el óvulo, éste experimenta su última fase de maduración, y se convierte en una célula (haploide) que contiene en su núcleo 23 cromosomas. En ese preciso instante se produce la fusión de los dos núcleos, es decir, la fecundación propiamente dicha. Los 23 cromosomas contenidos en el núcleo femenino se emparejan con los 23 correspondientes del gameto masculino, dando lugar a la formación de una célula con 46 cromosomas (diploide), igual que las demás células del organismo humano, salvo, obviamente, los gametos. Si las «células germinativas» no tuvieran la mitad de cromosomas, al unirse darían origen a una célula con 92 cromosomas, y en cada nueva fecundación se duplicaría el número de cromosomas de los descendientes. Con la fusión del material hereditario masculino y femenino comienza el desarrollo del nuevo ser, que en esa fase recibe el nombre de cigoto.

¿SEMILLA MASCULINA, SEMILLA FEMENINA?

El coito en un dibujo de anatomía de Leonardo da Vinci (1452-1519).

Hipócrates (isla de Cos 460-Larisca c. 375-351 a.C.) afirmaba que a la concepción contribuían tanto el padre como la madre, aportando cada cual su propia semilla, que provenía de todas las partes del cuerpo y confluía en los órganos genitales durante el coito. También explicaba el fenómeno del parecido del hijo a un progenitor más que al otro, en función de cuál de las dos semillas era más abundante y fuerte.

Aristóteles (Estagira 384-Calcis 322 a.C.) discrepó con esta teoría, afirmando que el principio activo que determinaba el inicio del desarrollo del embrión residía exclusivamente en el semen masculino, que se mezclaba con la sangre menstrual de la mujer, una materia inerte y pasiva.

Estas dos teorías fueron rebatidas y sostenidas alternativamente por los pensadores romanos, así como en la Edad Media y durante gran parte de la Edad Moderna. Pero durante siglos, prevaleció la hipótesis aristotélica del principio activo masculino y la no participación en la concepción de la mujer, a la que, en definitiva, se reconocía un papel activo sólo vinculado a la contención y la protección del niño en fase de formación.

Anatomía de la mujer embarazada (siglo XVI).

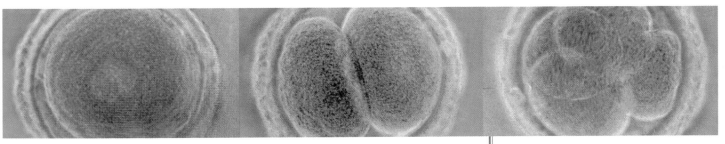

Migración y segmentación

Una vez fecundado, el óvulo continúa avanzando hacia la cavidad uterina, ayudado por el movimiento de los cilios presentes en el interior de la trompa; el avance se hace en colaboración –la musculatura de este órgano se contrae rítmicamente, provocando auténticas ondas de avance (peristaltismo tubárico)–. Transcurridas pocas horas desde la unión de los dos núcleos, el femenino y el masculino, se produce una primera división de la célula que se ha originado y la formación de dos nuevas células. A su vez, estas dos células sufren divisiones progresivas. En los 5-10 días que necesita el óvulo para recorrer la trompa y llegar al útero, las divisiones se suceden a un ritmo de dos al día. Con cada división, las células se vuelven cada vez más pequeñas, de manera que el racimo que forman (mórula) tiene el mismo tamaño que la célula de partida (este proceso de multiplicación celular no acompañado de aumento de volumen recibe el nombre de segmentación). En el estadio de mórula, el nuevo ser traspasa la desembocadura de la trompa en el útero, una abertura de medio milímetro de ancho.

Célula huevo fecundada.
Al cabo de pocas horas desde
la fecundación, el óvulo se divide
formando dos células. De ellas
se forman cuatro, y así sucesivamente,
a un ritmo de dos divisiones al día.

FASES DEL DESARROLLO PRENATAL	
Del cigoto al blastocito Las primeras dos semanas de vida.	En este periodo tienen lugar: la fecundación (formación del cigoto), la migración del óvulo fecundado a través de la trompa hacia la cavidad uterina, la progresiva segmentación de las células hasta adoptar el aspecto de una mora (estadio de la mórula), la diferenciación de la gástrula en tres hojas germinativas y la anidación con el inicio de la estructuración de la placenta (formación del blastocito).
El embrión Del 15° día después de la ovulación a la 12 semana.	En esta fase se forman todos los órganos principales y la circulación sanguínea (periodo de organogénesis).
El feto De la 12 semana al momento del nacimiento.	En este periodo los distintos órganos y aparatos crecen, maduran y completan su diferenciación tanto en la estructura como en el funcionamiento. El feto aumenta de peso y de longitud (periodo de perfeccionamiento).

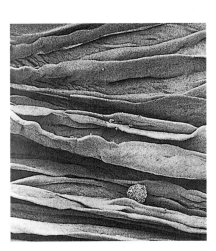

Óvulo fecundado en los repliegues
de la trompa mientras avanza
hacia la cavidad uterina.

EL EMBARAZO EXTRAUTERINO

intersticial   ístmico   tuboovárico   ampollar

intrafolicular   ovárico   tubo-
(en el ovario)   abdominal

Es posible que el óvulo fecundado anide en la trompa (o, en raras ocasiones, en el abdomen o el ovario), sin esperar a llegar, como debería, a la cavidad uterina. Este error se produce generalmente por obstáculos que impiden el avance del óvulo (por ejemplo, debidos a malformaciones en las trompas o porque están deformadas a consecuencia de cicatrices o procesos inflamatorios). El óvulo, para alimentarse avanzando muy lentamente, o no avanzando en absoluto, debe establecer contacto con la mucosa en un momento determinado, aunque no sea adecuada para su crecimiento.
Tras la anidación en un lugar anormal, el embrión suele morir (aborto extrauterino), provocando en la madre síntomas diversos, a veces desagradables, pudiendo manifestarse fenómenos muy dolorosos y peligrosos. En caso de anidación abdominal, puede ocurrir que el embrión viva más tiempo (incluso varias semanas) y después sufra una calcificación (algunos embarazos extrauterinos han sido detectados casualmente, al someterse la paciente a una radiografía o a una intervención quirúrgica).

ANIDACIÓN Y FORMACIÓN DE LA PLACENTA

En la última fase de la emigración, ya en la cavidad uterina, la mórula sufre complejas modificaciones: en su interior se forman dos cavidades, a consecuencia del desplazamiento de algunas células hacia la periferia. Se llega así al estadio de blástula (una «aglomeración» de células hueca en su interior), y da comienzo la anidación (o implantación), es decir, la fijación del óvulo fecundado en la pared interna del útero. Después de permanecer la blástula un par de días «flotando» en la cavidad, algunas células de uno de los polos de su capa externa se adentran en el espesor de la mucosa uterina y forman numerosas ramificaciones (las vellosidades coriales), auténticos tentáculos que se dirigen a los vasos sanguíneos uterinos en busca de alimento (formación de la placenta fetal). La blástula termina hundiéndose completamente en la mucosa uterina. A través de complejas transformaciones, se llega a formar un órgano que constituirá el medio de intercambio de sustancias entre el embrión y la madre: la placenta.

LA PLACENTA

Se forma por la fusión de la mucosa uterina ya modificada para acoger al cigoto (la decidua, abundantemente vascularizada, hinchada, hipertrófica) con estructuras fetales (trofoblasto). La estructura característica de la placenta, que mantiene separadas la circulación del embrión y la de la madre (es decir, su sangre no se mezcla jamás), permite el intercambio de sustancias de distinta naturaleza a través de la sangre, aun sin estar en contacto directo.

Las principales funciones de la placenta son: respiratoria (de la sangre materna pasa oxígeno a la sangre fetal, y de esta última pasa a la de la

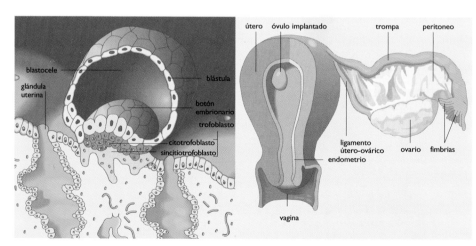

blastocele
glándula uterina
blástula
botón embrionario
trofoblasto
citotrofoblasto
sincitiotrofoblasto

útero   óvulo implantado   trompa   peritoneo
ligamento útero-ovárico
endometrio
ovario   fimbrias
vagina

Representación esquemática de la anidación del blastocito en la mucosa uterina.

Sección sagital del útero, que muestra la implantación del blastocito y las relaciones entre ovario, trompa y útero.

madre anhídrido carbónico), nutritiva (con el paso de aminoácidos, sales minerales, vitaminas, etc.) y endocrina (no sólo pasan al feto algunas hormonas maternas, sino que muchas son producidas precisamente a nivel de la placenta).

Este órgano desempeña también una función de auténtico filtro protector del feto, al impedir el paso de sustancias tóxicas. Sin embargo, no es un filtro totalmente eficaz: esto implica que la mujer embarazada no pueda tomar medicamentos (ni siquiera homeopáticos o de herbolario) ni ingerir sustancias potencialmente dañinas.

Con el transcurso de los meses, finalmente la placenta adopta una forma de disco, o de «torta», más delgada por los bordes, que llega a medir unos 15-20 cm de diámetro. En el momento del parto su peso es de medio kilogramo aproximadamente; aunque varía, en general equivale a una sexta parte del peso del feto que alimentaba. Las dos caras de la placenta son distintas. La que mira hacia el feto es traslúcida y está recorrida por vasos sanguíneos en relieve; de ella parte el cordón umbilical. Sin embargo, la cara externa se presenta esponjosa y es de color rojo pardusco.

CÓMO FUNCIONA LA PLACENTA

Desde la cara «materna», en dirección a la cara «fetal», se distinguen varias capas:
– decidua basal: es la capa de la mucosa uterina que se modifica, enriqueciéndose de vasos sanguíneos que transportan sangre en abundancia hacia otras estructuras placentarias. Representa la «aportación» materna a la formación de la placenta;
– vellosidades coriales: constituyen la porción más extensa de la componente de origen fetal de la placenta. Cada vellosidad es una auténtica ramificación de los tejidos placentarios cuya superficie, a su vez, está dividida en numerosos ramales con el fin de abarcar el máximo de la superficie posible (14-15 metros cuadrados). Por debajo de la fina y extensa superficie de las vellosidades discurren los vasos sanguíneos que transportan la sangre fetal. Existen dos tipos de vellosidades: las que se insertan y se adhieren al tejido materno con una función principal de anclaje, y las que atrapan sustancias nutritivas del espacio en el que es vertida la sangre de la madre;
– corion: es la estructura de la que

surgen todas las vellosidades y que, prolongándose a los lados de la placenta, va a constituir la membrana corial en la que está envuelto el feto;
– amnios: es la membrana que reviste la cara fetal de la placenta, desde donde continúa enrollándose alrededor del cordón umbilical, hasta su inserción en el abdomen fetal.

Por las dos arterias que discurren a lo largo del cordón umbilical fluye sangre venosa (pobre en oxígeno y rica en anhídrido carbónico, de desecho) procedente del feto. Al llegar a la placenta, las arterias se dividen repetidamente, y se ramifican hasta cubrir toda la superficie placentaria; los capilares cada vez más pequeños en los que se dividen posteriormente penetran en todas las ramificaciones de las vellosidades. Éstas están «inmersas» en la sangre materna, rica

en oxígeno y sustancias nutritivas, que es vertida en el espacio donde se encuentran por las arterias uterinas. Las sustancias necesarias para el feto pueden atravesar la fina pared que reviste las vellosidades, pasando a la sangre de la criatura. Pero la pared, aunque es muy delgada, basta para impedir el paso a las células de la sangre. Por tanto, la placenta está estructurada de tal manera que impide un contacto directo entre la sangre del feto y la de la madre, y permite el paso de una sangre a la otra de todo lo necesario para el crecimiento del niño.

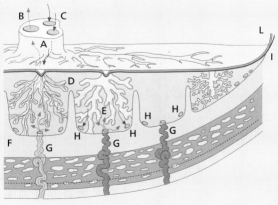

Al lado, estructura de la placenta; arriba a la izquierda, dibujo del s. XVII de una placenta.

A cordón umbilical
B vena umbilical con sangre oxigenada (arterial)
C arterias umbilicales con sangre sin oxigenar (venosa)
D vellosidad, en la que se ven los pequeños vasos fetales, venosos y arteriales
E llegada de la sangre materna a la zona de las vellosidades
F lámina basal, es decir, la componente materna de la placenta
G ramas de las arterias uterinas, que llevan sangre rica en oxígeno y sustancias nutritivas destinada al feto
H abertura de las venas de drenaje, a través de las cuales es transportada la sangre desde la zona de las vellosidades
I corion
L amnios

EL PROCESO DE DIFERENCIACIÓN

Dentro de la masa celular llamada blastocito, un grupo de células situadas en uno de los polos (embrioblasto) empieza a diferenciarse gradualmente en tres capas celulares (hojas embrionarias) que se denominan, respectivamente, ectodermo, mesodermo y endodermo.

De estas tres estructuras primitivas derivarán todos los órganos, tejidos y aparatos del nuevo ser. El ectodermo da origen al sistema nervioso y al aparato tegumentario (epidermis, anexos cutáneos, etc.). Del mesodermo se originan el esqueleto, la musculatura y, en parte, los aparatos circulatorio y renal. El endodermo, en cambio, da lugar al aparato digestivo y a los órganos en conexión con él (hígado, páncreas, etc.), así como al aparato respiratorio.

Inicialmente, las células del embrión se multiplican y dan lugar a otras células, de número doble, pero iguales entre sí. Cada una de estas células contiene en su núcleo la información necesaria para la creación de un nuevo ser, igual a aquel del que se ha originado la primera célula (totipotencialidad evolutiva). En un momento determinado, mientras prosigue la multiplicación, comienza también la «diferenciación» celular; es decir, las células empiezan a adoptar formas y funciones distintas; por lo tanto, se especializan. Después las células son capaces de reproducirse manteniendo la diferenciación adquirida, y pudiendo transmitir su propia especialización a las células hijas.

COMO UNA FLOR...

Galeno (Pérgamo 129-Roma c 200) afirmaba que el feto está unido al útero como el fruto al árbol. Según su teoría, mientras está en el estadio de flor es muy delicado y puede caerse por cualquier incidente. Pero si prospera, madura y se fortalece, el fruto se adhiere al árbol y no cae por cualquier circunstancia. Sólo se desprenderá de él cuando esté completamente maduro, sin necesidad de empujarlo.

Del mismo modo, el niño, nada más formarse de la semilla después de la concepción, está pegado al útero mediante ligamentos tiernos y frágiles, de manera que es fácil expulsarlo por un aborto. En consecuencia, la mujer, debido a un golpe de tos, a una diarrea, a un movimiento brusco, a un fuerte enfado o a una hemorragia, puede perder fácilmente a su hijo.

Pero cuando el alma ha entrado en la criatura, ésta se adhiere con más fuerza y no se desprende fácilmente. Una vez finalizada la maduración, sale al exterior de forma natural. Llegado el momento del parto, el feto empieza a moverse activamente, esforzándose en salir. La naturaleza hará que se abra la vulva para que el feto tenga vía libre para salir, y éste será expulsado de su sitio por impulso natural.*

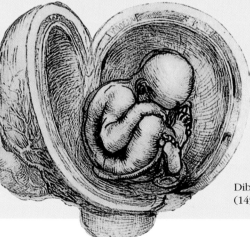

Dibujo de anatomía de Leonardo da Vinci (1452-1519).

En el núcleo humano (en filamentos de ADN –ácido desoxirribonuclei-co–, que constituyen los cromosomas) están contenidos los datos suficientes para fabricar al menos 100.000 proteínas distintas. A medida que las células se especializan, esas potencialidades genéticas desaparecen en parte. Esto significa que, cuando una célula, inicialmente totipotente, se «especializa» en una función, pierde las otras capacidades. Se piensa que el encargado de organizar y coordinar la fase inicial de esta especialización es el centro organizador primario, situado en la superficie dorsal del embrión. Esto determinaría la formación de los sistemas axiales del cuerpo y de los primeros esbozos tubulares del organismo (espina dorsal, neuroeje, tubo intestinal, etc.). A partir de este centro primario daría inicio una especie de reacción en cadena por la cual, en los territorios circundantes, serían inducidas estructuras particulares. Al formarse dichas estructuras (organizaciones secundarias), influirían en los territorios adyacentes. Así pues, en el transcurso del desarrollo embrionario se produce una auténtica «cascada» de organizadores que permite el cumplimiento de todas las instrucciones genéticas. Es probable que la presencia de un tejido «por organizar» sea lo que provoca la activación del organizador. Posteriormente, un circuito retroactivo señala de alguna manera que la inducción se ha producido, y se bloquea la acción del organizador. Los tejidos organizadores pueden actuar a través de particulares sustancias difusivas (por ejemplo, los organizadores del sexo son, en su mayoría, hormonas esteroides), o bien por medio de materiales intercelulares o por contacto directo entre las células.

El líquido amniótico

Alrededor de las tres capas (que constituyen, en conjunto, el disco embrionario) empieza a formarse una cavidad que contiene líquido (cavidad amniótica). Esta masa líquida, formada por agua en el 98-99%, aumenta progresivamente hasta la 33-36 semana, para descender de nuevo hacia el final de la gestación (hasta un volumen variable de 600 ml a 1.200 ml). Proporciona al feto cierto espacio para moverse, y desempeña otras importantes funciones:
– protección mecánica: la presión por golpes o traumatismos es distribuida por el líquido en toda la superficie y no se concentra en un solo punto;
– termorreguladora: mantiene constante la temperatura alrededor del feto;
– metabólica: el líquido proporciona al feto algunas sustancias necesarias para su crecimiento y su metabolismo;
– protección inmunológica: el líquido amniótico parece tener importancia también para algunas actividades de defensa contra agentes extraños.

Cada cinco o seis horas, el líquido es reabsorbido o totalmente renovado. Los mecanismos que permiten este «reciclaje» son bastante complejos y delicados y pueden alterarse fácilmente, lo que comprometería el desarrollo normal del embarazo.

LA DUDA DE LA FORMACIÓN

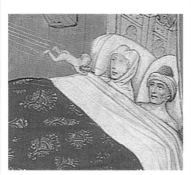

Detalle de una miniatura de 1462 titulada Concepción.

Durante muchos siglos, quedó sin resolver la duda de la «formación» del niño. ¿Ocurría en el útero materno, en el transcurso del embarazo, o el semen masculino contenía un niño ya formado, completo, aunque de dimensiones muy reducidas, que sólo debía «crecer» en el periodo de gestación? Esta segunda hipótesis, llamada preformismo, que prevaleció durante varios siglos, fue rebatida débilmente por la teoría de la epigénesis, según la cual el embrión se desarrolla en fases sucesivas, a partir de un germen no diferenciado.

En el siglo XVIII se empezó a poner seriamente en discusión la teoría preformista, que no fue desechada definitivamente hasta el XIX, con los primeros conocimientos de histología y de los mecanismos fisiológicos de reproducción y diferenciación celular.

EL EMBRIÓN Y EL FETO

4 SEMANAS
Longitud 4-6 mm

Al final del primer mes, en el embrión comienzan a formarse el corazón (aparecen las primeras pulsaciones), el hígado, los riñones, el cerebro y los ojos. El embrión adopta una

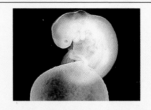

postura encorvada, característica de la vida intrauterina. Aparecen los brazos en forma de protuberancias, y la zona cefálica está más desarrollada que la caudal.

Desde el principio, el desarrollo avanza en sentido céfalo-caudal, y se perfecciona primero la parte superior del organismo. En la región dorsal se delinean las primeras vértebras.

5 SEMANAS
Longitud 8-12 mm

La longitud se duplica; se distinguen los esbozos de las extremidades superiores, que son las primeras en diferenciarse. No se identifican los rasgos

del rostro, pero se advierte la cabeza inclinada sobre el vientre. El encéfalo está constituido por tres vesículas. Aparece un esbozo de los ojos y una

cola que desaparecerá hacia la 16 semana. El embrión aumenta de longitud a un ritmo de un milímetro al día. El cordón umbilical está perfectamente formado.

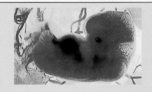

6 SEMANAS
Peso 1 g
Longitud 15-20 mm

El corazón late con mucha rapidez. El encéfalo consta ahora de cinco vesículas. Comienza el desarrollo del oído externo e interno. También la nariz toma forma. Las manos presentan

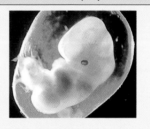

una primera «indicación» de dedos. Dentro del corazón se empieza a formar el septo interventricular, que dará lugar a la formación de cuatro cavidades (dos aurículas y dos ventrículos).

A través del abdomen transparente se puede ver el abultamiento oscuro del hígado, que ya ha comenzado a formar los glóbulos rojos.

7 SEMANAS
Peso 2,5-3 g
Longitud 3 cm

Ya se pueden identificar en el rostro los ojos, la nariz, los labios y la lengua. Los brazos y las piernas resultan bien visibles, y se puede apreciar también

la separación entre los esbozos de los dedos de los pies y de las manos. En esta fase se estructuran los hemisferios cerebrales. Por último, nacen

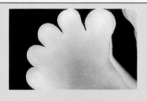

los primeros músculos y los modelos cartilaginosos de los huesos.

8 SEMANAS
Peso 4-5 g
Longitud 4 cm

La musculatura permite los primeros movimientos. El tacto está presente: estimulaciones de la piel despiertan movimientos reflejos. Al final de la 8.ª semana parece haberse

completado la formación de todas las estructuras primarias del embrión y comienza la fase de crecimiento y perfeccionamiento. Según algunos científicos, ya se

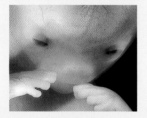

ha iniciado el periodo fetal; otros estiman que el periodo de estructuración (embrión) no concluye hasta la 12 semana. La longitud aumenta un par de milímetros al día.

12 SEMANAS
Peso 40 g
Longitud 8 cm

Los genitales se diferencian en relación al sexo. Los párpados se cierran, y permanecen así hasta el séptimo mes de gestación. Las extremidades adoptan la postura fetal definitiva,

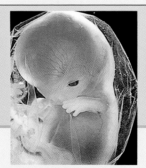

con el codo hacia atrás y la rodilla adelante. Los dientes de leche completan su formación y aparecen los esbozos de los dientes definitivos. El feto es capaz de moverse libremente

en su medio; esto resulta más fácil por el aumento de longitud del cordón umbilical. El útero materno ha aumentado de tamaño y se aprecia con la palpación del abdomen.

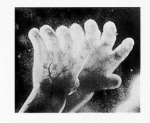

16 SEMANAS
Peso 200 g
Longitud 14-16 cm

Comienza el proceso de mielinización (los nervios se revisten de mielina, una especie de aislante). Este proceso continuará después del nacimiento, y se completará en los primeros años de vida. En el intestino se empieza a producir el meconio, el primer excremento que expulsará el recién nacido.

En la hembra, se completan el útero y la vagina; en el varón, se desplazan los testículos en el interior del abdomen hacia el saco escrotal, su sede definitiva.

El corazón late a un ritmo de 120-160 pulsaciones por minuto. Aparecen las uñas y se definen las huellas dactilares. Se empiezan a percibir los movimientos del feto, que efectúa también los primeros actos de deglución.

20 SEMANAS
Peso 500 g
Longitud 20-25 cm

El feto se cubre de pelusa; aparecen las cejas y el cabello. El aparato respiratorio está madurando, comienzan las primeras tentativas de actos respiratorios.

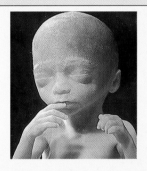

Los movimientos del feto están en relación con los de la madre, moviéndose especialmente cuando ella descansa (al estar sometido a menos presiones externas). Es posible que el feto se introduzca el dedo pulgar en la boca y realice actos de succión. A veces se puede percibir el latido del corazón simplemente apoyando la oreja en el abdomen de la madre.

28 SEMANAS
Peso 1.300-1.400 g
Longitud 30-35 cm

Se forman las primeras cisuras y circunvoluciones cerebrales. Tras completarse la estratificación de la retina, se abren los párpados: el feto abre los ojos. En el varón, continúa el descenso de los testículos, que se encuentran a la altura del canal inguinal. La piel está recubierta de una secreción producida por las glándulas sebáceas, con función protectora. El pulmón inicia la producción del factor tensoactivo, necesario para mantener expandidos los alveolos e indispensable para el desarrollo de la capacidad de respirar autónomamente. Hacia el 180 día, el feto se considera «vital»: es decir, si la gestación se interrumpe antes de esta fecha, se trata de aborto; después de este día, en cambio, se habla de parto prematuro.

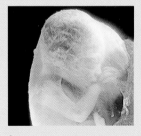

36 SEMANAS
Peso 2.200-2.900 g
Longitud 40-45 cm

Es probable que el feto perciba estímulos luminosos y sonoros. Antes del nacimiento el feto capta estímulos sensoriales, táctiles, visuales y acústicos, que pueden representar la base de una primera forma de aprendizaje. El crecimiento fetal es lineal y continuo, pero su ritmo no es constante: es más intenso desde la 24 a la 36 semana, decrece después gradualmente. La piel está tersa y rosada. La pelusa ha desaparecido casi del todo. Los alveolos pulmonares están todavía incompletos, pero el factor tensoactivo permite la actividad respiratoria.

La probabilidad de supervivencia en caso de parto prematuro es equiparable a la del parto a término. El útero materno ha alcanzado su máximo desarrollo, y el líquido amniótico va disminuyendo: el espacio empieza a escasear.

38 SEMANAS
Peso 2.800-4.000 g
Longitud 48-52 cm

La vida intrauterina está a punto de finalizar: la duración media de la gestación es de 280 días (40 semanas), a partir del primer día de la última menstruación. En cualquier caso, se considera «a término» un parto que se produzca entre la 38 y la 42 semana. A partir de una sola célula, se ha llegado a un ser formado por casi 200 millones de células, con un peso que es mil millones de veces mayor que el de partida. En el último periodo de gestación, el 95% de los fetos se coloca en el útero materno con la cabeza hacia abajo: ésta es la primera parte del cuerpo en salir a la luz.

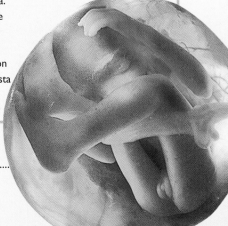

CROMOSOMAS Y HERENCIA GENÉTICA

Nuestro cuerpo se compone de millones de células, derivadas de una primera y única célula: el óvulo producido por nuestra madre y fecundado por nuestro padre. Partiendo de esta única célula se ha podido llegar a la formación de un organismo enormemente complejo y diferenciado, gracias a un auténtico «proyecto de construcción» grabado en el núcleo de esa primera célula y transmitido a las que derivan de ella. Éste está depositado en una estructura bioquímica (ácido desoxirribonucleico o ADN) que constituye el material genético de la célula.

El ADN está dispuesto en dos largas cadenas compuestas por azúcar (desoxirribosa), ácido fosfórico y cuatro bases nitrogenadas (adenina, timina, citosina y guanina). Las bases nitrogenadas enlazan entre sí las cadenas formando una doble hélice. El orden preciso en que están dispuestas estas bases representa un código («código genético») a través del cual el núcleo de la célula imparte órdenes e instrucciones operativas a los sectores celulares encargados de la «construcción». Siguiendo esas instrucciones, las distintas células activan la formación de los diversos tipos de «materiales» (proteínas) necesarios para la constitución del organismo.

Cada orden impartida, para ser reconocida, utiliza su propia secuencia de tres bases nitrogenadas, llamada «triplete». La lectura en sucesión de los varios tripletes, distribuidos en una precisa e invariable sucesión entre la doble hélice, establece la formación de una proteína concreta. Cada sucesión de tripletes que regula la síntesis de una determinada proteína se denomina «gen». El

ADN es una larga cadena de genes. Cada célula, aunque contenga todo el ADN con la información necesaria para formar el organismo entero, recibe también instrucciones para que ejecute sólo algunas de estas órdenes. De este modo es posible obtener al final un organismo compuesto por muchos tipos distintos de células, con formas y funciones diversas, y bien diferenciadas, aunque contengan todas ellas el mismo tipo de información genética.

En la célula humana, el material genético está en el núcleo. En el momento de la duplicación celular, este material se compacta, arrollándose en espirales cada vez más tupidas hasta adoptar el aspecto de pequeños bastones, que reciben el nombre de cromosomas.

Observando células de varias especies durante su reproducción, se ha visto que el ADN se organiza en un número de cromosomas distinto, típico de cada especie: en la especie humana se forman 46, dispuestos en parejas, es decir, 23 pares de cromosomas. El emparejamiento no es casual: se emparejan secuencias similares en cuanto a la información que llevan (cromosomas homólogos), pero derivados uno del patrimonio genético del padre y el otro del de la madre.

Esta particular disposición de los cromosomas adoptada por el patrimonio genético en el momento de la reproducción se aprovecha para estudiar la información que contiene. Además de estudiarse su número, se analizan su forma y su estructura con una particular «fotografía» que recibe el nombre de «cariotipo» y nos permite estudiar el bagaje cromosómico y detectar posibles alteraciones.

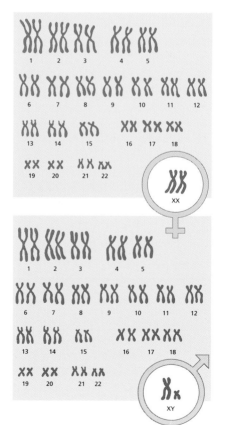

LOS GAMETOS, CÉLULAS PARTICULARES

Cada célula «hija» recibe un bagaje cromosómico idéntico al de la célula madre, a su vez igual que el de la primera célula (el óvulo fecundado). Este proceso de duplicación, que prevé en cada ocasión la transmisión de célula a célula del patrimonio genético completo (46 cromosomas), se llama «mitosis». Todas las células del organismo se originan con este mecanismo, excepto las células reproductoras (los gametos), fruto de un proceso de duplicación particular, «meiosis», con el que se generan células hijas con un número de cromosomas demediado. Con el proceso de la meiosis, de una célula con 46 cromosomas se obtienen cuatro células hijas, cada una de las cuales contiene 23 cromosomas. La meiosis prevé también un proceso peculiar que precede a la duplicación propiamente dicha: una mezcla entre los cromosomas, que se intercambian algunas piezas. Así, cuando se llega a las cuatro células hijas, con la mitad de cromosomas, éstas no tendrán sólo la mitad de origen materno o la mitad de origen paterno, sino también «nuevos» cromosomas, fruto del intercambio y de la unión de piezas entre los pares. En el aspecto evolutivo, este mecanismo ha representado ciertamente una ventaja biológica, al permitir a cada nueva generación un intercambio y una integración de informaciones diversas, lo cual aumenta considerablemente las posibilidades de adaptación.

LA DETERMINACIÓN DEL SEXO

Uno de los 23 pares de cromosomas está constituido por los cromosomas sexuales. En la mujer, está formado por dos cromosomas XX, y en el varón, por un cromosoma X y uno Y. En el gameto sólo hay uno de los dos cromosomas sexuales: el óvulo de la mujer contiene siempre un cromosoma X, mientras que el 50% de los espermatozoides contienen uno X y el otro 50% contienen uno Y. Según el óvulo sea fecundado por un espermatozoide con cromosoma X o Y, se engendrará una hembra (XX) o un varón (XY).

ENFERMEDADES GENÉTICAS Y CROMOSÓMICAS

La enfermedad genética está determinada por una mutación de un gen, una variación anormal en la secuencia de las bases nitrogenadas. A veces, estas variaciones no dan lugar a perjuicio alguno, pero los efectos suelen ser significativos e importantes. En ciertos casos, la sustitución de una sola base puede tener consecuencias muy graves. La

enfermedad cromosómica está determinada por una anomalía en la estructura de uno o varios cromosomas o por una variación de su naturaleza. Son alteraciones que involucran un gran porcentaje del material genético. Las anomalías cromosómicas suelen producir graves efectos, y en pocos casos permiten la supervivencia del feto.

LA HERENCIA GENÉTICA

Cada individuo recibe información de la madre y del padre. Estas informaciones pueden ser idénticas (por ejemplo, el padre y la madre transmiten la información «ojos azules»), y el individuo se denomina homocigótico para ese rasgo. En otras circunstancias, las informaciones son discordantes (por ejemplo, «ojos azules» de un progenitor y «ojos castaños» del otro), y el individuo es heterocigótico. Aunque posea las dos informaciones sólo podrá manifestar una, y primará la dominante. A través del estudio de la transmisión de los caracteres ha sido posible identificar con precisión la posición de algunos genes y la decodificación del genoma humano.

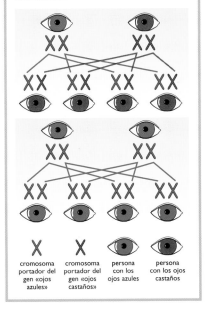

cromosoma portador del gen «ojos azules» • cromosoma portador del gen «ojos castaños» • persona con los ojos azules • persona con los ojos castaños

LA VIDA INTRAUTERINA

En el útero, el niño recibe constantemente mensajes: de su propio cuerpo, de la madre, del exterior. Él debe lograr distinguir cuáles de estos mensajes son esenciales para su vida y cuáles no, a cuáles debe reaccionar y cuáles ha de ignorar.

Para hacer esto debe «recordar», ante todo, lo que le está siendo comunicado. En el momento de nacer, el niño ya está dotado de refinados sistemas sensitivos y de una elevada capacidad de relacionarse con otros seres humanos. Estos hechos inducen a pensar que durante la vida intrauterina ha podido elaborar datos sensitivos y que, por tanto, este periodo representa una compleja muestra de posibilidades emotivas.

Hasta hace poco existían dos corrientes: una, que destacaba la importancia del aprendizaje, aseguraba que el niño, al nacer, era una tabla rasa y que podía aprender solamente lo que el medio le ofrecía; la otra, que defendía la trascendencia de la herencia, ofrecía la imagen de un niño que lo tenía ya todo en sí y, poco a poco lo manifestaba al exterior. Los conocimientos actuales nos proporcionan una visión más articulada y fascinante. Aún queda mucho por descubrir, pero lo que conocemos es suficiente para indicarnos que los nueve meses dentro del útero materno tienen una importancia fundamental en el aspecto físico y psíquico del niño: la capacidad de seleccionar los datos sensitivos, de elaborarlos, de memorizarlos y de relacionarlos entre sí. Todo ello en función de una mejor adaptación al interior del útero y en vista del nacimiento.

¿Cuándo comienza la reelaboración «psíquica» en el niño dentro del útero? En el sexto mes de gestación, el niño es un ser que reacciona a los estímulos sensoriales de manera compleja, recuerda y tiene capacidad de aprender. Entre la 28 y la 32 semana de vida intrauterina, los circuitos que permiten la conexión entre las células nerviosas del encéfalo (circuitos neuronales) alcanzan la complejidad y la maduración del nivel neonatal. A través de estos circuitos, los mensajes procedentes de la periferia (los datos sensitivos) son transmitidos al cerebro y, desde allí, a las distintas partes del cuerpo. Al mismo tiempo, la corteza cerebral (que puede ser definida como la «base» de la conciencia) madura de tal manera que podemos suponer un inicio de vida consciente. A partir de la 23 semana, las pruebas sobre las ondas cerebrales empiezan a registrar periodos llamados REM (Rapid Eyes Movements = movimientos oculares rápidos), que indican la presencia de sueños al dormir. Si el niño en el útero sueña, significa que es capaz de recordar y de procesar los estímulos sensitivos.

Por lo que respecta a la fecha en la que aparece la «memoria» en el feto, las investigaciones apuntan al periodo comprendido entre el sexto y el octavo mes de gestación. Cuando se habla de «conciencia», de «memoria» o de «expectativas», se emplean términos que tienen una interpretación distinta de la habitual.

Conciencia no significa conocimiento de sí mismo, que es una conquista que hace el niño después del nacimiento, en torno a los 18 meses. En una época anterior, la conciencia hace referencia a las acciones claramente encaminadas a alcanzar un objetivo, pero que no están vinculadas a saber que «soy yo» quien ha decidido hacer algo determinado. Así pues, la comprensión del lenguaje hablado, en cuanto «lenguaje de signos» (es decir, lengua creada por un grupo de individuos para comunicarse utilizando palabras en lugar de objetos, contactos, gestos, etc.), no es alcanzada por el niño ni en el útero ni al nacer. Hacen falta meses de relaciones continuas con otros seres humanos para entender y aprender la lengua de la cultura en la que el niño ha nacido. En el útero, el feto empieza a memorizar primero las «secuencias motoras», en una especie de programación encaminada a obtener los máximos resultados con la menor energía.

Comienza a memorizar también los datos que le servirán para distinguir sensaciones sonoras, olfativas, gustativas, táctiles, visuales o propioceptivas (las sensaciones que proceden del interior de nuestro cuerpo: equilibrio, tensión visceral, etc.).

¿LOS PENSAMIENTOS Y LOS SENTIMIENTOS DE LA MADRE INFLUYEN EN EL FETO?

Educadores, médicos y psicólogos afirman que durante los nueve meses de gestación, la célula se informa a la vez que se forma, porque el niño capta los sentimientos, los pensamientos y las ideas que ocupan el corazón y la mente de la madre. Su subconsciente, su memoria celular, se impregna de ella.

Una serie de afirmaciones similares ha invadido recientemente nuestra cultura. Remitiéndose a «hechos» derivados de sesiones terapéuticas de discutible fundamento científico, a pruebas realizadas sin un correcto control de los datos examinados, o bien a la filosofía de la New Age, estas afirmaciones se han convertido en creencias sobre el periodo prenatal y el del nacimiento.

«Energías» positivas y negativas «pasarían» de la madre al hijo; por consiguiente, se incita a la madre a pensar positivamente siempre y en cualquier ocasión, para que el niño se sienta permanentemente aceptado y afronte la vida futura sin «traumas prenatales».

¿Y de qué manera se utiliza el concepto de memoria celular? Los sistemas que componen la memoria humana son muy complejos, abarcan las conexiones entre millones de células nerviosas y, sobre todo, están sometidos a aprendizaje y evolución. No es posible la comprensión en el útero de mensajes maternos bajo forma de pensamientos e ideas. Se podría objetar que el niño traduce en «experiencias emocionales», positivas o negativas, el pensamiento de la madre. Pero esta hipótesis no ha sido probada científicamente.

El mundo científico está desarmado frente a estas creencias. El recurso a conceptos y afirmaciones no demostrables con métodos científicos recuerda el pensamiento del creyente. Para ofrecer conocimientos ciertos a los progenitores se necesitan

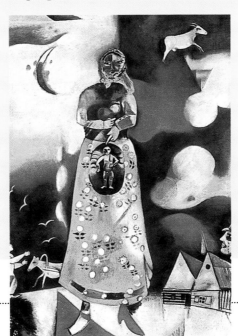

Maternidad, Marc Chagall, 1913.

investigaciones científicas, y no «intuiciones místicas». Afirmaciones como las que hemos citado dan prioridad a aspectos de la voluntad (la madre «debe» estar de un cierto modo…) y, en cambio, restan valora los sentimientos naturales de ambivalencia hacia el niño que debe nacer. Decir que «la simbiosis entre madre e hijo en el útero es tal que todo lo que ella vive lo vive también el niño», aparte de no estar comprobado científicamente, puede provocar también una grave crisis en los padres, que pueden tener ocasionales y normales sentimientos de rechazo, alternándose con otros de deseo y expectativa.

Es lógico suponer que existe una comunicación entre la madre y su hijo en el útero. Pero es sólo una hipótesis, y ha de ser verificada con objetividad científica. La historia de la ciencia ha demostrado que los únicos datos creíbles son los que provienen de bases experimentales que obedecen a un código científico transparente y verificable.

LOS SENTIDOS Y LOS MOVIMIENTOS DEL FETO EN EL ÚTERO

Tacto

El tacto es un aparato sensitivo muy complejo. De hecho, está constituido por centenares de receptores distribuidos por todo nuestro cuerpo, que hacen de la piel un maravilloso mecanismo capaz de percibir cualidades físicas muy diferentes: el calor, el frío, la presión (suavidad, rugosidad o dureza) y el dolor. Los receptores sensitivos especializados en los distintos tipos de sensación están presentes en épocas precoces de la vida intrauterina. Pruebas de detección de la sensibilidad táctil permiten afirmar que en la 10.ª semana esta sensibilidad es elevada en la zona genital, en la 11 en la palma de las manos y en la 12 en la planta de los pies. Estas zonas son las que mantendrán, incluso en el adulto, un número mayor de receptores sensitivos que otras partes del cuerpo.

En el útero, el feto recibe gran cantidad de información de sus receptores táctiles, sobre todo la placentera: la suavidad y la regularidad de las paredes uterinas, la flotación en el líquido amniótico, una presión uniformemente extendida y la temperatura constante.

Gusto y olfato

Las estructuras sensitivas para el desarrollo del gusto están presentes desde la 14 semana. Pruebas sobre la deglución demuestran que el feto incrementa los movimientos de deglución si percibe un sabor dulce, y los disminuye si el sabor es ácido o amargo. En el líquido amniótico hay a disposición del feto una serie de diferencias gustativas relacionadas con las distintas sustancias que se encuentran en su interior. Pruebas realizadas al nacer demuestran preferencias definidas y muy diversas.

La estructura nasal se desarrolla entre la 11 y la 15 semana. Hasta hace poco se excluía la posibilidad de que el feto pudiera tener experiencias olfativas en el útero, pensando que esto sólo era posible en un medio con aire y mediante la respiración. En cambio, las investigaciones de los últimos años han descubierto todo un mundo de posibilidades olfativas en el líquido amniótico.

Muchos compuestos químicos pueden atravesar la placenta y llegar a la cavidad amniótica, y acceden a las cavidades bucal, nasal y faríngea del feto. Con la inhalación y la deglución, el niño experimenta (aparte del sabor) también el olor de dichos compuestos. Las asociaciones gusto-olor que se forman en el útero permanecen durante el periodo posterior al nacimiento, determinando el comportamiento de preferencia o de rechazo hacia ciertos sabores y olores.

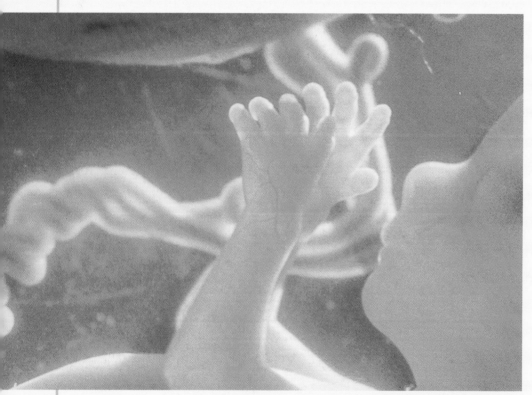

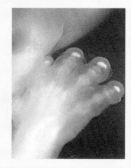
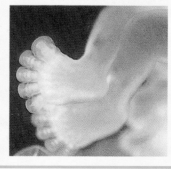

Arriba, el feto tiene ya un aspecto casi definitivo: a partir del cuarto mes, las modificaciones exteriores son mínimas, y el feto cambia sobre todo de tamaño, y perfecciona los órganos internos.
Al lado, de izquierda a derecha, manos y pies, a contraluz: se pueden distinguir los cartílagos óseos y las uñas.

Oído

El medio uterino es un mundo lleno de ruidos. Las grabaciones demuestran que en él hay constantemente un sonido muy fuerte, rítmico, como un silbido: el latido del corazón materno. A él se suman los ruidos intestinales de la madre, los causados por el aire que pasa por las vísceras, las resonancias óseas, etc. El aparato auditivo del feto se completa en torno a la 24 semana, pero algunas pruebas han demostrado la capacidad de escucha del feto en la 16 semana. Los ruidos internos dificultan la penetración de sonidos del exterior, cuya intensidad disminuye también por la presencia del líquido amniótico. Por tanto, el oído del feto sólo puede distinguir ruidos o sonidos particulares. Se han hecho muchos experimentos con el empleo de música, estudiando medios apropiados para hacer llegar el sonido al feto. Los resultados nos indican que, desde el punto de vista motor, el feto reacciona menos a músicas «tranquilas» (se han probado, por ejemplo, la canción de cuna de Brahms y movimientos lentos de las sinfonías de Mozart), y se agita considerablemente con músicas de ritmos muy marcados (por ejemplo, canciones de *rock*). A los ruidos muy fuertes y repentinos reacciona con bruscos movimientos para alejarse de la fuente sonora.

Vista

Los músculos que regulan los movimientos oculares y el sistema visual se desarrollan muy pronto. Los párpados permanecen cerrados hasta la 26 semana, pero el feto muestra sensibilidad a la luz antes de ese momento: una luz de una cierta intensidad, colocada junto al abdomen de la madre, provoca la aceleración del ritmo cardiaco del feto. Aunque no se pueden realizar pruebas sobre la capacidad visual en el útero, podemos deducirla de la que presentan los prematuros, después de la 28 semana de gestación. Por lo que respecta al enfoque de imágenes, con control horizontal y vertical, esta capacidad aparece en torno a la 31-32 semana y aumenta enormemente con la experiencia, acercándose con rapidez a las capacidades manifestadas por un niño nacido de una gestación completa. Como veremos, el recién nacido tiene la capacidad de enfocar objetos a una distancia media de 30 cm.

Por lo que se refiere a la «calidad» de la experiencia, hacia el final del embarazo el útero y las paredes del vientre materno se tensan hasta el punto de dejar penetrar un poco de luz cuando está desnudo. El tono de esta luz es rojizo. Por tanto, el feto percibe a su alrededor una alternancia de oscuridad y luz rojiza o rosada.

Los movimientos

En el medio uterino, el feto es capaz de realizar los mismos movimientos que los adultos, pero sin un significado funcional (al parecer). Posteriormente, entre estos modelos de movimiento se produce una evolución, hasta que adquieren significados funcionales. Por ejemplo, el feto adopta una determinada postura (decúbito) en el útero, y al cabo de un periodo de tiempo, saltando repetidamente, consigue adoptar un decúbito distinto del anterior, un cambio necesario para su crecimiento armónico. La acción de chuparse el dedo desde una época muy precoz, junto con los movimientos de deglución, precede y prepara la capacidad neonatal de succionar el pecho materno. Los movimientos del feto en el útero facilitan también el reciclaje del líquido amniótico y tienen por objeto la búsqueda de la postura de salida (presentación cefálica). Aparte de mover el cuerpo en general, el feto es capaz de efectuar en el útero movimientos que podríamos llamar «autoestimulantes». Se toca las partes del cuerpo con las manos, comenzando una auténtica actividad de exploración, agarra el cordón umbilical y palpa el saco amniótico y, a través de él, la placenta. En la sexta semana (cuando su longitud es de 2,5 cm), las manos están muy cerca de la boca. Si tocan la zona bucal, el feto aleja la cabeza y abre la boca. Más tarde, en lugar de alejar la cabeza, la gira en dirección a la mano, y puede suceder que se introduzca el dedo en la boca. Han sido fotografiados fetos de cuatro meses y medio chupándose el dedo.

El niño en el útero vive en un mundo a una temperatura constante (37 °C), líquido, ruidoso y de tonos rosados. Consigue moverse y chuparse el dedo, explora con las manos y se siente abrazado por las paredes uterinas.

Provoca cambios en el medio cada vez que se mueve. Deglute y orina; percibe sabores y olores, capta ruidos y sonidos; además, alterna la vigilia, el reposo y el sueño.

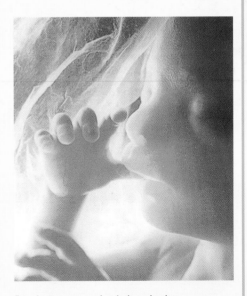

Feto de cinco meses chupándose el pulgar.

PREVISIÓN DE LA FECHA DEL PARTO

La duración de la gestación se calcula a partir del primer día de la última menstruación, y las fases de la misma se expresan en días completos o semanas completas; por tanto, se mide en función de la menstruación (época menstrual), y no del momento de concepción, que se supone posterior en dos semanas. Así pues, para calcular la posible fecha del parto se cuentan 280 días (40 semanas) desde el primer día de la última menstruación, con un margen de 15 días por encima o por debajo. Este método puede ser considerado fiable si la mujer está segura de la fecha exacta de inicio de la última regla, si la duración de su ciclo ovárico es regular y si éste no excede los 35 días. El empleo de preparados anticonceptivos esteroides en los tres meses que preceden a la última menstruación aumenta la probabilidad de que el cálculo de la época menstrual sea inexacto.

Cuando no es posible basarse en la fecha de la última menstruación, o esta fecha no es totalmente segura, se puede recurrir a algunos exámenes instrumentales (concretamente, a la ecografía) para establecer con mayor precisión la fase de gestación y, por tanto, la posible fecha del parto.

Las fases de gestación definidas por la OMS (Organización Mundial de la Salud) son:
- **pre-término**: menos de 36 semanas completas (es decir, menos de 259 días);
- **término**: desde el inicio de la 37 a la 41 semana completa (es decir, de 259 a 293 días). En algunos países se consideran niños a término los que han cumplido la 37 semana completa de gestación (265 días);
- **post-término**: desde el inicio de la 42 semana completa en adelante (es decir, 294 días o más).

Enero	1	2	3	4	5	6	7	8	9	10	11	12	13	14	15	16	17	18	19	20	21	22	23	24	25	26	27	28	29	30	31	Enero
OCTUBRE	8	9	10	11	12	13	14	15	16	17	18	19	20	21	22	23	24	25	26	27	28	29	30	31	1	2	3	4	5	6	7	NOVIEMBRE
Febrero	1	2	3	4	5	6	7	8	9	10	11	12	13	14	15	16	17	18	19	20	21	22	23	24	25	26	27	28				Febrero
NOVIEMBRE	8	9	10	11	12	13	14	15	16	17	18	19	20	21	22	23	24	25	26	27	28	29	30	1	2	3	4	5				DICIEMBRE
Marzo	1	2	3	4	5	6	7	8	9	10	11	12	13	14	15	16	17	18	19	20	21	22	23	24	25	26	27	28	29	30	31	Marzo
DICIEMBRE	6	7	8	9	10	11	12	13	14	15	16	17	18	19	20	21	22	23	24	25	26	27	28	29	30	31	1	2	3	4	5	JUNIO
Abril	1	2	3	4	5	6	7	8	9	10	11	12	13	14	15	16	17	18	19	20	21	22	23	24	25	26	27	28	29	30		Abril
ENERO	6	7	8	9	10	11	12	13	14	15	16	17	18	19	20	21	22	23	24	25	26	27	28	29	30	31	1	2	3	4		FEBRERO
Mayo	1	2	3	4	5	6	7	8	9	10	11	12	13	14	15	16	17	18	19	20	21	22	23	24	25	26	27	28	29	30	31	Mayo
FEBRERO	5	6	7	8	9	10	11	12	13	14	15	16	17	18	19	20	21	22	23	24	25	26	27	28	1	2	3	4	5	6	7	MARZO
Junio	1	2	3	4	5	6	7	8	9	10	11	12	13	14	15	16	17	18	19	20	21	22	23	24	25	26	27	28	29	30		Junio
MARZO	8	9	10	11	12	13	14	15	16	17	18	19	20	21	22	23	24	25	26	27	28	29	30	31	1	2	3	4	5	6		ABRIL
Julio	1	2	3	4	5	6	7	8	9	10	11	12	13	14	15	16	17	18	19	20	21	22	23	24	25	26	27	28	29	30	31	Julio
ABRIL	7	8	9	10	11	12	13	14	15	16	17	18	19	20	21	22	23	24	25	26	27	28	29	30	1	2	3	4	5	6	7	MAYO
Agosto	1	2	3	4	5	6	7	8	9	10	11	12	13	14	15	16	17	18	19	20	21	22	23	24	25	26	27	28	29	30	31	Agosto
MAYO	8	9	10	11	12	13	14	15	16	17	18	19	20	21	22	23	24	25	26	27	28	29	30	31	1	2	3	4	5	6	7	JUNIO
Septiembre	1	2	3	4	5	6	7	8	9	10	11	12	13	14	15	16	17	18	19	20	21	22	23	24	25	26	27	28	29	30		Septiembre
JUNIO	8	9	10	11	12	13	14	15	16	17	18	19	20	21	22	23	24	25	26	27	28	29	30	1	2	3	4	5	6	7		JULIO
Octubre	1	2	3	4	5	6	7	8	9	10	11	12	13	14	15	16	17	18	19	20	21	22	23	24	25	26	27	28	29	30	31	Octubre
JULIO	8	9	10	11	12	13	14	15	16	17	18	19	20	21	22	23	24	25	26	27	28	29	30	31	1	2	3	4	5	6	7	AGOSTO
Noviembre	1	2	3	4	5	6	7	8	9	10	11	12	13	14	15	16	17	18	19	20	21	22	23	24	25	26	27	28	29	30		Noviembre
AGOSTO	8	9	10	11	12	13	14	15	16	17	18	19	20	21	22	23	24	25	26	27	28	29	30	31	1	2	3	4	5	6		SEPTIEMBRE
Diciembre	1	2	3	4	5	6	7	8	9	10	11	12	13	14	15	16	17	18	19	20	21	22	23	24	25	26	27	28	29	30	31	Diciembre
SEPTIEMBRE	7	8	9	10	11	12	13	14	15	16	17	18	19	20	21	22	23	24	25	26	27	28	29	30	1	2	3	4	5	6	7	SEPTIEMBRE

Esta tabla permite calcular con una aproximación aceptable la fecha de nacimiento de un niño: bastará buscar en el primer renglón de cada línea la fecha de inicio de la última menstruación y leer en el segundo renglón la fecha del parto correspondiente.

EL EMBARAZO

El embarazo conlleva
profundos cambios en el
organismo materno: de hecho,
se modifican todos los
aparatos, tanto para
adaptarse al nuevo aumento
de peso en el cuerpo
como para proteger al feto
durante su crecimiento.

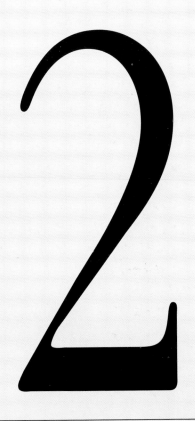

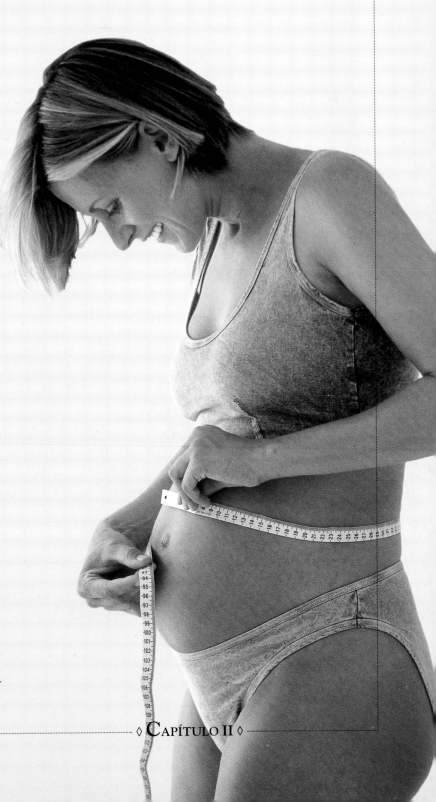

NUEVE MESES DE ESPERA

LA CONFIRMACIÓN DEL EMBARAZO

Los primeros síntomas

La certeza del estado de embarazo sólo la proporcionan los análisis de laboratorio, la auscultación del corazón del feto y la exploración mediante ecografía de la cavidad uterina. Pero existen algunos síntomas que pueden llevar a la mujer a sospechar que está embarazada.

Son síntomas de presunción de embarazo las náuseas y los vómitos (especialmente al levantarse por la mañana), los trastornos del apetito (cambios más o menos repentinos de los gustos), la sensación de vértigo y desmayo, la tendencia a orinar a menudo y el estreñimiento. Todos estos fenómenos están relacionados con las modificaciones hormonales que se producen ya en las primeras fases de la gestación y que tienden a desaparecer al cabo de unas semanas.

En cambio, se consideran síntomas de probabilidad los que se manifiestan a nivel del aparato genital: la ausencia de menstruaciones (amenorrea), la tensión y el aumento de volumen del pecho (con tendencia a oscurecerse la zona del pezón), el color más violáceo de los genitales externos y el aumento de secreción de los internos (leucorrea).

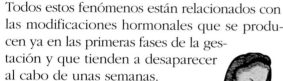

Antigua pintura japonesa que ilustra las distintas posturas del feto.

CAMBIOS EN EL CUERPO MATERNO

Durante la gestación se producen grandes modificaciones en el organismo materno: en cierto sentido, el cuerpo de la madre debe adaptarse para ponerse totalmente al servicio del feto. Los cambios más visibles son los que hacen referencia al útero, el pecho y el aumento de peso, pero hay otros menos evidentes, aunque fundamentales, que afectan al metabolismo y a los aparatos circulatorio, respiratorio, inmunitario, etc. Dichos aparatos se modifican para adaptarse al aumento de peso y para proteger al feto mientras crece, proporcionándole el máximo bienestar. La comprobación de que estos cambios se producen correctamente permite detectar si el desarrollo del embarazo es normal o no.

Los genitales externos y la vagina

Los tejidos que los constituyen tienden a volverse más finos y blandos debido a una considerable retención de líquidos (de carácter hormonal), y a oscurecerse por el aumento de los vasos sanguíneos. La secreción vaginal aumenta considerablemente a consecuencia de la hiperestimulación que reciben las glándulas encargadas de la producción de mucosidad.

El útero

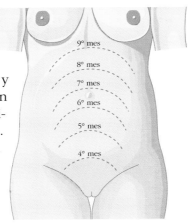

El órgano que sufre los cambios más llamativos es el útero. Antes de la concepción mide 6-7 cm de largo, y al final del embarazo alcanza más de 30 cm de longitud y 25 cm de anchura. En consecuencia, también aumenta de peso, pasando de los 50-60 g iniciales a los 100-150 g al final de la gestación. Este aumento de tamaño se debe tanto al ensanchamiento y estiramiento de los haces musculares que lo constituyen como a la formación de nuevo tejido. También se produce un adelgazamiento de la pared uterina a partir de la 10-12 semana, que contribuye a la extensión de su superficie.

En la 12 semana, el crecimiento del útero es tal, que hace que se salga de la pelvis menor y se pueda apreciar al palpar el abdomen de la mujer. Continúa expandiéndose y elevándose a una velocidad aproximada de 1 cm a la semana. Esto permite establecer con bastante aproximación la fase de gestación: se mide con un metro la distancia entre la sínfisis púbica y el fondo del útero, se resta dos a la medida así obtenida, y el resultado es el número de semanas de gestación.

Desde la 38 semana, la cabeza del feto desciende cada vez más, por lo que el útero no sólo deja de elevarse, sino que va bajando paulatinamente a medida que se acerca el parto.

El pecho

Incluso antes de tener la certeza de estar embarazada el pecho se modifica. En esta temprana fase el pecho se endurece y aumenta de volumen; esto provoca pequeños dolores y picores. Posteriormente, el pezón se oscurece y se vuelve más grande, y en la zona que lo rodea se aprecia la red venosa subyacente (debido a que el tejido mamario necesita un mayor aporte de sangre). En los últimos meses del embarazo pueden producirse pequeñas pérdidas de líquido por el pezón: gotas de color amarillento y consistencia viscosa. Dichas pérdidas no tienen relación alguna con la posterior lactancia: su presencia no supone abundancia de leche después del parto, ni su ausencia debe hacer dudar sobre la capacidad de producir leche para la lactancia.

Antes del embarazo, el pecho está constituido por pocas y pequeñas vesículas glandulares y abundante tejido adiposo, pero en el transcurso de la gestación, el tejido adiposo se reduce progresivamente para permitir el aumento del tejido glandular mamario. En el momento del parto, el tejido glandular será el que ocupe casi todo el espacio disponible, y el pecho estará listo para comenzar la producción de leche.

¿Estoy embarazada?

En la farmacia se pueden encontrar varios productos que permiten comprobar en privado, sin recurrir al laboratorio, si se está encinta o no. Son fáciles de usar y bastante fiables, siempre que se sigan con precisión las instrucciones del artículo. Se basan en la detección en la orina de la mujer de una hormona característica de la gestación: la HCG (gonadotropina coriónica humana). Pero las únicas pruebas que tienen valor legal y certifican el estado de embarazo son las de laboratorio, que se basan en el mismo principio: la HCG, que se detecta mediante un reactivo químico.

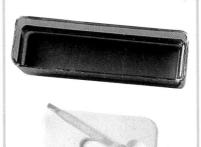

Una de las muchas pruebas de embarazo disponibles en farmacias.

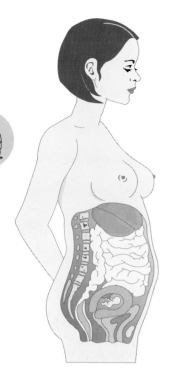

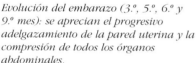

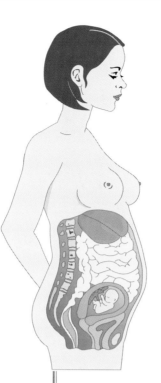

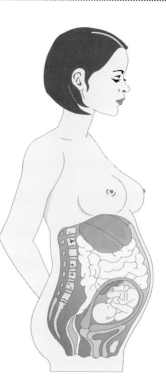

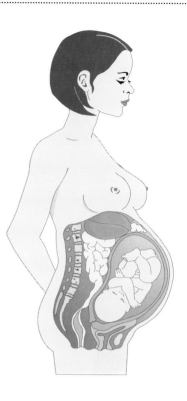

Evolución del embarazo (3.º, 5.º, 6.º y 9.º mes): se aprecian el progresivo adelgazamiento de la pared uterina y la compresión de todos los órganos abdominales.

La piel

El embarazo determina un aumento de la pigmentación cutánea, sobre todo en las areolas, los pezones y la línea mediana del abdomen (la línea alba). El pigmento se puede acumular también en el rostro, dando lugar a la aparición de manchas (paño), especialmente evidentes si se expone al sol. Estos síntomas, unidos a un aumento de secreción hormonal, desaparecen espontáneamente después del parto. En la piel de la mujer embarazada pueden aparecer también «estrías», líneas semejantes a pequeñas cicatrices de unos centímetros de largo y 3-4 milímetros de ancho, de un tono rojo violáceo (después del parto adoptan un color blanco nacarado). Se localizan sobre todo en el abdomen, las nalgas, los muslos y el pecho, y también son consecuencia de los altos niveles hormonales presentes durante la gestación, que hacen que la porción subcutánea sea menos elástica y menos resistente a la distensión. No se ha comprobado la eficacia de cremas y masajes preventivos de las estrías.

El aparato cardiovascular

La masa sanguínea aumenta de forma considerable (aproximadamente el 40%) durante el embarazo, pero aunque crece la cantidad de células en la sangre, su incremento porcentual es inferior al del volumen plasmático. En tales circunstancias, se modifican los parámetros de referencia normales de los análisis de sangre, y todos los valores registrados descienden, tanto es así que se habla de «anemia fisiológica del embarazo». Este aumento de la masa sanguínea permite garantizar una buena perfusión del útero y de la placenta, de los riñones y de la zona abdominal y pélvica. También es un mecanismo de compensación de las pérdidas hemáticas que se producirán en el parto.

El sistema de coagulación también se altera sensiblemente, aumentando los factores de coagulación y la capacidad de agregación de las plaquetas: es decir, incrementando su capacidad coagulante. Asimismo, se registra una vasodilatación generalizada y, por tanto, un descenso de la tensión. La tensión es especialmente importante en el embarazo, y debe controlarse con frecuencia: de hecho, una subida de tensión es indicio de una grave patología que puede acarrear complicaciones.

Función renal

Debido al aumento de volumen plasmático, se incrementa también el trabajo de filtración que realizan los riñones. Así pues, aumenta la cantidad y la frecuencia de emisión de orina, sobre todo por la noche. Se modifica notablemente el «equilibrio del sodio», favoreciendo la pérdida de este elemento con la orina: por tanto, es un error reducir significativamente el consumo de sal en este periodo. La dilatación de las vías urinarias, causada por la acción de la progesterona (hormona típica del embarazo), puede predisponer a infecciones urinarias.

El aparato digestivo

Por efecto de la compresión ejercida por el útero grávido sobre el estómago y el intestino, y de la acción de hormonas típicas de la gestación (principalmente progesterona), el funcionamiento del aparato digestivo se ve alterado. Es frecuente la reducción del tono y de la movilidad del aparato, que ocasiona retrasos en el vaciado gástrico, digestiones difíciles y estreñimiento.

DOLOR DE ESPALDA E INESTABILIDAD

Durante los nueve meses de embarazo, el crecimiento «hacia afuera» del abdomen tiende a ir desplazando el baricentro del cuerpo. Esto obliga a la mujer a equilibrar la postura con la columna vertebral para reconducir el baricentro al interior del área delimitada por los pies y evitar caerse (la pelvis es el punto de llegada de la línea imaginaria que divide en dos el cuerpo erguido de la cabeza a los pies). Como se puede ver en el dibujo, en el caso A' el peso del vientre provoca un desplazamiento del baricentro fuera del área de los pies. Para no perder el equilibrio y caer, la mujer tiene que hacer trabajar toda la musculatura. Sin embargo, para evitar este trabajo adicional, puede reequilibrar las fuerzas manteniendo alineados los pies y la cabeza y compensando la barriga con un ligero desplazamiento hacia atrás de la parte superior del cuerpo (B).

Esta readaptación se produce espontáneamente, de forma gradual, pero no siempre se desarrolla de modo correcto. Posturas anormales explican el dolor de espalda que a menudo padecen las mu-

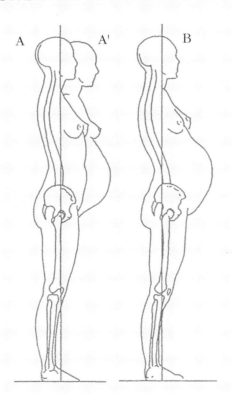

jeres en avanzado estado de gestación. El dolor de espalda es un problema que afecta a la mayoría de las mujeres em-

barazadas, sobre todo durante el último trimestre. Pero su origen no está vinculado únicamente al hecho de que la columna vertebral tenga que soportar el peso del feto, sino también a la presencia de algunas hormonas (en particular, progesterona) que preparan el cuerpo al parto y hacen que se relajen ligamentos y articulaciones. Estos cambios posturales hacen inestable el equilibrio durante el embarazo, especialmente cuando se realizan movimientos bruscos y rápidos: el cerebro puede no registrar con la debida celeridad la nueva posición del cuerpo. La inestabilidad es aún mayor después del parto: si la mujer ha tenido nueve meses de plazo para que su columna vertebral encontrara gradualmente una postura adecuada al progresivo aumento del vientre, con el parto este «desaparece» repentinamente, y la columna necesita tiempo para reequilibrarse de nuevo. Por eso conviene que la mujer que acaba de dar a luz se desplace con prudencia, ayudándose siempre de puntos de apoyo (sobre todo si lleva al niño en brazos).

PEQUEÑOS TRASTORNOS EN EL EMBARAZO

Para algunas mujeres, el embarazo representa un periodo de bienestar general, en el que a la satisfacción y la gratificación por su estado se añade una excelente forma física. Sin embargo, otras tienen que hacer frente a algunos trastornos y pequeñas molestias, sobre todo en el primer trimestre. Son los cambios hormonales, intensos ya desde los primeros días después de la fecundación, los que determinan esos trastornos. En cualquier caso, estos tienden a atenuarse, hasta desaparecer, en el transcurso de unas semanas. Hay otras molestias que se deben al aumento de volumen del útero y a su consiguiente «invasión» de la cavidad abdominal, y se presentan en la fase final de la gestación. En general, se trata de pequeños problemas, incómodos pero sin consecuencias. En todo caso, conviene informar al médico o a la comadrona para que emita su diagnóstico. Está contraindicado tomar cualquier tipo de medicamento sin consultar antes al médico: es necesaria la certeza científica de que no existen riesgos de toxicidad o de perjuicio para el feto.

Es oportuno recordar a este respecto que la mayoría de los remedios alternativos (incluidos los homeopáticos) no se someten a controles científicos adecuados para verificar su total inocuidad para el embarazo.

Náuseas y conatos de vómito
Los trastornos más frecuentes del comienzo de la gestación son las náuseas y los conatos de vómito. En los tres primeros meses de embarazo, los padece el 50% de las mujeres, sobre todo al despertar. Se deben fundamentalmente a la presencia en la sangre de altos niveles de la hormona HCG, y tienden a desaparecer en los meses siguientes, cuando descienden los niveles de esta hormona. En muchos casos, a la acción de la hormona HCG se suman causas emocionales. Por muy deseado que sea el hijo, para muchas mujeres en el primer periodo del embarazo el placer de convertirse en madre se alterna con inseguridades, dudas y miedos. Esto se expresa frecuentemente con trastornos de tipo psicosomático.

Por lo general se trata de indisposiciones leves, que se resuelven espontáneamente, por lo que es preferible no recurrir a fármacos para tratarlas. Para aliviar las molestias puede ser útil revisar los hábitos alimenticios, ingiriendo comidas menos abundantes y más frecuentes para evitar periodos de ayuno prolongados. El fraccionamiento de las comidas, además, ofrece la ventaja de reducir otros síntomas que normalmente acompañan a las náuseas, como el reflujo y el ardor de estómago. En raras ocasiones, los vómitos son frecuentes y provocan pérdidas significativas de sales minerales y de peso, siendo necesaria en este caso la intervención médica y farmacológica.

Exceso de salivación
Algunas mujeres sufren un molesto exceso de salivación (tialismo), y a veces la saliva es tan abundante que se ven obligadas a efectuar frecuentes degluciones.

Estreñimiento

Es un trastorno relacionado con la «calidad» de los excrementos (heces duras, compactas y pobres en agua), y no con su ritmo de expulsión (aunque es probable que, si esta tiene lugar al cabo de varios días, se llegue a un endurecimiento excesivo de las heces, ya que su permanencia en el intestino aumenta la reabsorción de los líquidos). En el embarazo, el estreñimiento es también consecuencia de la presión que ejerce el útero gestante sobre el intestino (por tanto, es un trastorno típico del tercer trimestre), y está relacionado con la reducción de la movilidad intestinal causada por la relajación de la musculatura inducida por la progesterona (por lo cual, se puede presentar también en la primera fase de gestación).

El estreñimiento se corrige con la alimentación y el estilo de vida: hay que incluir en la dieta mayor cantidad de alimentos que aporten fibra (verdura, alimentos integrales), y hacer ejercicio físico a lo

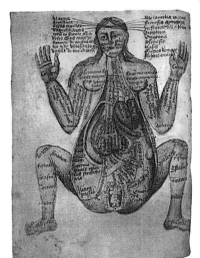

La mujer encinta, del Fasciculum medicinae *de Johannes de Ketham (ediciones venecianas, de 1491 a 1522).*

largo del día (sobre todo, caminar con regularidad). En cambio, no es conveniente (incluso fuera del embarazo) intentar solucionar el estreñimiento con laxantes, que irritan la pared intestinal.

Hemorroides

A consecuencia del estreñimiento pueden aparecer hemorroides. Con este término se indica una molesta dilatación de las venas del último tramo del intestino; pueden ser internas o localizarse en el ano, con síntomas desagradables: picor, ardor, dolor y, en algunos casos, pequeñas hemorragias. Las hemorroides están causadas por varios factores mecánicos, alimentarios o psicológicos. En el embarazo, incide especialmente la presión que ejerce el útero sobre el intestino. Pueden resultar muy molestas después del parto, al haber empeorado por los esfuerzos realizados para dar a luz al feto. Por tanto, es conveniente ponerles remedio cuanto antes tomando las mismas precauciones que para corregir el estreñimiento: alimentación sana y ejercicio frecuente.

LAS PALABRAS DEL EMBARAZO

✔ *Contracción: del latín* contractio, *acción y efecto de contraer o de contraerse.*

✔ *Concepción: del latín* conceptio, *que significa «acción y efecto de concebir». Por excelencia, según la Biblia, la Virgen María Madre de Dios.*

✔ *Encinta: proviene del latín tardío* incincta; *significa «embarazada» porque las mujeres en estado iban sin cinta, es decir, no ceñidas.*

✔ *Estado interesante: voz culta latina, deriva de* interesse, *un verbo sustantivado en la época medieval. Interesante: participio presente y adjetivo, «que suscita interés».*

✔ *Feto: del latín* foetus. *Embrión de los mamíferos placentarios desde que termina el periodo embrionario hasta que nace.*

✔ *Gestación: del latín* gestatio, *de* gerere, *«llevar». Tiempo que la madre lleva en sí al hijo antes de que este nazca.*

✔ *Parto: del latín* partus, *participio de* parire *«aparecer, parir», de la misma raíz indoeuropea que* parens *(progenitor).*

✔ *Parturienta: proviene del latín* parturiens, *estar de parto.*

✔ *Preñada: hembra gestante de animales mamíferos. Vocablo de uso popular, referido a una mujer. Raro en el uso literario referido a una mujer: «Así quedó la Virgen preñada» (Dante). Preñada deriva del latín* praegnatio, *que significa «gestación», principio generador.*

✔ *Puerperal: relativo al puerperio, tiempo que sigue al parto.*

Dibujo del cirujano Ambroise Paré (s. XVI), que ilustra un método para «sostener» el peso de un embarazo múltiple.

No AUTOMEDICARSE

Los cambios en el organismo materno durante el embarazo conllevan también variaciones en la forma de actuar propia de muchos fármacos: algunos pueden volverse ineficaces, en cambio otros resultan perjudiciales para el feto.

Así pues, antes de tomar medicamentos, conviene asegurarse de que es inevitable ingerir un fármaco determinado, que su eficacia está demostrada durante el embarazo y que no tiene efectos secundarios ni en la madre ni en el feto (o que la relación riesgo-beneficio sea favorable). Además, es importante tener en cuenta que estas valoraciones son competencia exclusiva del médico.

En los últimos años se ha extendido cada vez más la tendencia a consumir medicamentos sin prescripción facultativa, lo cual ha determinado con frecuencia un uso de los mismos inadecuado y desproporcionado con las necesidades reales.

El embarazo podría representar también en este caso un periodo de «reeducación». De hecho, hay que evitar por completo tomar cualquier fármaco (incluso de herbolario) que no haya sido prescrito por el médico.

Ni siquiera las medicinas llamadas «alternativas» son ajenas a esta regla; es más, aún no se conocen bien muchas de ellas, su absorción, las vías de eliminación y los posibles efectos secundarios.

Sensación de cansancio

La sensación de cansancio es muy frecuente, sobre todo al principio del embarazo, y se debe principalmente a los grandes cambios hormonales que se producen en esta fase de la gestación y, en menor medida, al nuevo «gasto» calórico que conlleva la formación del niño.

También influyen en la aparición de este síntoma los problemas emocionales por los que atraviesan las embarazadas en esta fase en que han de adaptarse a una nueva vida.

Aunque para muchas mujeres el embarazo representa el periodo de los «largos sueños», otras, sobre todo del 5.º o del 6.º mes en adelante, tienen grandes dificultades para dormir. El niño moviéndose activamente en el útero, precisamente en los momentos de reposo de la madre (la posición tumbada y la relajación de los órganos abdominales maternos hacen que el feto pueda disponer de más espacio), altera y obstaculiza la inducción al sueño. Además, el crecimiento del útero dificulta a la madre adoptar una postura cómoda para dormir. La ansiedad y el miedo al parto que se aproxima influyen también en el insomnio de la última fase del embarazo.

Desmayos y trastornos vasculares

El descenso de la tensión arterial que provoca el embarazo hace que el organismo de la mujer sea más frágil en el plano del control circulatorio. Simples cambios de postura pueden provocar reducciones significativas de la afluencia de sangre al cerebro, hasta el punto de provocar desmayos. El particular equilibrio hormonal que se instaura en el embarazo determina una relajación de las paredes venosas, que tienden a «debilitarse», facilitando la aparición de varices y venas varicosas. Corren el riesgo de padecer este problema las mujeres con sobrepeso, las que lo padecían antes del embarazo y, en general, las que tienen antecedentes familiares. Para que la situación no se agrave, es importante no sobrecargar la circulación de las extremidades inferiores (por ejemplo, evitando permanecer largo rato de pie), no llevar zapatos de tacón alto y no exponer las piernas a un calor excesivo (por ejemplo, evitando las botas acolchadas o permanecer sentada al lado de una estufa). En cambio, es beneficioso relajar las piernas colocándolas en alto, dormir con una almohada alta bajo los pies, utilizar medias elásticas, caminar y hacer todos los días movimientos que favorezcan la circulación sanguínea.

La tendencia a orinar

Al principio del embarazo, la tendencia a orinar con mucha más frecuencia de lo habitual es debida al desajuste hormonal, y en las últimas semanas, a la presión que ejerce el útero sobre la vejiga. Por muy molesto (y a veces desagradable) que resulte tener que ir constantemente al cuarto de baño (por la noche, puede dificultar aún más conciliar un sueño ya difícil), se trata de un inconveniente que se ha de soportar con paciencia, ya que no se corrige con fármacos, y en ningún caso se ha de afrontar reduciendo la cantidad de líquidos ingeridos.

ESTILO DE VIDA DURANTE EL EMBARAZO

El embarazo no es una enfermedad, aunque con el paso de los años se haya afianzado cada vez más la tendencia a «medicar» incluso sus aspectos más naturales y fisiológicos. Ciertamente, los comportamientos y las restricciones que los conocimientos médicos actuales recomiendan adoptar constituyen un bagaje cultural imprescindible para la protección de la madre y del niño en el útero. Pero esto no significa que la mujer deba delegar plenamente en el médico el planteamiento de su propio estilo de vida. El embarazo es un periodo de grandes cambios, en el que la búsqueda de un nuevo equilibrio entre las necesidades de la madre y las del nuevo ser involucran a la mujer, con su cultura y su carácter, que no debe esperar que sea el médico quien lo decida «todo» (cómo se ha de vestir, dónde debe pasar las vacaciones, etc.). De lo contrario, la embarazada entra en una especie de «estado patológico», fuente de ansiedad y depresión, en lugar de vivir con serenidad su embarazo. Esta intrusión médica no tiene siquiera un sentido científico. Con otras palabras, el cambio de estilo de vida no precisa de prescripción facultativa. Ahora bien, no se trata de lanzarse a una especie de «hazlo tú misma», a base de automedicación y de consejos ajenos, sino de un «hazlo por ti», cambiando el estilo de vida en función de las pautas del médico, pero respetando la propia historia personal.

• Por lo que respecta a <u>los viajes y las vacaciones</u>, se puede decir, en líneas generales, que está bien todo lo que le apetezca hacer a la mujer. Es absurdo resignarse a un tipo de vacaciones que «beneficien al niño»: se trata únicamente de organizar bien todos los aspectos del viaje (por ejemplo, si es necesario someterse a controles y análisis, hay que informarse antes de partir sobre la posibilidad de realizar-

los en el lugar de vacaciones, programar paradas si el viaje es muy largo, etc.). Salvo en las situaciones de riesgo que entrañan los llamados «viajes de aventura», podemos afirmar que no existen contraindicaciones para ningún tipo de clima ni de medio de transporte (aunque algunas compañías aéreas no admiten entre sus pasajeros a mujeres en el último mes de embarazo).

• <u>La actividad física</u> es importante durante toda la vida, y también es útil en este periodo para contrarrestar los aspectos negativos del sedentarismo: pérdida del tono muscular, rigidez de las articulaciones, escaso consumo energético, estreñimiento, etc. Se puede hacer deporte durante el embarazo siempre que no se practique a un ritmo muy intenso y que el ejercicio no implique riesgo de caídas o movimientos bruscos. Conviene aclarar que cuando hablamos de la necesidad de desarrollar una actividad física no nos referimos necesariamente a la práctica de un deporte, que puede no constituir un ejercicio físico saludable. Nunca existe la «necesidad» de hacer deporte para estar bien, y mucho menos en el embarazo: lo que resulta indispensable es el movimiento regular, todos los días, que se puede efectuar, sencillamente, paseando y renunciando a los hábitos sedentarios (como el desplazamiento en vehículos motorizados, el uso incondicional del ascensor

y el rechazo de los numerosos trabajos musculares que ofrece la vida cotidiana).

• <u>Las relaciones sexuales</u>, al contrario de lo que se cree aun hoy, no suponen riesgo alguno para el feto. Sólo en pocos casos específicos (amenaza de aborto, riesgo de parto prematuro, rotura anticipada de las membranas), el médico puede aconsejar suspender las relaciones sexuales, pero si el embarazo se desarrolla normalmente, no está justificada semejante prohibición. Es más, en esta época de importantes alteraciones del equilibrio de la pareja, son fundamentales los momentos de intimidad y comunicación, como es el acto sexual.

LA ALIMENTACIÓN

La alimentación de la mujer embarazada no difiere de la de cualquier persona que goce de buena salud, y el control de la dieta debe ser entendido como una reeducación alimentaria eventual, y no como una restricción.

Una dieta equilibrada asegura a la madre no sólo la energía y los nutrientes que precisa para mantenerse sana, sino también las sustancias necesarias para permitir la formación de nuevos tejidos y reservas energéticas que serán utilizadas durante la gestación y en la lactancia. El tipo de alimentación que se recomienda en el embarazo no es muy distinto del aconsejado en otros periodos; las diferencias son mínimas, y están relacionadas principalmente con el aumento de las necesidades energéticas y del consumo de determinadas sustancias nutritivas.

Durante la gestación es oportuno aumentar el aporte calórico de la dieta en unas doscientas calorías al día, equivalentes al 10% de las necesidades energéticas en condiciones normales. Conviene tener en cuenta que, en general, no es necesario «comer más» (al menos durante la primera mitad del embarazo): las 200 calorías más que se necesitan diariamente, teniendo en cuenta el sedentarismo propio de la vida moderna, suelen estar cubiertas con creces. Además, las necesidades energéticas no son iguales en todos los individuos y dependen de la edad, de los hábitos alimentarios previos al embarazo y de factores medioambientales y sociales.

En general, durante el embarazo se calcula una mayor necesidad de proteínas (15%), calcio y fósforo (50%), ácido fólico (100%) y vitamina D (300%). Pero esto no significa que sea preciso recurrir al consumo de fármacos que contengan vitaminas y sales minerales (salvo en determinadas situaciones y bajo prescripción médica). Para satisfacer las necesidades alimentarias, basta seguir una dieta muy variada que incluya productos lácteos, carne, pescado, huevos, legumbres, cereales y derivados, fruta, verdura y aceite de oliva. Están contraindicadas las dietas rigurosas y monótonas. Las mujeres vegetarianas estrictas deben enriquecer su dieta con hierro, proteínas y vitaminas (sobre todo, vitamina B_{12}). Las que ingieren también productos lácteos, huevos y pescado, no suelen registrar déficit alguno siempre que su dieta sea variada y equilibrada (aunque a menudo, en el embarazo, necesitan complementarla).

Se recomienda evitar el consumo de carnes y pescados crudos o poco cocidos, así como embutidos, para reducir el riesgo de contraer la toxoplasmosis (infección transmitida fácilmente por estos alimentos, que, si ataca a mujeres no inmunes en los primeros estadios de la gestación, puede provocar serios perjuicios al feto). Durante el embarazo es también oportuno reducir el consumo de bebidas excitantes, como café, té y refrescos de cola.

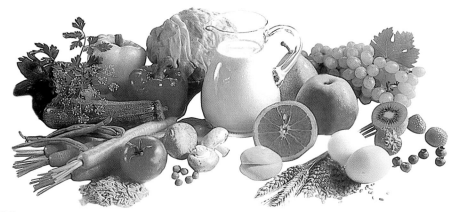

EL CONTROL DEL PESO

El peso corporal es el parámetro más práctico y fácil de tomar en consideración para evaluar el estado nutricional de la mujer embarazada, aunque un peso adecuado no siempre es indicativo de una alimentación correcta y equilibrada.

El aumento de peso durante el embarazo suele ser constante y progresivo en todas las mujeres. Hoy día se considera óptimo un aumento de 10 kg durante toda la gestación (en cualquier caso, conviene no sobrepasar los 12-13 kg). Puesto que 4 de los 12 kg de incremento corresponden al aumen-

DISTRIBUCIÓN DEL AUMENTO DE PESO

El aumento del peso corporal suele distribuirse así	• primer trimestre: 1,5-2 kg (500 g al mes) • segundo trimestre: 4,5-5,5 kg (350-450 g a la semana) • tercer trimestre: 2,5-3,5 kg (200-300 g a la semana)
Al final de la gestación	• 3 kg de tejido adiposo de reserva • 1 kg de útero • 3-3,5 kg de feto • 1,5 kg de placenta y líquido amniótico • 0,4 kg de aumento del pecho • 2,5-3 kg de sangre y líquidos intersticiales

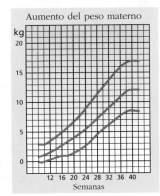

Aumento del peso materno

kg

Semanas

TABACO, ALCOHOL Y OTRAS DROGAS

Todas estas sustancias perjudican al feto, con consecuencias más o menos graves.

El humo del tabaco provoca una disminución de la circulación sanguínea a nivel de la placenta y la consiguiente reducción de intercambios respiratorio y de nutrientes.

El alcohol traspasa fácilmente la barrera placentaria: el hígado del feto no es capaz aún de neutralizarlo, lo cual puede causar daños a nivel de las células hepáticas y cerebrales.

Las drogas duras (heroína, LSD, crack, etc.) pueden ocasionar abortos, malformaciones, partos prematuros y desnutrición fetal.

Las motivaciones que dan lugar a estas dependencias son muchas y complejas; por tanto, no tiene sentido incitar simple y genéricamente a interrumpir su consumo. Sin embargo, para algunas mujeres el embarazo puede ser un estímulo determinante a alcanzar la voluntad suficiente para abandonar o reducir drásticamente el consumo de tabaco, alcohol y otras drogas.

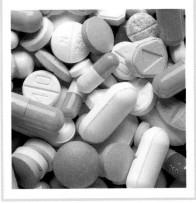

EVALUAR EL PROPIO PESO

El esquema permite saber si el peso de una embarazada está dentro de los límites normales. Se unen los metros que corresponden a la estatura (raya vertical izquierda) con los kilogramos relativos al peso (raya vertical derecha). El punto donde se cruzan con una línea recta trazada en el centro indicará la franja en la que se sitúa el peso (bajo, normal, sobrepeso, obesidad). Mantenerse en los límites de peso normales contribuye a vivir mejor y más tiempo. El exceso de peso es el resultado de hábitos alimenticios desequilibrados desde el punto de vista energético: demasiadas calorías aportadas con la comida respecto a las necesarias, siempre teniendo en cuenta una predisposición genética. El sobrepeso se ha de combatir no sólo por estética y por condiciones físicas sino, sobre todo, por cuestiones de salud: mantener el peso dentro de los límites normales permite prevenir la aparición de enfermedades muy extendidas actualmente, como diabetes, hipertensión y cardiopatía coronaria. El único sistema para prevenir o reducir el sobrepeso o la obesidad consiste en equilibrar la alimentación, procurando saciar el apetito con alimentos de bajo valor energético y ricos en fibras vegetales, y revisar el estilo de vida en relación a la actividad física desarrollada.

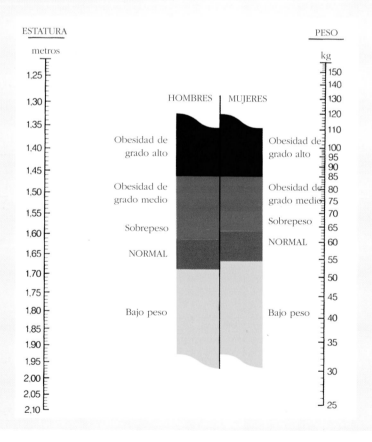

to del tejido adiposo (la grasa corporal), una mujer que comience la gestación en condiciones de sobrepeso debería «engordar» sólo 7-8 kg.

En el primer trimestre, el desarrollo normal de la gestación no conlleva necesariamente un aumento de peso. En los primeros meses, el feto incrementa su peso a un ritmo prácticamente inapreciable. El aumento que se registra en la primera mitad del embarazo es debido, sobre todo, a la acumulación de «reservas energéticas» (depósitos de grasa) que servirán en los últimos meses de gestación para garantizar la alimentación del feto en la fase de crecimiento rápido.

El aumento de peso empieza a ser más evidente a partir del cuarto mes, y su ritmo disminuye en los tres últimos meses de gestación. El incremento del peso materno en la última fase del embarazo se debe principalmente al crecimiento del feto.

Conviene pesarse con regularidad para detectar a tiempo posibles variaciones anormales (por ejemplo, hay que informar al médico de un aumento de peso de más de 1 kg en diez días, sobre todo si va acompañado de hinchazón en manos y pies o edema gravitacional). No sólo es negativo el aumento excesivo del peso materno por el riesgo de complicaciones que entraña, sobre todo en el momento del parto (fetos con un peso superior a los 4 kg aumentan el riesgo de partos difíciles y por cesárea), sino también su reducido incremento, que se ha de vigilar atentamente porque es un posible indicio de escasa nutrición fetal o de una patología (con el riesgo de partos prematuros y niños con poco peso al nacer).

EL CONTROL DE LA SALUD DE LA MADRE Y DEL NIÑO

Cuando se sabe que se está esperando un hijo, es aconsejable empezar a someterse a esa serie de visitas y revisiones ginecológicas que servirán para comprobar que el embarazo avanza con regularidad, sin riesgo de complicaciones.

En la primera visita, el médico redacta un informe (anamnesis) con todos los datos que constituyen el «historial médico» de la mujer y de su compañero. La primera vez se indaga también la historia de ambas familias para detectar posibles enfermedades hereditarias o tendencias familiares (por ejemplo, antecedentes de gemelos), y se estudia el historial clínico (ingresos hospitalarios, intervenciones quirúrgicas, consumo de fármacos, etc.) y el obstétrico (embarazos y partos anteriores, edad de la primera menstruación, etc.). Asimismo, la primera consulta es una buena ocasión para evaluar el estilo de vida de la mujer (es decir, el tipo de trabajo que desarrolla, sus hábitos alimenticios y de higiene, etc.), poder evidenciar situaciones o comportamientos de riesgo para la gestación recién comenzada y rectificarlos a tiempo. El paso siguiente a la recopilación de esta información es el reconocimiento médico general, tomando la tensión arterial, evaluando el peso y con una posterior revisión ginecológica.

La valoración y la recopilación de todos estos datos permiten detectar rápidamente los embarazos llamados «de alto riesgo».

Estas revisiones se deben realizar una vez al mes con el fin de controlar el aumento de peso, la tensión arterial y el desarrollo del útero.

DETECTAR EL EMBARAZO DE RIESGO

Aunque el embarazo es un proceso fisiológico totalmente natural para el organismo de la mujer, pueden surgir factores de distinta naturaleza que impidan el normal desarrollo de la gestación y representen un peligro para la salud de la mujer y/o del feto. Hoy en día, desde el punto de vista médico, el embarazo es seguido partiendo del supuesto estadístico de que en el ámbito de una población ningún individuo puede ser considerado totalmente exento de riesgo. Así pues, el programa médico de control y asistencia en el embarazo se basa en la realización de una serie de pruebas encaminadas a identificar y, si es posible eliminar, aquellos factores que supongan un riesgo para la salud de la mujer y/o del feto.

Mediante la recopilación de la anamnesis ya se efectúa una primera «criba»: con esta indagación inicial se pueden identificar situaciones de alto riesgo (el 20% de los embarazos registrados). En el transcurso de la gestación, algunas situaciones consideradas de bajo riesgo pueden llegar a ser de alto riesgo

(10% de los casos), y es posible identificar estas situaciones mediante los análisis previstos al respecto.

En plazos de tiempo determinados se efectúan análisis específicos de laboratorio (de sangre y de orina) e instrumentales (ecografía).

Conviene aclarar que el hecho de detectarse un embarazo de riesgo (medio o alto riesgo) no significa necesariamente que se vaya a desarrollar una patología, sino que es oportuno someterse a controles más exhaustivos y frecuentes para descubrir a tiempo posibles alteraciones y evitar que se instaure un estado de enfermedad o, en cualquier caso, afrontarlo lo más precozmente posible.

Para el medio riesgo están previstas visitas ginecológicas más frecuentes y/o exámenes especiales (fluximetría, cordocentesis, etc.). Los embarazos de alto riesgo, en cambio, han de ser seguidos en centros especializados.

Los factores que hacen considerar de riesgo un embarazo se dividen en:
– factores generales de riesgo (la edad, el número de partos anteriores, las condiciones socioeconómicas, la actividad laboral, el estado nutricional, etc.);
– factores de riesgo obstétrico-ginecológicos (tratamientos de la esterilidad, anomalías uterinas, etc.);
– factores de riesgo vinculados a la gestación (amenaza de aborto, embarazo múltiple, enfermedades infecciosas, diabetes, hipertensión, etc.).

EMBARAZO EN EDAD AVANZADA: ¿MAYORES RIESGOS?

Desde mediados de los años sesenta hasta nuestros días, se ha registrado un significativo incremento de embarazos en mujeres de edad avanzada. Ha aumentado la proporción de mujeres de 25-44 años respecto al número total de mujeres en edad reproductiva (15-44 años). En el retraso de la edad de ser madre han influido factores sociales, como la incorporación de la mujer al mundo laboral y el incremento del número de mujeres que tienen hijos en segundas nupcias.

Son menores de lo que se pensaba hasta ahora los riesgos para las mujeres que tienen su primer embarazo de los 35 años en adelante, que antaño eran prácticamente sinónimo de embarazo de riesgo. Según estudios recientes, los riesgos no son mucho mayores que los que corren las primerizas jóvenes por lo que respecta a la inmadurez y la mortalidad prenatal. En

cambio, sí se ha confirmado un aumento de la frecuencia de complicaciones previas al parto, como escasa tolerancia a la glucosa, hipertensión en el embarazo y pérdidas de sangre en el tercer trimestre, así como del número de partos por cesárea. Probablemente, en el buen desarrollo de la gestación influye la alta calidad de los controles médicos y de los cuidados dedicados a las mujeres embarazadas en las franjas de edad más elevadas.

Además, las mujeres que deciden retrasar su primer embarazo hasta después de los 30-35 años pertenecen, estadísticamente, a clases sociales medio-altas, tienen un elevado nivel cultural y están en buena situación socioeconómica. Naturalmente, los embarazos en edad avanzada plantean otros problemas. Sabemos que la incidencia del síndrome de Down aumenta con la edad (uno de cada 365

niños nacidos de madres con 35 años, y uno de cada 32 de madres de 45 años). Esto sucede también con el riesgo de abortos espontáneos incluso tratándose de fetos cromosómicamente normales.

Los avances de la genética, gracias a técnicas de diagnóstico precoz como la extracción de vellosidades coriales y la amniocentesis, proporcionan a la mujer embarazada una información exhaustiva que le permite tomar decisiones prudentes y meditadas.

Hay que considerar también el hecho de que la fecundidad, entendida como capacidad de concebir, se reduce con la edad: de hecho, a partir de los 30 años se registra una caída crítica de la fertilidad. Esto ha determinado en los últimos años un incremento de los recursos a técnicas de fecundación asistida, lo cual supone un factor de riesgo añadido.

LOS GEMELOS

un espermatozoide

un óvulo fecundado
se divide en dos

un óvulo

placenta

cordones
umbilicales

corion

amnios

cuello del útero

dos espermatozoides
dos óvulos

dos óvulos
fecundados

corion

amnios

placenta

placenta

corion

amnios

cuello del útero

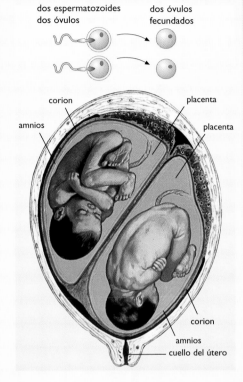

similares entre sí: gemelos homocigóticos (ver dibujo de la izquierda);

- gemelos hermanos. Excepcionalmente, se produce una ovulación doble (o triple, cuádruple, etc.). Dos o más espermatozoides fecundan dichos óvulos, llegando al mismo tiempo, o casi, a las trompas. También puede ocurrir que se produzca una segunda ovulación cuando ya se está embarazada (un caso aún más excepcional). Si llega a ser fecundado este segundo óvulo, se instauran dos gestaciones que evolucionan por separado. Los hijos nacidos de estos tipos de embarazos múltiples se asemejan como hermanos nacidos en distintas épocas y pueden ser de diferente sexo: gemelos heterocigóticos(ver dibujo de la derecha).

En los últimos años, los casos de embarazo múltiple han aumentado considerablemente (10% más de embarazos gemelares y 400-500% más de triples) a raíz de la progresiva difusión de tratamientos contra la esterilidad (de cada 100 tratamientos, 20 dan lugar a embarazos gemelares y 4,5 provocan embarazos triples). De hecho, debido al alto riesgo de no implantación del embrión en el útero, en un tra-

Se entiende por embarazo múltiple aquel en el que se desarrollan dos o más fetos; en particular, recibe el nombre de gemelar cuando son dos, triple si son tres, etc. El embarazo múltiple es excepcional en la especie humana, considerándose una de las llamadas «anomalías de concepción» y, por tanto, un embarazo de riesgo. La propensión a tener embarazos múltiples es hereditaria, pero aún se desconocen las causas de esa herencia.

Se pueden producir circunstancias diversas en el embarazo múltiple:

- gemelos idénticos. El óvulo fecundado, al principio de su desarrollo, se divide en dos o más partes iguales por causas desconocidas; cada una de estas partes comienza su segmentación, es decir, se empiezan a formar al mismo tiempo dos o más individuos del mismo sexo y muy

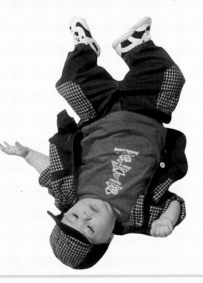

tamiento de este tipo se introducen siempre varios embriones a la vez, con la esperanza de que al menos uno de ellos consiga desarrollarse. Y puede suceder que no se implante uno solo, sino dos o tres, dando lugar a un embarazo múltiple.

Otra técnica de fecundación asistida, basada en la estimulación de los ovarios mediante hormonas para facilitar la ovulación, hace aún más probables los embarazos múltiples, al producirse la maduración simultánea de varios óvulos, que pueden ser fecundados.

ANÁLISIS DE LABORATORIO

El embarazo es un periodo muy delicado, en el que el cuerpo materno debe modificarse para «adaptarse» a la nueva situación.

Para controlar que esta adaptación se produce de forma correcta, tener la seguridad de que no surgen desequilibrios y detectar cuanto antes posibles patologías, han sido creados métodos de indagación que prevén una serie de análisis básicos a los que se someten todas las embarazadas. Si en ellos aparece alguna alteración, el médico solicitará otro tipo de pruebas. Los parámetros de normalidad de la sangre y la orina varían en el embarazo: valores que se consideran «buenos» normalmente pueden ser indicio de una patología durante la gestación, y viceversa. Más útil que el valor absoluto del resultado del análisis (siempre que no esté macroscópicamente alterado) es la comparación de los valores de este repetido periódicamente.

Grupo sanguíneo, factor Rh y test de Coombs

- El análisis para la identificación del grupo sanguíneo y del factor Rh se solicita al principio del embarazo. Si el factor Rh es positivo, no es necesario realizar otras pruebas añadidas; por el contrario, si el Rh de la madre es negativo, es preciso que esta se someta al test de Coombs indirecto (ver pág. 47).
- El test de Coombs indirecto sirve para detectar la posible presencia de anticuerpos anti-Rh en la sangre materna. Cuando el test es positivo, es necesario monitorizar atentamente al feto durante toda la gestación; en caso de ser negativo, se ha de repetir periódicamente para desechar una eventual sensibilización. Aunque el riesgo de producir anticuerpos contra la sangre del feto es especialmente elevado en las mujeres con Rh negativo, se recomienda someterse también a este test a las mujeres con Rh positivo: de hecho, si bien es

poco frecuente, podrían haberse sensibilizado hacia otros antígenos de la sangre.

El análisis hemocromocitométrico

Sirve para controlar el número y el volumen de glóbulos rojos, la cantidad y las relaciones porcentuales entre los distintos tipos de glóbulos blancos, el nivel de hemoglobina, el número de plaquetas y el hematocrito. Es un análisis fundamental y se realiza varias veces durante el embarazo, pues proporciona información sobre el funcionamiento de diversos órganos y aparatos.

Metabolismo glucémico

La glucemia expresa el grado de concentración de glucosa en sangre. Este análisis sirve para detectar posibles desequilibrios antes de que sean sintomáticos y den lugar a una auténtica patología (como la diabetes gestacional o la intolerancia a la glucosa), y se ha de repetir periódicamente. Otras pruebas que sirven para identificar alteraciones del metabolismo de los azúcares son la pequeña curva de carga y la gran curva.

La pequeña curva (GCT, Glucose Challenge Test) se suele realizar hacia la 27 semana, a menos que existan factores de riesgo que aconsejen adelantarla a la 18 semana. Se mide la glucemia en ayunas, después se beben 50 g de glucosa y se vuelve a evaluar el nivel glucémico al cabo de una hora. Este análisis, fundamental para descubrir alteraciones potenciales de la tolerancia a los azúcares, se realiza a todas las mujeres embarazadas.

La gran curva (OGTT) es un análisis más exhaustivo, que sólo se realiza en caso de detectarse alteraciones en la pequeña curva; se beben 100 g de glucosa y la medición de la glucemia se efectúa en ayunas y al cabo de 60, 120 y 180 minutos desde la ingestión de la glucosa.

Creatinina

La creatinina es un desecho del organismo que circula por la sangre y es filtrado y eliminado por los riñones. En consecuencia, los niveles de creatinina en sangre son un indicio indirecto del funcionamiento renal: la elevación de este valor puede indicar una incapacidad de los riñones de adaptarse a la mayor carga de trabajo a la que el embarazo los obliga.

Transaminasas

Con este análisis se obtienen indicaciones sobre el funcionamiento del hígado y su «estado de salud». El hígado es un órgano que no sufre especiales alteraciones durante la gestación, pero sus funciones son tan importantes que hasta el más mínimo desequilibrio puede repercutir a nivel general (por ejemplo, la ictericia por estasis).

Control del hierro

El hierro sirve para que los glóbulos rojos puedan transportar el oxígeno, por lo cual es fundamental. El control del hierro se realiza mediante tres análisis:
• Ferrinemia: mide los depósitos de hierro acumulados en el organismo, disponibles y utilizables si es necesario. En la mujer estos valores son siempre inferiores que en el hombre, debido al alto consumo de hierro necesario para reponer los glóbulos rojos perdidos con la menstruación, que dificulta su acumulación.

• Transferrinemia: la transferrina es una proteína que enlaza el hierro y lo transporta a través de la sangre a los órganos en los que es utilizado. La carencia o la ausencia de esta proteína determina la imposibilidad de utilizar el hierro incluso en el caso de que este se encuentre en el organismo en cantidad suficiente.

• Sideremia: expresa la cantidad de hierro enlazado a la transferrina que circula en la sangre, un valor que da indicaciones sobre la efectiva disponibilidad de hierro para los distintos órganos y tejidos.

Control de enfermedades infecciosas

• Sífilis: al contrario de lo que se cree, es una enfermedad bastante extendida aún. Si se detecta al principio del embarazo, puede ser tratada fácilmente, sin perjuicio para el feto.

• Hepatitis B, hepatitis C y SIDA: el riesgo de transmisión de estas enfermedades al feto durante el embarazo es elevado. Resulta fundamental conocer el estado infeccioso, ya que si el niño no ha sido infectado durante la gestación se pueden tomar precauciones que reduzcan al mínimo el riesgo de contagio en el momento del parto.

• Toxoplasmosis y rubeola: se trata de dos enfermedades de bajo riesgo y a menudo asintomáticas en el adulto, pero que entrañan un riesgo considerable cuando se contraen en los primeros meses de embarazo (pueden provocar graves malformaciones en el feto).

Los controles para verificar si la madre es inmune a estas enfermedades (es decir, si las ha padecido ya y no puede volver a contraerlas) se efectúan al principio de la gestación: si la mujer está protegida, no es necesario repetir las pruebas. En cambio, es preciso realizar exámenes cada tres meses en el caso de que el resultado sea negativo, para cerciorarse de que la mujer no se ha infectado durante la gestación.

En cuanto a la rubeola, lo más conveniente es que la mujer llegue al estado de embarazo ya protegida vacunándose previamente (en las generaciones actuales, este problema no debería surgir en España porque desde hace años el calendario de vacunación infantil prevé la vacuna contra la rubeola suministrada en dos dosis, a los 12 meses y a los 11 años).

Alfafetoproteína plasmática

Es una sustancia producida normalmente por el feto y que se encuentra tanto en el líquido amniótico como en la sangre materna. Su presencia en la sangre aumenta significativamente en algunos casos de malformación del sistema nervioso fetal. El momento más idóneo para realizar este análisis es la 16-17 semana de gestación.

Control de la coagulación (PT, PTT, Fibrinógeno)

Estas pruebas se efectúan hacia la 32 semana. El estado de embarazo altera profundamente el proceso de coagulación de la mujer, potenciando al mismo tiempo los factores coagulantes y los fibrinolíticos. Así pues, se instaura un equilibrio inestable que debe ser mantenido bajo control en previsión de las pérdidas hemáticas que se producen con mayor o menor abundancia en el momento del parto (unos 200-300 centímetros cúbicos en un parto natural y 500-1.000 centímetros cúbicos en uno por cesárea).

Análisis y cultivo de orina

Del análisis de orina se puede obtener mucha información sobre las condiciones del organismo en general y del aparato urinario en particular. Entre los muchos aspectos evaluables, algunos son especialmente importantes: los niveles de glucosa, albúmina y glóbulos blancos (leucocitos).

La presencia en exceso de albúmina hace sospechar un mal funcionamiento renal, mientras que el de glucosa induce a pensar en una diabetes. Los leucocitos deberían encontrarse en una cantidad mínima: si aumentan de forma significativa, es probable la existencia de una infección en las vías urinarias. La orina se ha de recoger por la mañana, tras una cuidada higiene de

los genitales externos, y si va a ser utilizada para realizar un cultivo, es necesario utilizar un recipiente esterilizado y depositarla directamente en él.

El cultivo de orina sirve para comprobar si hay o no bacterias en la orina, por lo cual es importante que la muestra no esté contaminada con microorganismos procedentes del exterior.

Tampón vaginal

Este análisis se efectúa para detectar la presencia del estreptococo beta, una bacteria muy extendida.

La infección causada por este germen no suele presentar síntomas; pero en el momento del parto, en presencia de factores propiciatorios (parto prematuro, bajo peso al nacer, rotura anticipada de las membranas, etc.), puede infectar al niño con consecuencias incluso graves. Todas las mujeres que dan positivo en esta prueba deben adoptar una terapia preventiva con antibióticos durante el embarazo o en el momento de dar a luz. La misma terapia se aplica también al niño en los primeros días de vida.

Triple test

El triple test (o Tri-Test) es un análisis de sangre que se realiza en la 16 semana de gestación para evaluar la presencia de tres hormonas (ßHCG, estriol y alfafetoproteína). Es un test que permite calcular el porcentaje de riesgo de que el niño padezca una Trisomía 21, más conocida como síndrome de Down (pero no otras enfermedades cromosómicas). Ahora bien, no se trata de una prueba diagnóstica, es decir, no expresa con certeza que exista o no la patología, y es sólo un cálculo de probabilidades. Si la tasa es elevada, se recomienda efectuar la amniocentesis, un examen más complejo, pero indispensable en este caso para emitir un diagnóstico.

PRUEBAS RUTINARIAS Y ESPECÍFICAS

Ecografía

Para esta prueba, también denominada ultrasonografía, se utiliza un aparato complejo, compuesto esencialmente de tres partes: una estructura central, una sonda y un monitor.

La sonda, que se coloca sobre el abdomen de la mujer, emite un haz de ultrasonidos (ondas sonoras con frecuencia superior a 2.000 ciclos por segundo, es decir, más altas que la que constituye el límite superior de audibilidad del oído humano: las frecuencias empleadas en obstetricia oscilan entre 2 y 10 millones de ciclos por segundo); dichas ondas atraviesan el vientre materno y llegan al feto. Según la consistencia y la composición del tejido que encuentra el haz, puede atravesarlo completamente o ser repelido del todo o en parte: es decir, el haz sufre absorción y reflexiones con la formación de «ecos».

La misma sonda que emite los ultrasonidos es capaz de recoger los haces repelidos (ecos de retorno). Estos, transformados en impulsos eléctricos por la estructura central del ecógrafo, son enviados al monitor, donde se visualizan como puntos luminosos sobre una pantalla.

La imagen que se forma en la pantalla es la de una sección del cuerpo que ha repelido los ultrasonidos. Los aparatos más recientes, compuestos de varias sondas en serie, proporcionan fotogramas que se suceden a tal rapidez que dan la sensación de una película, permitiendo ver los movimientos del feto.

La imagen que se obtiene (y que con aparatos adecuados se puede fotografiar) no resulta fácil de interpretar y debe ser explicada por un técnico. En una fase de gestación avanzada, sin embargo, incluso un profano puede interpretar las imágenes.

La ecografía es un examen muy fácil de realizar: bastan pocos minutos (en general, no más de 15-20), y sin hospitalización. Normalmente, se recomienda a la embarazada presentarse sin haber comido nada unas horas antes para evitar las llamadas «falsas imágenes». Si se efec-

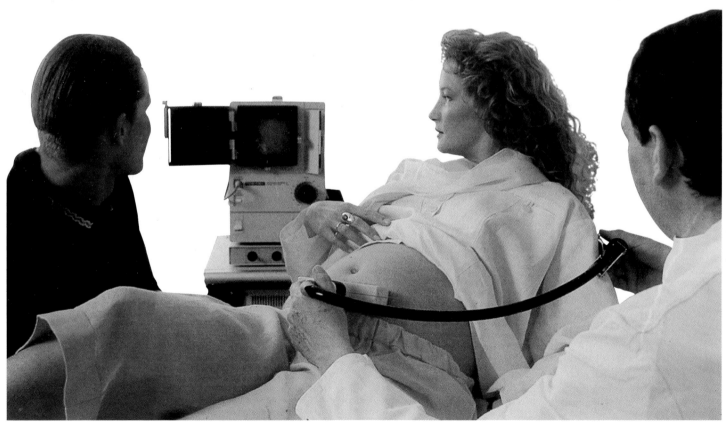

túa en los tres primeros meses de embarazo, es recomendable evitar orinar en las horas previas al examen: el líquido es el medio que más facilita la transmisión de las ondas, y la vejiga llena aleja el intestino, contribuyendo a una más clara visualización del útero.

Cuando surgen dudas, puede ser necesario el empleo de una sonda vaginal en lugar de la sonda abdominal. En tal caso, el examen es mucho más molesto e invasivo; sin embargo, tiene grandes ventajas cuando es preciso visualizar pequeños detalles. La definición alcanzada por este tipo de sonda permite detectar precozmente irregularidades que con la sonda abdominal no se apreciarían hasta más tarde.

La ecografía es un medio de diagnóstico revolucionario y muy útil, que ofrece la posibilidad de seguir el desarrollo de la gestación con conocimientos antes impensables. Y es revolucionaria no sólo desde el aspecto médico, sino también para las parejas, que pueden observar lo que sucede en el interior del útero, anticipando conceptos e ideas, y sustituyendo fantasías y expectativas por imágenes concretas. Un ejemplo significativo: pensemos en la posibilidad que existe actualmente de descubrir un embarazo gemelar en una fase precoz, ofreciendo a la pareja un plazo de tiempo más «largo» para prepararse, y no sólo psicológicamente.

En el plano médico, las ventajas son múltiples; en el cultural y social, por ahora sólo podemos hablar de profundos «cambios»: hasta qué punto representan una ventaja estos cambios es algo que aún debe ser verificado y evaluado.

La utilidad de la ecografía para emitir un diagnóstico es considerable: se puede observar directamente la normalidad de las estructuras embrionarias; comprobar precozmente la vitalidad del embrión; medir el desarrollo y el grado de madurez fetal; vigilar la placenta, evaluar su envejecimiento y su funcionamiento, así como controlar la cantidad y la limpieza del líquido amniótico.

El protocolo habitual para las pruebas diagnósticas realizadas durante el embarazo prevé que a lo largo de la gestación se efectúen tres ecografías, una en la 12-13 semana, la segunda en la 20-22 semana y la tercera en la 30-34 semana.

PRUEBAS ACONSEJADAS

Primer trimestre *(0-12 semana)*
• *Grupo sanguíneo y factor Rh, test de Coombs indirecto.*

Son los primeros análisis que se realizan tras saber que se está embarazada. A juicio del médico, algunos de ellos pueden no repetirse si se han hecho recientemente. En las mujeres con Rh-, el test se ha de repetir cada cuatro semanas. Si no se ha realizado con anterioridad, el test se prescribe también a las mujeres Rh+ con anamnesia transfusional positiva.
• *Análisis hemocromocitométrico completo con recuento de plaquetas; glucosa, creatinina, transaminasas, ferritina, ácido úrico; VDRL, TPHA; pruebas serológicas de toxoplasmosis y rubeola. Toxoplasmosis: si no está protegida, se repite en la 20 y la 30 semana. Rubeola: análisis posterior en caso de duda.*

• *VCH, VIH. La solicitud de un test de VIH debe atenerse a la ley y «sólo puede ser realizado con el consentimiento del paciente».*
• *Análisis de orina.*
• *10-13, ecografía obstétrica.*

Segundo trimestre *(13-24 semana)*
• *16-17, alfafotoproteína plasmática; análisis de orina.*
• *20-22, ecografía obstétrica.*
• *23, análisis hemocromocitométrico completo con recuento de plaquetas; análisis y cultivo de orina.*

Tercer trimestre *(25-36 semana)*
• *26-28, análisis hemocromocitométrico completo con recuento de plaquetas; creatinina sérica; análisis de orina; CGT (Glucose Challenge Test) con adminis-*
tración por vía oral de 50 g de glucosa. En pacientes con alto riesgo de diabetes gestacional se recomienda realizar el test en la 16-17 semana. Si CGT es > 0 = 135 mg-dl, se aconseja OGTT 100 g.
• *30-34, se realiza una ecografía obstétrica.*
• *32, análisis hemocromocitométrico con recuento de plaquetas; transaminasas (sangre); proteínas plasmáticas totales y fraccionadas; PT (tiempo de protrombina); PTT (tiempo de protrombina parcial); fibrinógeno; colinesterasis; análisis de orina.*
• *Ecografía.*
• *32-34, tapón vaginal para detectar el estreptococo beta-hemolítico.*
• *36, análisis hemocromocitométrico con recuento de plaquetas; glucosa y creatinina (sangre); análisis de orina.*

ECOGRAFÍA: LA VENTANA AL ÚTERO

PRIMERA ECOGRAFÍA (10 – 13 SEMANA)

Este primer control tiene por objeto confirmar la presencia del feto y el diagnóstico de embarazo, así como su correcta localización en el útero, excluyendo posibles implantaciones extrauterinas (embarazo ectópico). Con esta prueba, además, se puede establecer con bastante exactitud la fase de la gestación (el tiempo transcurrido desde la fecundación).

Hasta hace algunos años, esta datación se hacía midiendo algunos parámetros del feto (circunferencia craneal, circunferencia abdominal, diámetro biparietal, longitud del fémur), partiendo del supuesto de que a cada fase de la gestación correspondía una precisa y única medida de dichos parámetros. Después se comprobó que este no es un método fiable porque el crecimiento intrauterino se produce según reglas similares a las del crecimiento después de nacer: son posibles diversas curvas de crecimiento, cuya variación entre individuos de la misma edad está ligada a las características genéticas de cada uno. Se puede tener la misma edad y medidas distintas y siempre normales; es decir, lo normal no es un valor medio, sino todo un abanico de posibilidades.

Actualmente, la datación se efectúa sobre bases «morfológicas», dicho de otro modo, sobre el grado de maduración de los distintos órganos y aparatos; de hecho, su desarrollo se produce en periodos de tiempo iguales para todos, con independencia de las medidas y dimensiones personales. Las mediciones de las circunferencias craneal, abdominal, etc., no se utilizan para calcular la edad del feto; sin embargo, resultan muy útiles si se comparan entre sí y en los distintos momentos de la gestación para evaluar la regularidad del crecimiento.

SEGUNDA ECOGRAFÍA (20 – 22 SEMANA)

En esta época, todos los órganos del feto se han terminado de formar y son lo bastante grandes para poder ser observados con claridad. Es el momento en que la ecografía permite realizar una amplia y precisa valoración del organismo en todas sus partes.

Respecto a la primera ecografía, la visibilidad ha mejorado claramente por la abundante presencia de líquido amniótico (el líquido y el feto ocupan el mismo volumen), que facilita la transmisión de los ultrasonidos.

Cuando el examen detecta la presencia de graves patologías o malformaciones, en esta fase es todavía posible intervenir con una interrupción terapéutica del embarazo (según la ley española, dicha interrupción se permite hasta la 22 semana).

TERCERA ECOGRAFÍA (30–34 SEMANA)

Este tercer examen tiene por objeto evaluar la regularidad del crecimiento del niño.

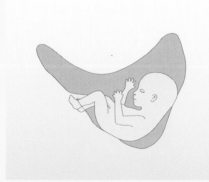

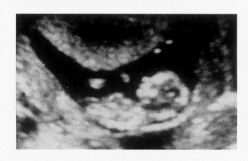

13 semana de gestación

Se distingue bien el perfil del rostro. En la pared superior del útero está inserta la placenta, que aparece como una formación esponjosa. También son evidentes las extremidades y el abdomen.

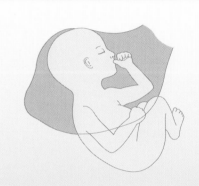

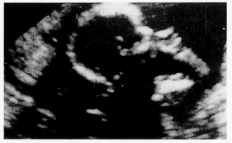

16 semana

La ecografía ha sorprendido al feto chupándose el pulgar, un gesto que puede observarse desde la 15 semana. Se distinguen el brazo doblado y la mano cerrada. En este periodo de gestación, la ecografía se realiza a quienes se someten a la amniocentesis.

Para ello se comparan en gráficos especiales los parámetros obtenidos a lo largo de los tres controles. Esta última ecografía ofrece claras indicaciones acerca de la postura que ha adoptado el niño, ya próximo a nacer.

En caso de que surgiesen dudas acerca del bienestar del feto, o en presencia de patologías maternas que podrían comprometer efectivamente su salud y su regular crecimiento, pueden ser necesarias ecografías suplementarias (las llamadas «ecografías de segundo nivel»), mediante las cuales se puede profundizar en el estudio de algunos órganos.

Por ahora no se han registrado daños a consecuencia del empleo de ultrasonidos para estudiar al niño en el interior del útero. Sí sabemos, en cambio, que los ultrasonidos pueden ser nocivos cuando se aplican a alta intensidad y durante un periodo de tiempo prolongado. Las dosis empleadas en obstetricia son muy bajas: los expertos del sector consideran unánimemente que el uso de ultrasonidos carece de riesgos.

En nuestra opinión, es aconsejable la prudencia y una cierta desconfianza en las aseveraciones de la ciencia, que deberían inducir a no abusar de los aparatos de diagnóstico, aunque se consideren inofensivos, sabiendo que no es imposible que conocimientos futuros puedan hacer replantearse esta consideración.

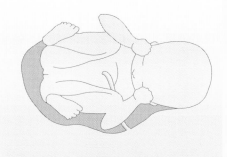
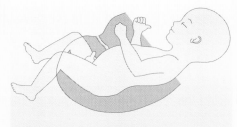
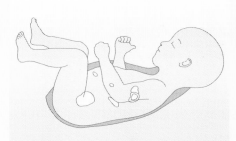

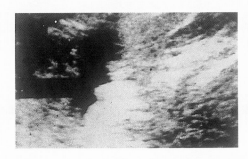
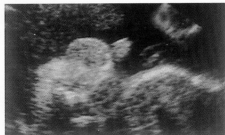
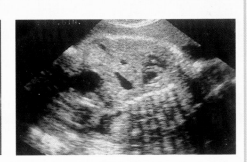

30 semana

mujer

Se trata de una niña: se pueden reconocer la vagina y los labios mayores. El diagnóstico de sexo femenino sólo es seguro en los casos en que la imagen sea tan nítida como en esta ecografía; en otros, la identificación resulta más difícil.

30 semana

varón

En esta imagen se pueden distinguir los genitales externos de un varón. Los errores de identificación del sexo, cuando el niño no está en la mejor postura (como en este caso), se deben con frecuencia a que el cordón umbilical, enredado entre las piernas, puede confundirse con el pene.

34 semana

Vista longitudinal del tórax y del abdomen. Se observan el corazón con sus cavidades, el estómago, el hígado y la vejiga (abajo).

Amniocentesis

Es una técnica que permite diagnosticar la posible existencia de enfermedades cromosómicas, algunas enfermedades genéticas y malformaciones neurológicas en el feto durante los primeros meses de gestación (amniocentesis precoz, 15-18 semana); también se emplea para el control de embarazos con isoinmunización (producción de anticuerpos maternos contra el feto) y para evaluar el grado de madurez y bienestar fetales (amniocentesis tardía, de la 20 semana en adelante, generalmente hacia la 28 semana).

Se trata de un examen realizado por primera vez en Inglaterra en 1956 y constantemente actualizado con posterioridad, pero que resulta bastante complejo todavía desde el punto de vista de las técnicas a emplear para extraer la muestra y de los posteriores análisis de laboratorio. La amniocentesis consiste en extraer pequeñas cantidades (10-20 ml) del líquido en el que está inmerso el feto (líquido amniótico), que contiene células fetales. La extracción se efectúa a través de la pared abdominal con una jeringuilla provista de una aguja especial. La aguja se introduce a la altura de la línea que va del pubis al ombligo, y atraviesa la pared abdominal materna y la uterina hasta llegar a la cavidad amniótica: de allí se extrae el líquido que se va a analizar.

Para estar seguros de no ocasionar daños en el momento de introducir la aguja es necesario localizar con exactitud la posición del niño y de la placenta dentro de la cavidad uterina, para lo cual se recurre al empleo de ultrasonidos (ecografía). La amniocentesis no requiere la hospitalización de la mujer y se realiza en ambulatorio, aunque ha de permanecer en él una o dos horas después del examen. Para evitar que tras esta prueba las mujeres Rh negativo se inmunicen contra el factor Rh se adopta siempre una profilaxis con gammaglobulinas (que muchos médicos recomiendan realizar incluso a las mujeres con Rh positivo porque, aunque es más raro y menos grave, resulta posible que desarrollen anticuerpos contra otros factores de la sangre).

Amniocentesis precoz
Gracias al perfeccionamiento de la técnica ecográfica y de los métodos de análisis y cultivo de las células extraídas, hoy en día es posible realizar amniocentesis en una época muy temprana, desde la 10ª semana de gestación. Sin embargo, el periodo que se considera más idóneo para efectuar esta prueba es el que va de la 16 a la 18 semana.

En esta fase, el útero ha alcanzado un volumen tal que sobresale varios centímetros por encima de los huesos de la pelvis materna (sínfisis púbica) y resulta accesible con

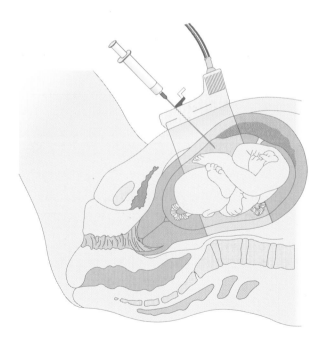

Arriba y a la derecha, dos imágenes que ilustran la técnica de la amniocentesis.

la aguja; la «cámara gestacional», es decir, el espacio que acoge al niño en formación, ocupa toda la cavidad uterina, lo cual facilita la penetración de la aguja en la bolsa amniótica. La cantidad de líquido amniótico es ya abundante, por lo que resulta posible extraer lo suficiente para analizarlo; el número de células de descamación fetal que se puede encontrar dentro del líquido aspirado es, sin duda, mayor que en el periodo anterior.

Las células recogidas, indispensables para el análisis cromosómico, derivan principalmente de la epidermis, la mucosa de la boca y del tubo digestivo, y el epitelio de los aparatos respiratorio y urinario del niño. Muchas de

esas células están ya muertas, pero las vivas son cultivadas durante 15 días. Mientras las células se multiplican mediante duplicación, son estudiadas al microscopio; se pueden ver los cromosomas y establecer si están alterados o no. Analizando el líquido amniótico es posible detectar también algunas enfermedades metabólicas hereditarias y defectos de estructuración del sistema nervioso.

La amniocentesis permite descubrir asimismo desórdenes genéticos por los cuales el niño podría carecer de ciertas enzimas indispensables para el normal funcionamiento de algunos órganos (el diagnóstico se basa en

ISOINMUNIZACIÓN

Los glóbulos rojos de cada individuo presentan características particulares, llamadas «antígenos», según las cuales se distinguen los grupos sanguíneos A, B, AB y 0. Existe otro antígeno, el factor Rh (que puede estar presente o ausente en los glóbulos rojos), que hace posible diferenciar a la población en Rh positivo (Rh+) o Rh negativo (Rh-). Los individuos Rh+ representan el 85% de la población (las siglas Rh derivan de Macacus rhesus, la especie de mono en la que este factor fue identificado y estudiado por primera vez).

Se denomina isoinmunización aquella situación en la que, por un contacto casual con glóbulos rojos distintos de los propios, el organismo empieza a producir anticuerpos contra los antígenos de esos glóbulos rojos extraños. Dicho contacto se puede producir durante el embarazo o en el parto, por un aborto, una amniocentesis o una transfusión. El sistema inmunitario del organismo «memoriza» este contacto y mantiene la capacidad de producir anticuerpos contra ese determinado antígeno.

La inmunización es posible contra cualquier antígeno presente en los glóbulos rojos, pero la forma más grave es la que se manifiesta en caso de inmunización Rh. Si la madre es Rh- y el padre Rh+, el

feto puede heredar del padre el gen que determina que sea Rh+. Cuando la madre no está inmunizada, la gestación avanza con regularidad, la circulación sanguínea de la madre y del feto permanecen separadas y es prácticamente imposible que la madre llegue a producir anticuerpos contra el feto. El problema surge cuando la madre está ya inmunizada contra el antígeno Rh, es decir, cuando la producción de anticuerpos anti-Rh se ha activado ya, y estos, atravesando la placenta, van a destruir los glóbulos rojos del

feto. Por tanto, el riesgo afecta exclusivamente a las mujeres Rh- con pareja Rh+ que presenten una producción de anticuerpos anti-Rh, detectable con el test de Coombs indirecto (ver pág. 40). Actualmente, se trata de una situación rara, porque es posible prevenir la inmunización: en todas las situaciones de riesgo se suministra a la mujer Rh- un suero específico que neutraliza los glóbulos rojos Rh+ antes de que el sistema inmunitario de la madre los reconozca como «extraños» y active la producción de anticuerpos.

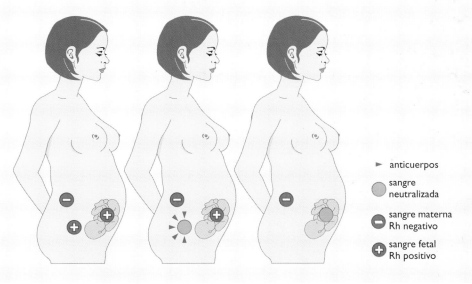

► anticuerpos

● sangre neutralizada

⊖ sangre materna Rh negativo

⊕ sangre fetal Rh positivo

¿CUÁNDO HACER LA AMNIOCENTESIS?

La realización de este examen sólo se prescribe en casos concretos:

☛ *parejas con antecedentes familiares de enfermedades cromosómicas y genéticas (aunque con esta técnica no son detectables todas las enfermedades genéticas);*
☛ *mujeres que hayan tenido ya un hijo con una enfermedad metabólica, cromosómica o genética;*
☛ *mujeres que hayan tenido anteriormente varios abortos espontáneos (estos se deben con frecuencia a alteraciones cromosómicas del feto);*
☛ *mujeres mayores de 38 años. De hecho, sabemos que a partir de esta edad aumenta considerablemente el riesgo de engendrar hijos afectados de Trisomía 21 (síndrome de Down);*
☛ *embarazos que dan positivo en el triple test (ver pág. 41);*
☛ *cuando en la ecografía han surgido dudas sobre la normalidad de la anatomía fetal que hacen sospechar anomalías cromosómicas.*

En estos casos, la amniocentesis es fundamental porque puede resultar muy útil por las indicaciones precisas que proporciona.

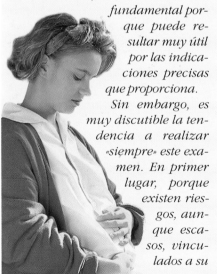

Sin embargo, es muy discutible la tendencia a realizar «siempre» este examen. En primer lugar, porque existen riesgos, aunque escasos, vinculados a su práctica (principalmente, el de aborto, calculado entre el 0,5% y el 1%, y el de inmunización de la madre).

Además, algunas investigaciones plantean la duda de que la amniocentesis realizada entre la 10ª y la 12ª semana pueda inducir malformaciones.

Este examen, cuando se realiza genéricamente (es decir, cuando no tiene por objeto detectar una concreta enfermedad existente en la familia, como hemofilia o anemia falciforme), tranquiliza sólo en lo referente a la posibilidad de descartar irregularidades cromosómicas, pero no «todas» las demás patologías.

De hecho, muchas de las anomalías del desarrollo fetal vinculadas a mutaciones genéticas todavía no son diagnosticables con precisión mediante este examen. En definitiva, realizar la amniocentesis fuera de los casos citados anteriormente entraña riesgos que no están compensados con las ventajas.

Con los conocimientos actuales, una vez que se ha comprobado con la amniocentesis que existe una enfermedad fetal, no se tienen medios para curar o mejorar la enfermedad en el útero (salvo en casos excepcionales).

Por tanto, la utilidad de la comprobación reside en la posibilidad de interrumpir el embarazo (en España, en los plazos previstos por la ley).

Considerando que para tener los resultados del examen mediante cultivo hay que esperar unos 15 días, y que la interrupción terapéutica del embarazo sólo está permitida antes de la 22 semana, es indispensable no retrasar demasiado la realización de este examen.

la búsqueda de productos metabólicos anormales en las células fetales).

Cuando uno de los dos miembros de la pareja tiene antecedentes familiares de enfermedades genéticas ligadas al cromosoma sexual X (por ejemplo la hemofilia o la distrofia muscular, entre otras), la amniocentesis resulta útil porque permite conocer el sexo del niño en el útero. Si es varón, es posible que esté enfermo, mientras que si es hembra, sólo corre el riesgo de ser portadora. En este caso no es posible establecer si el niño está efectivamente enfermo, sino sólo expresar la probabilidad del riesgo vinculado al sexo.

Amniocentesis tardía

El examen realizado en esta fase de la gestación, al estudiar el líquido desprovisto de las células, permite evaluar el grado de madurez del feto o su estado de salud en caso de isoinmunización Rh. Estas evaluaciones se efectúan determinando la concentración en el líquido amniótico de algunas sustancias (bilirrubina, cortisol, creatinina, etc.) y estudiando la presencia de dos sustancias que contribuyen a la maduración de los pulmones fetales (relación lecitina/esfingomielina). Por tanto, esta prueba sólo es útil en algunos casos: cuando existe el riesgo de un parto muy adelantado o en situaciones en las que la incompatibilidad materno-fetal puede provocar la aparición de una grave enfermedad hemolítica en el niño.

En esta fase del embarazo, los riesgos derivados del examen son limitados pero no inexistentes (hemorragias, inmunización materna, parto provocado y parto prematuro).

Extracción de vellosidades coriales (vellocentesis)

La extracción de vellosidades coriales consiste en una biopsia de placenta. En las primeras fases de la gestación, la placenta representa la estructura más accesible y fácil de someter a biopsia sin provocar daños al feto. La cantidad de placenta que se extrae es muy pequeña: no supera una o dos milésimas de su peso total.

Este examen, implantado en los años ochenta, se realizaba inicialmente introduciendo un catéter en el cuello del útero. Hoy en día, ese método ha sido reemplazado por la punción transabdominal, que entraña menos riesgo para el feto. Actualmente, es una indagación muy similar a la amniocentesis, de la que difiere por el tipo de tejido extraído. También en este caso, la prueba se realiza en ambulatorio, sin anestesia, bajo control ecográfico. Una vez introducida la aguja en el abdomen materno, se hace avanzar hasta la placenta y se conecta a un aspirador para recoger unos miligramos de tejido placentario. La muestra es sometida inmediatamente a una inspección al microscopio, y después a la investigación citogenética, enzimológica y molecular.

Una vez realizada la prueba, la mujer puede volver a su casa y no necesita tomar precauciones especiales. Al igual que en la amniocentesis, en caso de incompatibilidad con el factor Rh se administran inmunoglobulinas anti-D dentro de un plazo de 72 horas desde la extracción.

Este método permite emitir diagnósticos de posibles malformaciones en la 10-12 semana de gestación, lo cual es muy importante para decidir

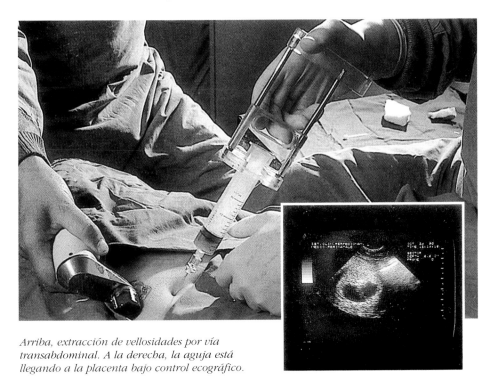

Arriba, extracción de vellosidades por vía transabdominal. A la derecha, la aguja está llegando a la placenta bajo control ecográfico.

RIESGOS INÚTILES

La realización de la amniocentesis está cada vez más extendida. A menudo, las mujeres embarazadas recurren a ella sin realizar los análisis de primer nivel, dirigidos a identificar los embriones portadores de anomalías sospechosas. Así pues, mujeres con todas las perspectivas de llevar felizmente a término su embarazo se exponen sin motivo al riesgo de malformaciones (aunque remoto) y de pérdida del niño.

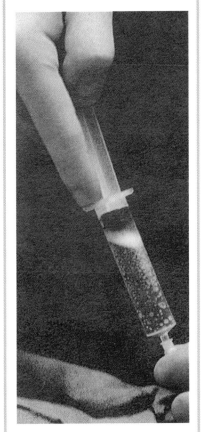

Extracción del líquido amniótico.

una interrupción voluntaria del embarazo en caso de patología fetal: la interrupción precoz supone un riesgo menor para la madre. El tiempo de espera de los resultados es bastante corto: se tiene una primera respuesta provisional al cabo de unas 24-48 horas (las células extraídas con este método están en continua división, y su bagaje cromosómico puede ser analizado en pocas horas), que se confirma definitivamente en un plazo no superior a 8-10 días.

Esta segunda respuesta es necesaria porque la extracción realizada en una época tan temprana de la gestación no ofrece una garantía absoluta de aislar las células del niño de las de la madre, con el consiguiente riesgo de analizar el bagaje cromosómico materno, en lugar del fetal. Los 8-10 días de espera sirven para que las células puestas en cultivo tengan tiempo de multiplicarse y ser lo suficientemente numerosas para permitir su correcta identificación.

Las complicaciones en la realización de la vellocentesis son muy poco frecuentes. En algunos casos se producen pequeñas pérdidas hemáticas por los genitales en los días posteriores al examen e incluso algunas contracciones uterinas.

La probabilidad de que la biopsia de la placenta provoque un aborto es inversamente proporcional a la experiencia del cirujano. Se ha calculado un riesgo de aborto del 0,5-1%, un porcentaje muy próximo al previsto en la amniocentesis.

Este tipo de indagación tuvo escasa difusión durante varios años (pese a la indudable ventaja de proporcionar un diagnóstico a las 11 semanas de embarazo, y no a las 18-20 semanas, como en la amniocentesis) porque se pensaba que el riesgo de aborto era mayor. Sin embargo, se ha comprobado que el riesgo de aborto espontáneo, de por sí, es muy elevado en este periodo y que, en realidad, al calcular el riesgo se incluían también los numerosos abortos espontáneos de esta primera fase de la gestación, independientes de la realización de la vellocentesis.

Esta prueba, al igual que la amniocentesis precoz, plantea la duda de si entraña o no el peligro de inducir posibles malformaciones. Las investigaciones en curso no han llegado aún a conclusiones definitivas: por tanto, sólo se debe recurrir a ella bajo precisa indicación médica y no por un deseo genérico (comprensible en el aspecto emocional) de excluir cualquier posible patología.

LA INTERRUPCIÓN DEL EMBARAZO

La interrupción voluntaria del embarazo está reglamentada en España por la Ley Orgánica 9/1985, que introdujo el artículo 417 bis en el anterior Código Penal, aún vigente conforme la Disposición Derogatoria 1 a) del vigente Código Penal de 1995.

Según esta normativa, el aborto no será punible cuando sea practicado por un médico o bajo su dirección, en centro o establecimiento sanitario, público o privado, acreditado y con consentimiento expreso de la mujer embarazada, cuando concurra alguna de las circunstancias siguientes:

La salud de la madre
Que sea necesario para evitar un grave peligro para la vida o la salud física o psíquica de la embarazada y así conste en un dictamen emitido con anterioridad a la intervención por un médico de la especialidad correspondiente, distinto de aquel por quien o bajo cuya dirección se practique el aborto. En caso de urgencia por riesgo vital para la gestante, puede prescindirse del dictamen y del consentimiento expreso.

Actualmente, las interrupciones por patologías que constituyen un riesgo para la salud física de la madre son muy poco frecuentes. Esto se debe a que se ha extendido la práctica de la asesoría sobre la concepción, con la que se evidencian los casos realmente incompatibles con el embarazo, y también a que es posible ofrecer a la mujer la posibilidad de llevar a término el embarazo con un nivel de riesgo aceptable.

Caso de violación
Que el embarazo sea consecuencia de un hecho constitutivo de delito de violación, siempre que el aborto se practique dentro de las doce primeras semanas de gestación y que el mencionado hecho hubiese sido denunciado.

Tara física o psíquica del feto
Que se presuma que el feto habrá de nacer con graves taras físicas o psíquicas, siempre que el aborto se practique dentro de las 22 primeras semanas de gestación y que el dictamen, expresado con anterioridad a la práctica del aborto, sea emitido por dos especialistas de centro o establecimiento sanitario, público o privado, acreditado al efecto, y distintos de aquel por quien o bajo cuya dirección se practique el aborto.

Cordocentesis

Consiste en la introducción de una aguja apropiada en una vena o una arteria umbilical. Puede tener un doble objetivo: extraer sangre fetal para efectuar análisis o realizar una transfusión de sangre al feto en caso de graves patologías.

La disponibilidad de sangre fetal permite descubrir y evaluar muchas enfermedades hemáticas y defectos congénitos del metabolismo. Además, es posible controlar los niveles de anemia fetal en los casos de incompatibilidad materno-fetal.

Otro análisis muy útil que se puede efectuar sobre la sangre extraída del cordón es el «perfil ácido-básico»: cuando existen dudas acerca del bienestar del feto, con este examen se puede emitir un diagnóstico seguro de sufrimiento fetal, que permita decidir si se continúa con el embarazo o si es preferible optar por un parto prematuro. Además, si la madre ha contraído la rubeola, la toxoplasmosis u otra enfermedad infecciosa cuyos agentes son capaces de atravesar la placenta y perjudicar al feto, éste es el único método para saber con certeza si el feto ha sido contagiado.

La metodología es muy similar a la de la amniocentesis: se introduce una aguja por vía transabdominal bajo el control de un ecógrafo de alta resolución. Como se puede ver en el dibujo, la aguja está conectada a la sonda del ecógrafo y penetra en la luz del vaso sanguíneo del cordón umbilical. Este examen se puede realizar desde el primer trimestre y durante toda la gestación. Se trata de un método invasivo y con bastantes riesgos, al que se recurre sólo en caso de graves patologías fetales.

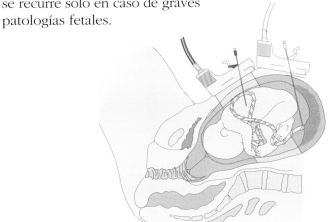

Amnioscopia: una prueba en desuso

Esta prueba fue introducida en 1962 por Saling, ginecólogo alemán. La amnioscopia se realiza introduciendo un fino tubo de metal de forma troncocónica (de un diámetro apropiado al grado de dilatación existente) a través de la vagina y el cuello del útero, hasta que esté en contacto con las membranas. Una potente fuente de luz, mediante un sistema de iluminación por fibras ópticas, permite ver las membranas del saco donde está el feto y, por transparencia, el líquido amniótico que contiene.

El líquido limpio y claro se considera un indicio de buena situación fetal, mientras que un líquido turbio (es decir, sucio de meconio, las heces del feto) indica que existe tanto un episodio de sufrimiento como un factor de riesgo de futuro sufrimiento (en caso de que el feto inhale este

líquido contaminado por el meconio). Aunque estas valoraciones sobre el líquido amniótico sean correctas, la amnioscopia ha sido desechada en la práctica por varios motivos:

- sólo se puede realizar cuando el cuello del útero está parcialmente dilatado;
- permite observar únicamente el líquido de la llamada «bolsa anterior» (la cabeza del niño, al encajarse, crea una separación entre el líquido anterior y posterior a ella: observar en la bolsa anterior un líquido claro no excluye que en la posterior pueda haber uno ya contaminado);
- actualmente se puede ver el grado de limpieza del líquido con

la ecografía, un método mucho menos invasivo;
- la cantidad de líquido medida con el AFI (ver pág. 52) proporciona una indicación análoga a la de la amnioscopia sobre el sufrimiento fetal.

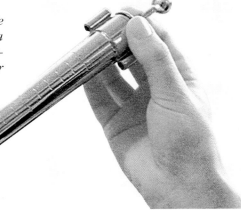

Fluximetría

Consiste en la realización de una ecografía especial (Doppler) que tiene por objeto medir la cantidad y la velocidad del torrente sanguíneo que atraviesa el cordón umbilical (control del torrente fetal) y las arterias uterinas maternas (control del flujo de la sangre materna que irriga la placenta). Es un examen fácil de realizar, pero que aún presenta alguna posibilidad de error a la hora de interpretar los datos.

Es útil en todos los casos de retraso en el crecimiento del feto y cuando la madre padece alguna enfermedad (por ejemplo, hipertensión) que podría afectar a la función que desarrolla la placenta. Es más, las alteraciones de las curvas fluximétricas se manifiestan precozmente cuando los problemas son todavía asintomáticos y se registran mucho antes de que se aprecien el escaso crecimiento del feto y los síntomas de la patología materna. Por tanto, conviene realizar la fluximetría en todos los embarazos de riesgo a partir de la 20 semana.

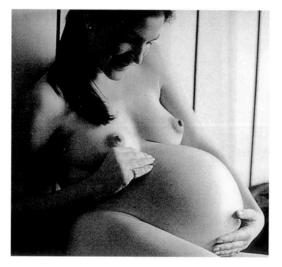

Esta prueba también es oportuna en caso de embarazo gemelar para detectar la posible instauración del «síndrome de transfusión entre gemelos» (un repentino paso de grandes cantidades de sangre de un feto al otro, con graves consecuencias) y poder intervenir a tiempo.

AFI (Amniotic Fluid Index)

La finalidad de este examen es evaluar de un modo objetivo la cantidad de líquido amniótico presente. Se trata de una ecografía practicada con una sonda apropiada, colocada en vertical sobre el abdomen, que se realiza al final de la gestación (cada dos semanas, a partir de la 38ª o 40 semana). Es un examen sencillo, no invasivo, que ha sustituido casi por completo a la amnioscopia. La medición de la cantidad de líquido es un índice preciso del bienestar fetal y ayuda a predecir en los primeros estadios de la gestación si el feto sufre un insuficiente aporte de oxígeno.

La cardiotocografía

La frecuencia y el ritmo de los latidos del corazón del feto se han evaluado durante muchos años con un simple instrumento de madera, el estetoscopio obstétrico: un aparato muy útil, pero que sólo permite percibir fuertes variaciones del latido cardiaco. Actualmente, para hacer mediciones más precisas se recurre al cardiotocógrafo.

Un micrófono especial, sostenido por un cinturón, se coloca sobre el abdomen de la mujer y se desplaza sobre él en busca del punto de máxima intensidad del latido, que se puede registrar en un gráfico (la señal, amplificada, resulta claramente audible). El cardiotocógrafo mide el intervalo de tiempo transcurrido entre un latido cardiaco y el siguiente. Cuanto mayor es la frecuencia cardiaca, menor es tal intervalo: por tanto, a cada intervalo le corresponde una frecuencia precisa. Con este examen se puede conocer a cada instante la frecuencia cardiaca del feto.

Otra sonda registra la evolución de las contracciones uterinas, transcribiéndolas en el gráfico.

En las últimas semanas de gestación, la frecuencia cardiaca está comprendida entre 120 y 160 latidos por minuto, con un ritmo bastante regular. Se habla de bradicardia cuando la frecuencia desciende por debajo de los 120 latidos por minuto, y de taquicardia cuando supera los 160 latidos.

Si las frecuencias muy altas o muy bajas se mantienen durante un determinado periodo de tiempo hacen sospechar un estado de sufrimiento del feto; también es anormal la repetida sucesión de desaceleraciones.

El gráfico se modifica, con un aumento de la variabilidad de la frecuencia, cuando el feto está en actividad, mientras que resulta uniforme, casi plano, cuando duerme. Un gráfico plano (es decir, sin las oscilaciones normales) que se prolongue más allá de las fases de sueño del feto puede ser una señal de sufrimiento, por lo que requiere siempre atentas evaluaciones.

La cardiotocografía, que se realiza en ambulatorio en las últimas semanas de embarazo (a partir de la 38 o la 40), cada tres o cuatro días, tiene una doble utilidad:

detectar posibles contracciones preparatorias y controlar la normalidad de los latidos del niño. Este examen se denomina NST (Non Stress Test) porque el feto no es sometido a estímulo alguno. Durante el parto, este instrumento permite vigilar el acoplamiento del niño y si consigue superar una situación de estrés muy intenso, como son las contracciones. Por este motivo es importante que la detección de los latidos esté simultaneada con la de las contracciones: la evaluación de los latidos en el parto conlleva respuestas diferentes en función de que una determinada alteración se produzca antes, durante o después de la contracción.

En los últimos años han surgido dudas acerca de la utilidad real de este medio de indagación porque no parece ofrecer datos más precisos sobre el bienestar del feto que los que aporta la simple percepción de sus movimientos por parte de la madre (MAF = Movimientos Activos Fetales), y porque durante el parto no ayuda a predecir una situación de futuro sufrimiento, y sirve únicamente para evidenciar un padecimiento ya existente. En algunos países, como Inglaterra, la cardiotocografía al final del embarazo ha sido ya suprimida, y en otros se traslada a periodos de gestación cada vez más avanzados. Sin embargo, al no ser un examen invasivo o doloroso y no conllevar perjuicios o contraindicaciones, se sigue practicando, pese a existir dudas sobre su real validez y fiabilidad, porque actualmente no contamos con medios más precisos para evaluar el bienestar del niño durante el parto.

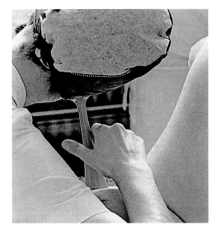

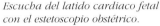

Escucha del latido cardiaco fetal con el estetoscopio obstétrico.

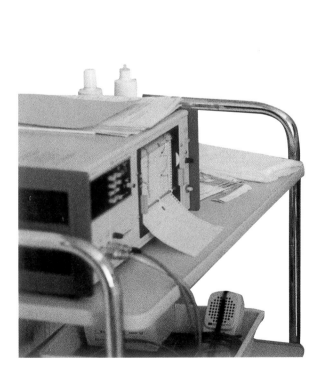

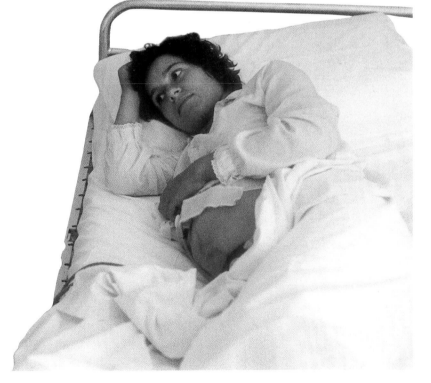

MOVIMIENTOS ACTIVOS FETALES

En los últimos años se ha vuelto a imponer la idea de que la observación de los movimientos fetales activos (MAF) puede proporcionar indicaciones válidas sobre las condiciones del feto:

los movimientos vivos y vigorosos son indicio de bienestar; movimientos escasos y débiles indican sufrimiento crónico; la ausencia de movimiento puede denotar un grave malestar. La evaluación del bienestar fetal a través de los MAF se basa en el conocimiento de los mecanismos de adaptación del feto a una situación de sufrimiento respiratorio: la primera reacción de un feto que sufre consiste en disminuir el líquido amniótico (de ahí la importancia del AFI), y si el sufrimiento continúa, empieza a reducir sus movimientos. La observación de los MAF ha sido introducida en obstetricia como elemento de control de las condiciones fetales. Los resultados de las pruebas se pueden ir guardando para tener una visión global del número de movimientos en diferentes días. Este control resulta especialmente útil y significativo al final del embarazo, un periodo en el que los movimientos del niño tienden a disminuir.

En general, la percepción de los MAF es más fácil en la postura supina o en condiciones de reposo. Al final del embarazo, diez movimientos al día se consideran una señal de buena vitalidad del feto, se puede suspender la observación hasta el día siguiente. Pero si no se llegan a contar al menos diez en un día, es necesario contactar inmediatamente con el médico o la comadrona o dirigirse a la clínica.

Es importante tener en cuenta que la percepción materna de estos movimientos puede ser incorrecta. Unas veces en exceso, porque movimientos intestinales o diafragmáticos maternos son interpretados como actividad fetal, o por el ansia de querer justificar el bienestar del niño. Otras veces puede ser imprecisa por defecto, por cansancio, dificultad de distinguir los movimientos demasiado frecuentes o débiles, presencia de contracciones uterinas y cólicos pélvico-abdominales.

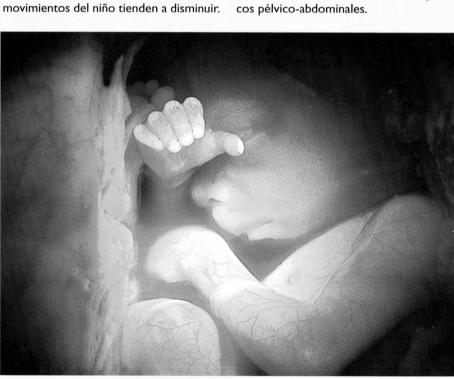

Prepararse para el nacimiento

La recuperación de la naturalidad del parto

En nuestra cultura el concepto de naturaleza posee una connotación ambigua. Lo que se identifica con «naturaleza» es algo genuino, espontáneo, que está siempre bien, que es apropiado (pensemos en el empleo del calificativo «natural» en publicidad), pero, en realidad, la especie humana es una mezcla de naturaleza, cultura, aprendizaje, tradiciones, etc.

La actual tendencia a que el parto y el nacimiento vuelvan a ser acontecimientos naturales no se ha de interpretar en el sentido de un mítico retorno a lo natural ni en el de un desconocimiento de las aportaciones que la ciencia y la tecnología han hecho para reducir las tasas de mortalidad materna e infantil. La demanda de un parto «distinto» del institucionalizado en las maternidades se basa en el intento de centrar la atención en los aspectos fisiológicos, de relaciones y simbólicos del nacimiento.

Debemos al movimiento de las mujeres de los años setenta el mérito de haber denunciado las prácticas «medicas» del nacimiento y haber solicitado un decisivo cambio de rumbo, a menudo experimentando en su propia piel modalidades alternativas. Tras la aparición de libros que marcaron una época (por ejemplo, *Por un nacimiento sin violencia,* de F. Leboyer, 1978), la proliferación de las técnicas de preparación al parto, y en vista de que muchas mujeres volvían a optar por dar a luz en casa, la rígida organización hospitalaria empezó a abrirse a nuevas modalidades de desarrollo del parto.

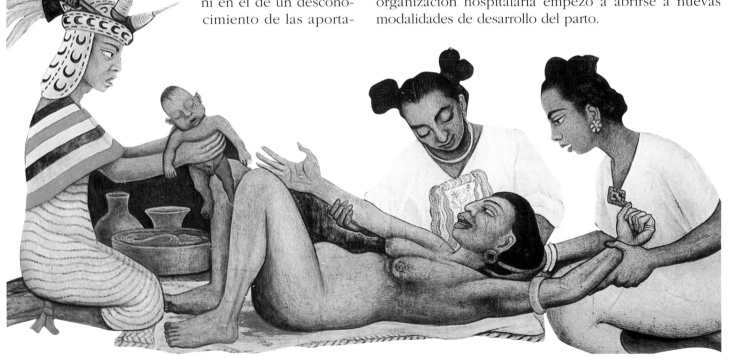

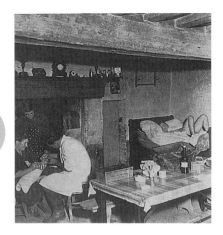

La «batalla» contra los paritorios de hospital conllevó el florecimiento de iniciativas alternativas. En los años ochenta y noventa, en muchos países se multiplicaron las ofertas a las mujeres de dar a luz en lugares distintos de los hospitales públicos, y los partos en el hogar registraron un incremento considerable. Sin embargo, la mayoría de las mujeres continúa dando a luz en clínicas y hospitales, y el principal motivo de esta decisión es la seguridad de la madre y del niño.

Aparte de la posibilidad de dar a luz en casa con una ayuda que garantice un riesgo mínimo, existen muchas iniciativas para humanizar y personalizar el parto dentro de los hospitales. En algunos países es posible encontrar en el mismo hospital un paritorio tradicional junto a una sala para el «parto natural». Por tanto, estamos en una fase de experimentación en la que se discuten no sólo los espacios y los ambientes, sino también los papeles profesionales, y es difícil prever cuál de los muchos modelos de orga-

EL PARTO EN CASA

En los últimos años está aumentando la tendencia a dar a luz en casa para evitar vivir la experiencia del parto en una situación que conlleva frecuentemente trastornos afectivos, como es la hospitalaria. Algunos especialistas asisten a la mujer durante el parto en su domicilio. Sin embargo, también son muchos los obstáculos que se interponen en el «parto en casa»: dificultades ambientales, estructurales y también históricas y económicas. Los costes y los riesgos demasiado altos que esta actuación implica la hacen difícilmente practicable. En cambio, es más lógico y productivo (sobre todo pensando en la gestión de grandes cifras, y no sólo en asegurar a pocos «elegidos» soluciones privilegiadas) afrontar la revisión de la organización hospitalaria, con sus espacios, maneras y procedimientos, pero conservando las garantías tecnológicas y profesionales. De hecho, la hospitalización ha permitido reducir enormemente los niveles de mortalidad materna e infantil, y actualmente, una vez alcanzadas estas garantías de seguridad, resulta indispensable asegurar también el respeto de otros parámetros fundamentales. Así, cada vez es más usual garantizar la intimidad y la

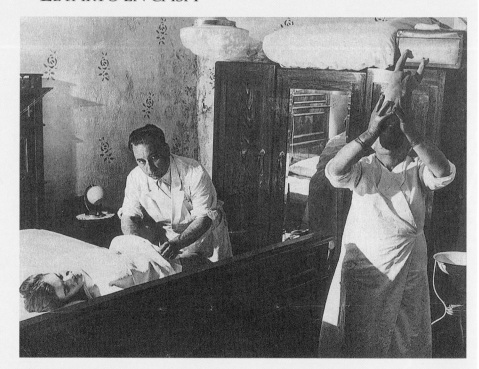

compañía de un familiar durante el parto, a lo que en ocasiones se renuncia con la hospitalización. También aumenta el tiempo en que la madre y su hijo recién nacido están juntos, o ambos y el padre (al que normalmente se toma en conside- *ración en raras ocasiones). Poco a poco se van cuidando más los aspectos emocionales (sobre todo en instituciones privadas), a los que no hay que renunciar al optar por una mayor cobertura médica en el momento del parto.*

nización y gestión del nacimiento posibles prevalecerá. Lo cierto es que el mecanismo se ha activado ya, y la necesidad de devolver el control del parto a la mujer y a la pareja, reconsiderando la naturalidad esencial del nacimiento, está cada vez más presente y extendida entre los facultativos (y también entre quienes se encargan de elaborar los planes sanitarios autonómicos y nacionales).

Se trata de cambios lentos, porque implican la necesidad de modificar prácticas rutinarias ya consolidadas y deben salvar grandes dificultades burocráticas y organizativas de estructuras mastodónticas. Pero también porque conducen en última instancia a la cesión del «poder» del médico a la mujer parturienta, con todo lo que ello implica.

En cualquier caso, son muchos los signos de cambio dentro de cada país y también a nivel europeo, por lo que consideramos que el camino en dirección a la recuperación de la dimensión humana del parto ya no puede ser abandonado.

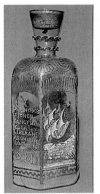
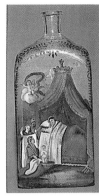
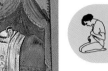

Botellas de 1800 para el parto.

La cultura occidental y el nacimiento

Los «sistemas de seguridad» populares

En el pasado, la inmensa mayoría de la población vivía ajena a los procesos culturales y en condiciones básicamente de supervivencia, que hoy definiríamos como precarias. Por tanto, no tenía otra posibilidad que la de recurrir a sistemas que fueron menospreciados con el paso de los siglos y tildados de paganos, supersticiosos o actos de brujería. Dichos sistemas, que se han mantenido hasta nuestros días, se basaban en esquemas de referencia y de interpretación del mundo distintos de los de la ciencia oficial. De hecho, las categorías a las que hacen referencia no son las aceptadas por la lógica científica, basada en la relación causa-efecto. Son categorías de similitud, analogía, oposición y combinación; por ejemplo, una enfermedad que provoca escalofríos se tratará mediante frío o calor: es decir, con naturalezas similares u opuestas.

Puesto que el mundo cotidiano no proporcionaba garantías suficientes para la vida, la única posibilidad que le quedaban a los hombres y mujeres era rezar, congraciarse y «confiar» de algún modo en un mundo superior. Durante siglos, todos los acontecimientos (en especial los más importantes, como el nacimiento) se tiñeron de explicaciones sobrenaturales, de una manera que, según nuestros conocimientos contemporáneos, es difícil de comprender. Lo cotidiano y lo

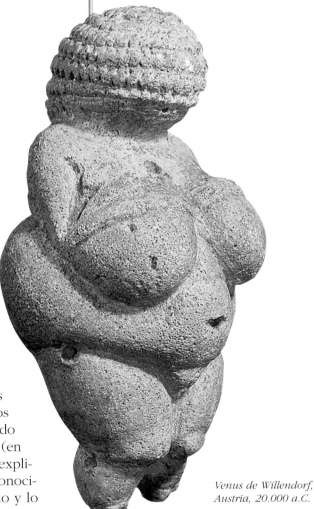

Venus de Willendorf, Austria, 20.000 a.C.

El «cuerpo dividido» del Renacimiento

En el Renacimiento, la ciencia médica reforzó el abandono de la concepción del cuerpo entendido como un todo único. Parece una contradicción, ya que el Renacimiento es, entre otras cosas, el «redescubrimiento» del hombre; pero tiene explicación por el hecho de que, al progresar los estudios de anatomía, se creó una geografía del cuerpo humano que sentó las bases de un mapa de especializaciones.

Así pues, la medicina se convirtió en la ciencia del cuerpo dividido según distintas patologías, y se distinguió cada vez más como separación de la globalidad de las sensaciones de lo cotidiano y del «sufrimiento del cuerpo».

A partir de entonces, la historia de la medicina fue vista como historia de científicos y de descubrimientos, y no como historia de los enfermos en un contexto personal y social. Entre la medicina de Trotula («en contacto» con la enfermedad) y la medicina «tecnificada», especializada de nuestros días, existe un paso intermedio representado por la evolución del concepto de enfermedad, de salud, de médico, de enfermo, de fármaco; en medio está el nacimiento de la clínica en el siglo XVIII y la consiguiente organización de la enfermedad y del tratamiento.

sagrado coexistían, o mejor dicho, se mezclaban hasta confundirse. Para las poblaciones del pasado el parto suponía una compleja serie de emociones e interpretaciones del acontecimiento a través de referencias a lugares «sagrados» y con rituales que los preservasen de posibles influencias negativas.

El nacimiento en la historia de la medicina

La asistencia al parto fue competencia exclusiva de las mujeres hasta el siglo XVIII. De hecho, la obstetricia cotidiana era «cosa de mujeres». Los hombres eran llamados a intervenir sólo en los casos difíciles. En la Antigüedad –en Egipto, Grecia y Roma– se solicitaba la presencia de los hombres en los partos más complicados, probablemente por el conocimiento de la anatomía animal que tenían algunos de ellos.

El papel del Cristianismo

En Occidente, la Iglesia católica, pronto convertida en vehículo de expresión y poder de las clases dominantes, ejerció gran influencia en la cultura del nacimiento desde los primeros siglos de la era cristiana, considerando el cuerpo como fuente de pecado, y el parto, como dolor y castigo (según la Biblia). La contraposición entre carne y espíritu concentró en el cuerpo en general, y en el femenino en particular, todos los sentimientos de rechazo de la sexualidad. Los órganos sexuales femeninos fueron considerados por los hombres de la Iglesia como la sede del «maligno». Y al pasar el niño por los genitales de la mujer, el pecado original se transmitía al nuevo ser y al acto del nacimiento.

Con el paso de los siglos, surgió en contra del cristianismo una corriente que podríamos llamar «pagana», propia de las clases dominadas (campesinos y habitantes pobres de pueblos y ciudades), con la que la Iglesia tuvo que enfrentarse continuamente. La Iglesia ha intentado a menudo englobar en el catolicismo ritos y usos más antiguos o distintos (por ejemplo, erigiendo edificios de culto cristiano en lugares de cultos preexistentes). Sin embargo, cuando no era posible abarcar creencias distintas, o cuando la diversidad amenazaba el orden establecido, fue combatida de un modo a menudo violento: excomuniones, tribunales de inquisición, torturas, penas de muerte y caza de brujas.

Las principales depositarias de esta corriente «pagana» eran las mujeres, que se consideraban, incluso entre las clases medias, sometidas a los hombres. Aunque fueran expertas, carecían de los instrumentos propios de la clase dominante, y sólo podían transmitir sus experiencias a través de la enseñanza verbal y la demostración práctica. Por tanto, es raro encontrar documentos redactados por comadronas. El primero fue un libro escrito por una comadrona bizantina que se menciona en los códices con el nombre de Metrodora (siglo VI d.C.).

La Escuela de Medicina de Salerno

En torno al año 1000 floreció en Salerno, baluarte de los conquistadores germánicos y longobardos, una escuela de medicina que ejerció mucha influencia en los siglos posteriores. La cultura germánico-longobarda tenía una concepción del papel de las mujeres absolutamente superior a la de las culturas contemporáneas: la mujer compartía gestas y eventos con el hombre, y con él podía ejercer las distintas artes. Esto explica que en la Escuela de Medicina de Salerno hubiera una mujer, Trotula, que escribió el tratado *Sobre las enfermedades de las mujeres,* el cual cosechó gran éxito en la Edad Media y el Renacimiento. Durante más de cuatro siglos, el texto de Trotula fue traducido, interpolado y adaptado. Las mujeres desaparecieron del ámbito de la medicina (y de cualquier otro escenario cultural) después de la reforma gregoriana (siglo XI).

A partir de Gregorio Magno, la normalización de la cultura estigmatizó lo profano como pagano, lo pagano como demoniaco, y lo demoniaco como corporal. La cultura que Trotula promulgaba fue criticada y abandonada: al cuerpo, visto como perteneciente a lo diabólico, sólo era posible acercarse desde un punto de vista médico curativo, una tendencia que fue reforzada posteriormente por la Contrarreforma. Pero, a nivel popular, el cuidado del cuerpo siguió perteneciendo a las mujeres contrarias a la medicina oficial, aunque fue considerado primero hechicería (siglos XIII y XIV), después brujería (hasta el siglo XVII) y, por último, superstición. Las mujeres partidarias de esa línea «pagana» continuaron desempeñando funciones de asistencia, especialmente con ocasión del nacimiento. En un principio, la actitud de la Iglesia fue indulgente y paternalista, propia de quienes creen tratar con personas ignorantes, y luego se convirtió en una auténtica persecución, una «caza de brujas» (en sentido literal).

El oficio de comadrona

En Europa, el parto era «un asunto de mujeres», ya que, antes del siglo XX, prácticamente todos los partos contaban con la asistencia de comadronas o

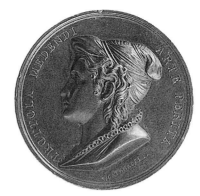
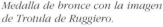

Medalla de bronce con la imagen de Trotula de Ruggiero.

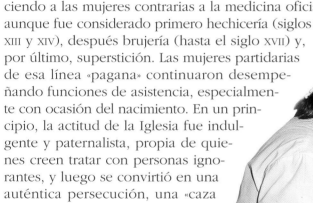

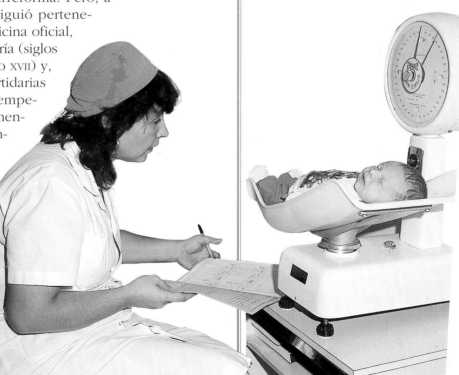

de las ancianas de la familia o vecinas. Cuenta la tradición que en 1522, en Hamburgo, fue quemado vivo un tal doctor Veit porque se disfrazó de mujer para poder asistir a un parto.

Los gobiernos europeos comenzaron a emitir normas para la regulación de la profesión de comadrona ya en el siglo XIII. Durante los siglos XV y XVI fueron dictadas leyes eclesiásticas y municipales en Europa que regulaban el aspecto religioso y moral de la profesión; finalmente, en el siglo XVIII se empezaron a fundar escuelas profesionales de matronas, necesarias para poder desarrollar su actividad.

Las características que solían requerirse para ejercer el oficio de comadrona eran: ser una mujer fuerte, preferiblemente anciana (a ser posible viuda) por su experiencia y su sabiduría, y aceptada por la comunidad y las autoridades civiles y religiosas. El control por parte de la Iglesia se institucionalizó mediante visitas de los obispos, que se cercioraban de la fe de las comadronas y de su capacidad de administrar el bautismo en caso de emergencia. El primer juramento formal que conservamos se remonta al año 1452 y es de la ciudad de Ratisbona (Alemania): entre otras cosas, las parteras prometían asistir a cualquier mujer, rica o pobre (a excepción de las judías); denunciar a toda aquella que asistiera ilegalmente al parto (es decir, que no estuviera inscrita en la corporación de las matronas); no beber demasiado y no abandonar a una mujer con contracciones por asistir a otra que pagara más.

A principios del siglo XVIII, las comadronas que vivían en las ciudades poseían más competencia en obstetricia que los mejores especialistas de la época. Sin embargo, las matronas «tradicionales», que vivían y ejercían en el campo, eran con frecuencia ignorantes y carecían de cultura general y específica.

Entre mediados del siglo XVIII y los primeros años del XIX fueron publicados en Italia 30 tratados de obstetricia. En esos manuales, el papel de la matrona se subordinaba al del médico, que se distinguía por su «sabiduría superior».

Al parecer, la primera escuela de comadronas surgió en Munich en el año 1589; sin embargo, la fundación generalizada de estos centros tuvo lugar mucho tiempo después, durante el siglo XVIII, cuando se abrieron escuelas de especialización para preparar a las mujeres que deseaban ejercer la profesión de comadrona. Por primera vez en la historia de la obstetricia, los hombres (médicos) enseñaban a las mujeres.

A principios del siglo XIX, las comadronas se dividían aún en dos categorías: las que trabajaban en grandes ciudades (las «urbanas»), especializadas y controladas por una corporación, y las que operaban en zonas rurales (las «tradicionales»), sin preparación específica ni control alguno, que eran la mayoría.

El tocólogo y las maternidades

La aparición del tocólogo se debió, además de a razones de prestigio y poder económico, al hecho de que desde el siglo XIII las corporaciones medievales de barberos y cirujanos poseían la exclusiva de poder usar instrumental quirúrgico y, por tanto, el derecho a intervenir en las «patologías» del parto. A finales del siglo XVII, los tocólo-gos ya estaban plenamente admitidos en la asistencia al parto, y en algunos países europeos aparecieron las primeras leyes que obligaban a llamarles en caso de partos problemáticos.

Inicialmente los tocólogos se impusieron en las cortes y entre los nobles de las ciudades, después se extendieron a la burguesía y, muy lentamente, a las zonas rurales. Sobre todo al principio, se levantaron muchas voces contra esta nueva profesión, especialmente relacionadas con la preocupación por la moralidad de la mujer.

Durante el siglo XVIII, la obstetricia fue una especialidad escogida por los jóvenes médicos porque les permitía acceder a un grupo de personas: una vez que el niño había nacido, cabía la posibilidad de ser llamado como médico de toda la familia. De hecho, aunque en los siglos

EL MÉTODO LEBOYER

El libro de Leboyer titulado Por un nacimiento sin violencia *fue el primero en aludir a la «violencia» de la sala de parto, y se adoptó como punto de partida en la búsqueda de un modo diferente de alumbrar al niño.*

Según Leboyer, sería difícil inventar una manera de hacer venir al mundo a los niños más brutal que la que se practicaba en las maternidades.

Leboyer hablaba sobre todo pensando en el recién nacido, afirmando que si el parto se producía en un ambiente exento de agresiones a los sentidos (luces fuertes, voces altas, corte inmediato del cordón umbilical, maniobras pediátricas agresivas), el recién nacido se presentaría afectado por el esfuerzo de nacer, pero receptivo hacia el medio y, además, «tranquilo».

La introducción de un modo distinto de parir (que se llamó «método Leboyer») determinó una serie de consecuencias incluso para la relación entre la madre y el hijo recién nacido, e inmediatamente después, para la madre, el hijo y el padre. Se trata de consecuencias como, por ejemplo, la necesidad de

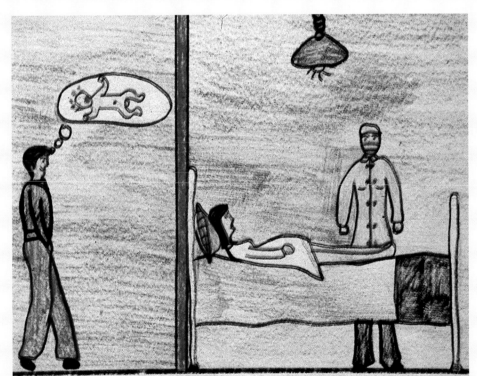

revisar y reconsiderar la separación del recién nacido de la madre, hacer posible la entrada en la sala de parto del padre (o de una persona de confianza de la parturienta), el acercamiento inmediato del recién nacido al pecho materno y la posibilidad de una lactancia sin horarios estrictos.

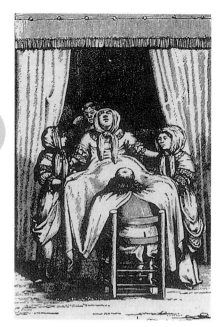

«Se cubre a la mujer para que no esté expuesta a las miradas de los asistentes y del tocólogo, el cual no necesita ver, porque debe juzgar con el tacto».
El arte del parto, *Baudeloque, 1789.*

XVIII, XIX y gran parte del XX la comadrona era la única que asistía al parto en la inmensa mayoría de los casos, el médico era la autoridad más competente. Al tiempo que surgía la profesión de tocólogo fueron instituidas secciones de maternidad en casi todas las ciudades. Sin embargo, el porcentaje de mujeres que daban a luz en hospitales siguió siendo muy bajo durante la segunda mitad del siglo XIX.

Las maternidades estaban estrechamente vinculadas a los hospicios, y en ellas daban a luz casi exclusivamente las madres solteras y las que pertenecían a una baja condición social: estas fueron las primeras mujeres que vivieron la experiencia del parto en hospital. Las casadas recurrían al parto hospitalario sólo para que su hijo fuera aceptado entre los expósitos. La permanencia en la maternidad era muy corta: por lo general, eran acogidas a punto de dar a luz, y, después del parto, intentaban salir de allí lo antes posible.

El drama de la alta mortalidad materna en hospital debido a la fiebre puerperal constituía un gran obstáculo para la institución de clínicas de obstetricia, y eso dio la oportunidad a las comadronas de mantener el control del parto, que tenía lugar en casa. El descubrimiento de la transmisión bacteriana de enfermedades y la esterilización del instrumental y de los objetos (incluidas las manos del médico) provocó cambios muy rápidos y radicales en la gestión del parto. Entre 1870 y 1939, el riesgo de morir de fiebre puerperal disminuyó drásticamente.

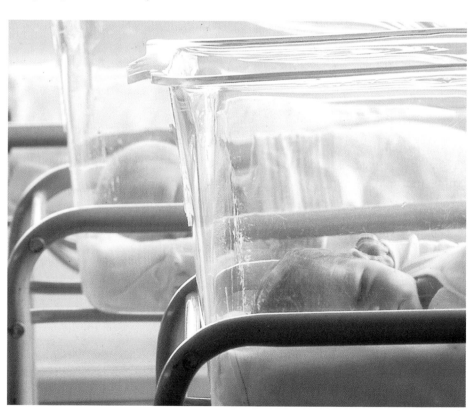

Visita ginecológica a principios del s. XIX.

A finales del siglo XIX se empezó a afirmar que era más seguro dar a luz en el hospital que en casa. Los médicos, defensores del parto hospitalario, sostenían que el ingreso de las embarazadas reduciría el número de intervenciones domiciliarias, contendría la intromisión de los doctores de medicina general y permitiría librarse de familiares y vecinos (un médico de Minnesota afirmó que prefería el hospital porque «brindaba la posibilidad de desembarazarse de los familiares locos»).

La opción de dar a luz en un hospital se impuso en Europa central en torno a los años treinta, y en los setenta casi todos los partos se realizaban en hospitales. Con el «nacimiento de la clínica» la medicina consideró de su incumbencia los acontecimientos que no pueden limitarse exclusivamente a aspectos médicos: el nacimiento, la muerte y la demencia. En los dos últimos siglos, estos eventos se han configurado cada vez más como pertenecientes al ámbito sanitario y han sido incluidos en las estructuras hospitalarias.

Esta transformación, que ha conducido al parto «dentro» de las instituciones, forma parte de un proceso más amplio que ha involucrado a toda la sociedad occidental (industrialización y urbanización) y cuyas connotaciones más evidentes han sido la parcelación y la separación.

LA PREPARACIÓN AL PARTO

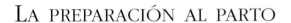

Desde el siglo XX ha sido continua y progresiva la proliferación de métodos y técnicas de preparación al parto y de alumbramiento. Muchas propuestas metodológicas y técnicas han surgido de la necesidad de responder a eventos fisiológicos en términos de productividad: facilidad de aplicación y de aprendizaje, reducción del tiempo de contracciones y de parto, atenuación o eliminación del dolor.

En realidad, todos los métodos de preparación al parto son claros signos de la existencia de una fractura. Sería mejor hablar de preparación al nacimiento, más que al parto, para centrar la atención en todo el proceso (embarazo, parto, posparto) y en sus protagonistas (madre, hijo, padre).

La fuerte demanda de preparación al nacimiento surge a raíz de la sensación, extendida entre la gente, de pérdida de los valores tradicionales vinculados al parto. Es cierto que dichos valores están a menudo mitificados (en las sociedades preindustriales la inmensa mayoría de los nacimientos se producían en condiciones precarias), pero es importante observar que por lo general la mitificación expresa unas profundas necesidades. Solicitar hoy

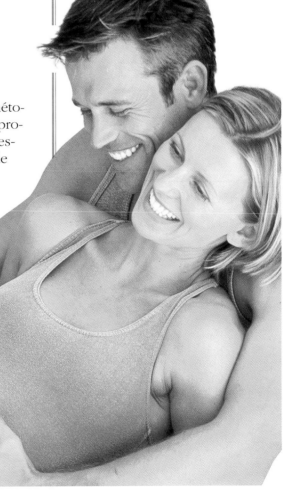

día (aunque sea en nombre de un pasado que jamás ha existido) la participación en el parto de las personas más queridas y afectivamente importantes, el reconocimiento de actitudes y comportamientos no totalmente racionales y el respeto del cuerpo frente a la acción invasiva de los médicos y de sus análisis no significa que se pretenda revivir ningún mito.

Estas demandas indican que existe una tendencia cada vez más generalizada a no delegar en los médicos lo que ocurre en el cuerpo y en la mente de la madre gestante, y a adquirir conciencia de la capacidad que cada uno de nosotros tenemos para poner en práctica nuestras facultades y nuestro saber.

Así pues, si por un lado se recurre a cursos de preparación al nacimiento para poder vivir de forma activa el parto, por otro acecha el peligro de ponerse totalmente en manos de los técnicos para ser «preparadas a parir». Pero debemos partir del hecho de que el nacimiento ya no forma parte de la cotidianidad, ni vivimos en una sociedad que ha elaborado y puede transmitir códigos de comportamiento estables en estas circunstancias.

Todo esto es el supuesto teórico y práctico de la proliferación de técnicas de preparación para este acontecimiento, cada vez más conocido y, paradójicamente, menos natural.

Las distintas técnicas de preparación al parto tratan de identificar metodologías que permitan prevenir y controlar el dolor, elevando el umbral individual (es decir, el límite más allá del cual la estimulación es percibida como «dolorosa»).

El umbral del dolor de cada persona puede ser modificado por algunos factores:

- el estado emocional: en particular, el miedo, la soledad, la angustia y la ansiedad hacen descender el umbral, aumentando la sensibilidad al dolor;
- el estado de relajación física, el conocimiento del propio cuerpo y de lo que está sucediendo, la tranquilidad emocional y la percepción de un entorno «amigo», tranquilizador, son factores que pueden elevar el umbral del dolor y, por tanto, su tolerancia.

LA MADRE DE PAPEL

Los primeros libros sobre la preparación al parto empezaron a aparecer en los años cincuenta (con informaciones generales sobre el embarazo), escritos principalmente por ginecólogos. A partir de esa época, la publicación de libros sobre este tema ha sido abundante en Europa.

Como se lee en La madre de papel, *de Sbisà: «Estos libros no suelen ser 'problemáticos'. Están repletos de imperativos, exhortaciones, prohibiciones y permisos sobre casi todos los aspectos de la vida de la gestante, y en la mayoría de los casos terminan siendo libros de contenido popular. Los argumentos esgrimidos en estos libros son de carácter autoritario, y pueden mostrarse claramente o disfrazarse de paternalismo. La mujer es vista, ante todo, como una persona que no sabe y que debe ser instruida acerca del funcionamiento y del porqué de los análisis de laboratorio, del hospital, de su propia ana-*

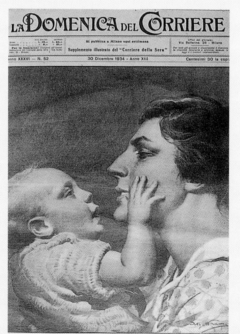

tomía y fisiología, etc. Sobre todo, la mujer debe estar convencida de que todas las operaciones médicas se hacen 'por su bien y por el bien de su hijo'. Este tipo de publicaciones dedican un amplio espacio a 'serenar' sobre las posibles patologías del embarazo y del parto, pero no consiguen tranquilizar a la mujer, sino todo lo contrario, porque presuponen un trasfondo de inseguridad y preocupación.

En efecto, tranquilizar a alguien supone que ese alguien está intranquilo o inseguro: de lo contrario, dicha intención es absurda... El libro de preparación al parto que pretenda tranquilizar sobre todos los aspectos a su destinataria debe presuponer en ella todos los miedos posibles...».

Portada de La Domenica del Corriere *con la imagen de una madre de la época, 30 de diciembre de 1934.*

En los distintos planteamientos de los métodos de preparación al parto subyacen conceptos compartidos:

- el dolor está provocado por el temor y la tensión;
- con la relajación el dolor desaparece;
- informar a la mujer de lo que le sucederá reduce el nivel de ansiedad;
- las técnicas de relajación y de control de la respiración ayudan a «preparar» a la mujer para el parto.

En los últimos años se han puesto en práctica numerosos métodos de preparación al parto. Actualmente, las técnicas no farmacológicas ofrecen alternativas muy variadas. La impresión es que a menudo se proponen a las mujeres técnicas que pueden atraerlas por su exotismo. Es decir, se trata de sorprender con técnicas derivadas de culturas lejanas, sin duda originales y sugerentes, pero de cuyos resultados no se han ofrecido datos concluyentes.

En muchos casos se tiene la impresión de que, a pesar de la entusiasta enseñanza que hacen de estas técnicas sus profesores, nunca se sabe bien cómo y por qué un método funciona (cuando funciona). Nos parece que el resultado es positivo cuando, prescindiendo de los supuestos teóricos y de la minuciosidad de la aplicación de una técnica, existe predisposición por parte del personal que asiste a la mujer y hay cerca una persona emotivamente importante y positiva para ella.

En España, los cursos de preparación al parto constituyen en muchos casos una práctica realizada independientemente del sistema hospitalario tradicional. Las condiciones en que se desarrolla el parto siguen estando en función de la organización del personal y de las instalaciones, antes que de la madre y del niño. La preparación de la mujer o de la pareja es solicitada como algo complementario a la «lógica del parto», para la cual es útil que la mujer esté tranquila, relajada y preparada para controlar el dolor, no grite ni se ponga histérica, y sea en todo momento consciente y responsable. En su mayoría, estas técnicas se centran principalmente en el autocontrol del dolor, es decir, en el comportamiento que más conviene a la mujer y al personal de las secciones de maternidad.

EL «VALOR» DEL DOLOR

La palabra «dolor» se asigna genéricamente a todos los tipos de experiencia desagradable. La percepción del dolor se basa en una serie de factores que influyen en el estado emocional y lo modifican. Es decir, el dolor no es simplemente el hecho de percibir una sensación desagradable, sino que es el resultado de una elaboración de nuestros centros nerviosos superiores. Por tanto, la experiencia del dolor es subjetiva, y su cantidad no se puede determinar ni medir genéricamente. Cuando el dolor alcanza una alta intensidad puede provocar la inhabilitación física y afectar emocionalmente, hasta el punto de repercutir en el comportamiento del individuo que lo padece. El dolor que se experimenta durante las contracciones y el parto puede llegar a tener estas características.

Todavía no se han realizado estudios en profundidad de todas las variables que

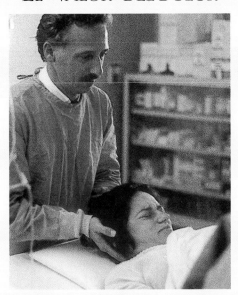

pueden formar parte del fenómeno llamado «dolor» durante las contracciones y el momento del parto.

Históricamente, el «valor» del dolor durante el alumbramiento se ha visto reforzado en nuestra cultura por la maldición bíblica («multiplicaré tus dolores y tus embarazos, con dolor parirás a tus hijos», Génesis, 3, 16) y por una especie de iniciación a la maternidad según la ecuación que presupone dolor = amor.

La maldición bíblica, al menos en su acepción puramente literaria, «decayó» con el discurso de Pío XII del 8 de enero de 1956, en el cual el papa juzgó moralmente admisible el «parto indoloro» según el método psicoprofiláctico, que no emplea fármacos ni resta conciencia a la madre, sino que se limita a educarla.

En la actualidad, tampoco tiene validez en nuestra cultura occidental la ecuación dolor = amor. Es igualmente válida (y probablemente más eficaz) otra ecuación: felicidad = fuerte vínculo afectivo con aquello que nos proporciona alegría.

EL PARTO SIN DOLOR

El método Read

En torno a 1930, Grantly Dick Read, ginecólogo inglés, descubrió que la mayor parte de los dolores del parto eran producto del miedo a los mismos y de los prejuicios que tienen las mujeres desde su infancia acerca del parto. En 1933 publicó el libro *El parto natural,* en el que hablaba de la posibilidad de aliviar los dolores del parto. El texto recibió duras críticas, y se alzaron las protestas de todo el ámbito médico contra Read: se dijo que la suya era una técnica de hipnosis y condicionamiento de las mujeres. Pero en 1948, un ayudante de la sección de ginecología de la universidad de Yale probó a dirigir el parto de 157 mujeres según los principios de Read. Pronto se dieron a conocer los resultados: siete mujeres afirmaron no haber sentido dolor, y las 150 restantes expresaron distintas opiniones sobre el procedimiento y compararon los dolores que habían sentido con los de la menstruación. El *Reader's Digest* se hizo eco de la experiencia y explicó en sus *Selecciones* a 50 millones de lectores que las mujeres no debían temer ya los dolores. Las embarazadas empezaron a solicitar a su ginecólogo un parto «por el método Read» (en los años ochenta demandaban el método Leboyer). Los especialistas en obstetricia tuvieron que admitir que no sabían nada de Read, y las revistas de medicina comenzaron a ocuparse del tema.

En sus publicaciones, Read afirmaba que el dolor no se puede medir, pero su intensidad depende de la predisposición personal a sentirlo: miedo, tensión, cansancio y agotamiento lo intensifican. Si se deja sola a una mujer con sus dolores, el miedo le hará sufrir más, el desconocimiento de la dinámica del parto le hará interpretar los dolores como «algo que ha ido mal», se asustará y sentirá dolores aún más intensos: «es el miedo, que, transportado a través de las fibras nerviosas del simpático, inhibe el automatismo psíquico. En consecuencia, la armonía muscular y neurológica en la fase de contracciones se altera por el miedo... las fibras circulares se contraen bajo la influencia del miedo, se produce una resistencia en el segmento inferior y en el cuello del útero...».

Read proponía un parto lo más natural posible: la mujer no debía ser anestesiada, sino educada para relajarse, para controlar sus músculos y respirar correctamente.

Psicoprofilaxis de Lamaze

En Rusia, en esos mismos años, el parto sin dolor suscitó gran interés. Velvosky y Nicolaev, en el contexto de la teoría de los reflejos condicionados de Pavlov, elaboraron una técnica de contracondicionamien-

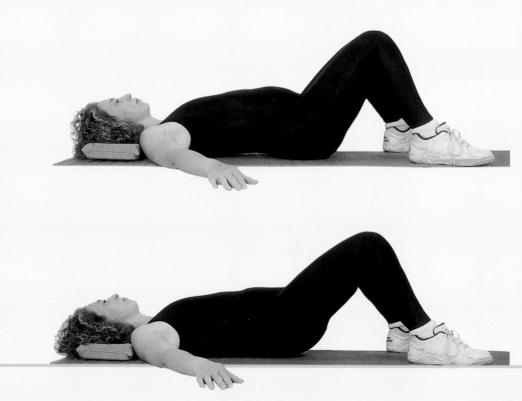

to al dolor del parto. También ellos tenían la convicción de que el dolor del parto estaba «condicionado» en gran medida por temores y prejuicios, y sugirieron activar durante el embarazo, mediante técnicas de sugestión, condicionamientos «sustitutivos», que se pondrían a funcionar en el momento de dar a luz. Los métodos de preparación presentados por los franceses Lamaze y Vellay (1952) y los italianos Malcovati y Delle Piane (1957) se basaron en esta teoría. Lamaze había estudiado en profundidad los hospitales rusos y, con algunas variaciones, aplicó su técnica en su propia consulta de maternidad en París. Su método, denominado psicoprofilaxis (es decir, «prevención psicológica»), se basaba en una precisa técnica de respiración a aplicar en los distintos momentos del parto y requería una constante participación de la mujer. La participación activa de la mujer es lo que diferencia su método del de Read, par-

tidario de inducir en ella un estado de semiinconsciencia, especialmente en la segunda fase del parto. La preparación psicoprofiláctica de Lamaze prevé unos cursos específicos y es precisa y rigurosa. Comienza en el séptimo mes de embarazo, y los ejercicios aprendidos se han de repetir en casa para que den resultado. El marido desempeña un papel fundamental en la preparación como «entrenador» para hacer los ejercicios, «cronometrador» de las contracciones y apoyo moral. Los cursos constan de una parte inicial informativa sobre anatomía y fisiología del embarazo y del parto. Este tipo de información sirve para despejar nuestros condicionamientos culturales sobre el parto. En esencia, Lamaze afirma que estamos culturalmente predispuestos a esperar el dolor durante las contracciones y el parto: «Uno de los objetivos de este método es aclarar a la mujer la fenomenología del parto con

el fin de transformar la idea de este como situación vinculada al dolor en un conjunto de procesos aceptados por ella, cuyo fenómeno principal es la contracción del útero». La mujer debe aprender una serie de técnicas de respiración, estudiadas para cada momento del alumbramiento. También hay ejercicios de gimnasia para dar tono a los músculos y permitir el control de grupos musculares concretos. Las contracciones uterinas son una actividad muscular involuntaria: para permitir al útero utilizar al máximo la energía disponible, durante el parto la mujer debe aprender a relajar el resto de la musculatura. La relajación es una manera de «ahorrar» y de compensar el mayor consumo de oxígeno por parte de los músculos comprometidos en el parto. Para aprender bien todo esto es necesario ejercitarse.

Como sabemos, es fundamental la participación del compañero en este adies-

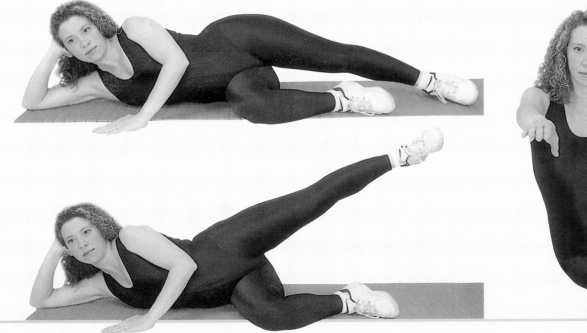

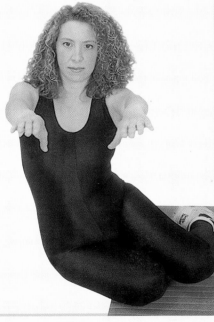

tramiento: él es quien ha de encargarse de controlar el nivel de relajación durante la sesión. Una vez iniciadas las contracciones, será de nuevo él, mediante su voz, quien estimule las reacciones automáticas que la mujer ha aprendido. A lo largo de todo el proceso del parto, la voz del «entrenador» seguirá marcando las etapas, condicionando la manera de respirar, soplar, empujar, tomar aliento, etc.

En 1957 tuvo lugar en Turín el primer congreso internacional de psicoprofilaxis obstétrica, después del cual las técnicas de preparación psicoprofiláctica de Lamaze fueron adoptadas de forma generalizada.

El RAT

El Training Autógeno Respiratorio (RAT) fue el método más utilizado en los años setenta y ochenta. Este método, propuesto por Piscicelli, pertenece al ámbito de la psicoprofilaxis obstétrica y se enlaza al Training Autógeno de Schultz. Se basa en técnicas de autosugestión y respiración. «La relajación con el Training Autógeno Respiratorio se propone alcanzar una información preventiva sobre el evento, el análisis psicosomático, el entrenamiento para la relajación, una predisposición a aprender más cosas y más deprisa, una serie de condicionamientos correctores y controlado-res de las tensiones desencadenadas por el miedo y las contracciones uterinas. Por tanto, con esta metodología», escribe Piscicelli, «hemos podido ofrecer a la vieja fórmula de Read 'miedo-tensión-dolor' una perspectiva terapéutica real».

Se prevén una parte teórica y una práctica. En la primera se dan informaciones que deberían contribuir a afrontar con más conciencia y menos ansiedad los eventos del nacimiento (en conformidad con la teoría de Read). En la segunda se enseñan técnicas de relajación, respiración y control muscular. Durante las últimas sesiones se procede también a la enseñanza diferen-

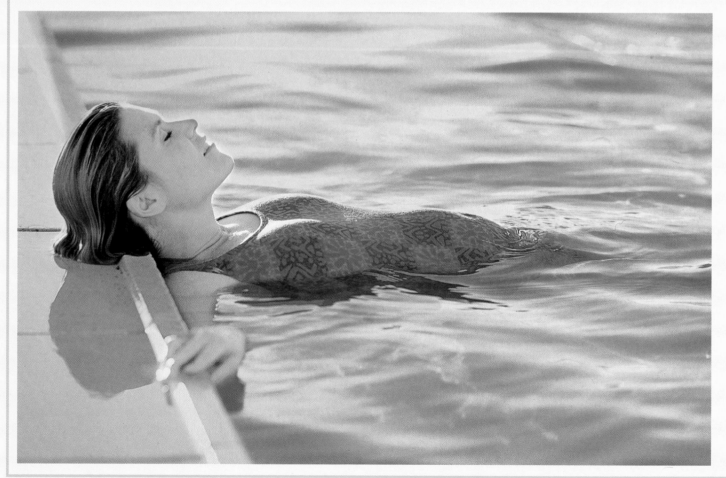

ciada de la conducta respiratoria y muscular a adoptar durante la salida del feto.

La eutonía

Un método de preparación al nacimiento que, en combinación con otras técnicas, cosecha un gran éxito actualmente es el que se remite a las técnicas de la eutonía. Eutonía significa «buen tono» (muscular), y es un método elaborado para el reequilibrado general del cuerpo. En el embarazo, el método se utiliza para que la mujer adquiera confianza en sí misma a través del tacto, el contacto físico con otras embarazadas y con su compañero, la relajación y la adopción de las posturas más acordes con el estado de embarazo.

La preparación en el agua

Sumergirse en la tranquilidad del medio líquido, cálido y envolvente, invita a la escucha de uno mismo y facilita la relajación. La sensación de beneficio para todo el cuerpo es inmediata. El agua, al sostenernos, nos lleva a probar nuevos equilibrios sin derrochar energía, y al variar la carga sobre las articulaciones, permite una mejor distribución del peso. Se pueden experimentar movimientos tanto activos como pasivos que relajan los músculos y son beneficiosos para las articulaciones, y especialmente para la columna vertebral y la pelvis.

Ralentizando los movimientos, el agua permite estudiar detenidamente las posturas que pueden adoptar la columna vertebral, la pelvis y el perineo para afrontar de manera eficaz las distintas fases del parto.

La hipnosis

Fue aplicada por primera vez en Rusia, en 1925. La preparación al parto mediante hipnosis requiere cursos de unas diez sesiones semanales, de una hora cada una, en las que las embarazadas participan en grupo después del 7° mes de gestación.

Otras técnicas

El *shiatsu* es una técnica de origen japonés basada en la presión manual ejercida en varios puntos del cuerpo, que tiene semejanza con la acupuntura china.

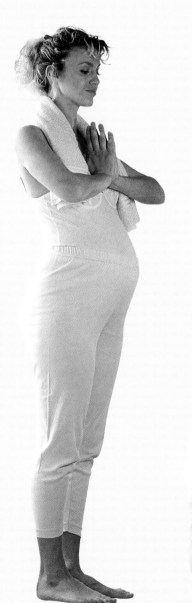

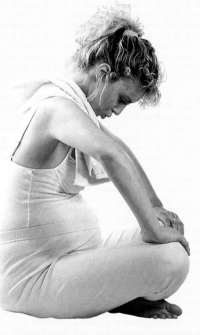

El yoga, una técnica derivada de la conocida filosofía oriental, se aplica también al parto, y existe un creciente auge entre las embarazadas para la preparación al parto con este método.

Se utilizan también métodos de vegetoterapia, derivados de los conceptos y las técnicas de W. Reich (1973, 1975), y bioenergéticos, basados en el sistema terapéutico de A. Lowen (1975), discípulo de Reich.

También se practican ejercicios gimnásticos diversos (pectorales, abdominales, perineales, acuáticos) y *stretching* (estiramiento muscular).

Por último, recordamos algunas técnicas claramente «peculiares»: danza del vientre, danza sagrada o expansión de los sentidos, entre otras.

LA LEGISLACIÓN QUE AMPARA A LA MUJER EMBARAZADA

La ley española prevé una serie de medidas protectoras de la maternidad, suspensión del contrato de trabajo por parto, por riesgo durante el embarazo, reducciones de jornada, excedencias, etc.

Los tres pilares normativos sobre los que se basan estas medidas son el Real Decreto Legislativo 1/1995, de 24 de marzo, que aprueba el Texto Refundido de la Ley del Estatuto de los Trabajadores, la Ley 31/1995, de 8 de noviembre, de Prevención de Riesgos Laborales, y el Real Decreto Legislativo 1/1994 de 20 de junio, que aprueba el texto refundido de la Ley General de la Seguridad Social. Las tres leyes fueron modificadas por la Ley 39/1999, de 5 de noviembre, de conciliación de la vida familiar y laboral, que reforzó las garantías y derechos de los padres en el ámbito laboral.

Suspensión del contrato de trabajo

El contrato de trabajo en este ámbito puede suspenderse en tres supuestos: maternidad, riesgo durante el embarazo de la mujer y adopción o acogimiento, preadoptivo o permanente, de menores de seis años. La consecuencia de la suspensión es la exoneración tanto de las obligaciones laborales de la madre y, en su caso, del padre, como de la obligación de remunerar dicho trabajo por parte del empresario (sin perjuicio de que este deba seguir cotizando la parte que le corresponde), es decir, se produce una interrupción temporal de los efectos del contrato. Se trata de una situación protegida por la Seguridad Social, que abonará el 100 % de la base reguladora.

Maternidad
En el supuesto de parto, la suspensión tendrá una duración de 16 semanas, que se disfrutarán de forma ininterrumpida, ampliables en el supuesto de parto múltiple en dos semanas más por cada hijo a partir del segundo.

El periodo de suspensión se distribuirá a discreción de la madre, siempre que seis semanas sean inmediatamente posteriores al parto. Dichas semanas son de descanso obligatorio para la madre; en el caso de que el padre y la madre trabajen, esta, al iniciarse el periodo de suspensión por maternidad, podrá optar por que el padre disfrute de una parte determinada e ininterrumpida del mismo, salvo que la incorporación al trabajo de la madre suponga un riesgo para su salud.

En los casos de parto prematuro y en aquellos en que, por cualquier otra causa, el recién nacido deba permanecer hospitalizado a continuación del parto, el periodo de suspensión podrá computarse, si quiere la madre, a partir del alta hospitalaria (aunque se excluyen de dicho cómputo las seis semanas posteriores al parto, que son obligatorias).

Las mismas condiciones rigen para los supuestos de adopción y acogimiento de menores de hasta seis años, salvo que las 16 semanas se pueden distribuir como elijan los padres. Si se trata de menores de más de seis años discapacitados o que, por sus circunstancias y experiencias personales o que por provenir del extranjero, tengan especiales dificultades de inserción social, también se podrá disfrutar de las 16 semanas.

Riesgo durante el embarazo

El empresario debe realizar una evaluación de los riesgos para la seguridad y salud de las trabajadoras en situación de embarazo o parto reciente, determinando la naturaleza, el grado y la duración de la exposición de las mismas a agentes, procedimientos o condiciones de trabajo que puedan influir negativamente en su salud o la del feto. En el caso de que exista un riesgo sobre el embarazo o la lactancia, el empresario debe adoptar las medidas necesarias para evitar su exposición, a través de una adaptación de las condiciones o del tiempo de trabajo.

Cuando dicha adaptación no resultase posible, la trabajadora deberá desempeñar un puesto de trabajo o función diferente y compatible con su estado. Si el cambio de puesto no resultara técnica u objetivamente posible, o no pueda razonablemente exigirse por motivos justificados, podrá declararse el paso de la trabajadora a la situación de suspensión del contrato por riesgo durante el embarazo durante el periodo necesario para la protección de su salud.

A diferencia de la situación de maternidad, la prestación en caso de riesgo durante el embarazo sólo alcanza el 75 % de la base reguladora.

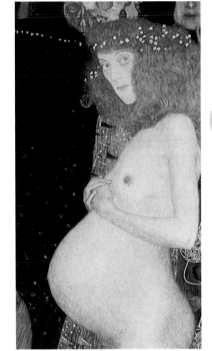

Modificaciones de jornada

Existen distintos supuestos en los que la ley permite modificaciones de jornada:

- Las madres trabajadoras, por lactancia de un hijo menor de nueve meses, tienen derecho a una hora de ausencia del trabajo que podrán dividir en dos fracciones. La mujer, si quiere, puede sustituir este derecho por una reducción de jornada en media hora con la misma finalidad.
- En los casos de nacimientos de hijos prematuros o que, por cualquier otra causa, deban permanecer hospitalizados a continuación del parto, la madre o el padre tendrán derecho a ausentarse del trabajo durante una hora al día, periodo que debe remunerarse. Tienen también derecho a reducir su jornada hasta un máximo de dos horas, en este caso con una disminución proporcional del salario. Tanto en este supuesto como en el del párrafo anterior, la concreción horaria corresponderá al trabajador
- Quien tenga a su cuidado directo algún menor de seis años o un minusválido físico o sensorial, que no desempeñe una actividad retribuida, tiene derecho a una reducción de la jornada de, como mínimo, un tercio y, como máximo, la mitad, con la disminución proporcional del salario.
- Las trabajadoras embarazadas pueden ausentarse del trabajo, con derecho a remuneración, para la realización de exámenes prenatales y técnicas de preparación al parto, avisando previamente al empresario y justificando que es necesario realizarlo durante la jornada laboral.

ELLAS SOLAS...

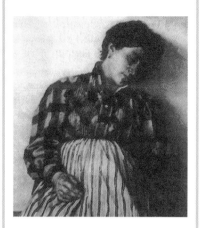

Este texto, extraído de El poder de las antiguas madres, *de V. Dini, muestra la precaria situación de la mujer hace algunas décadas:*

«La mujer en estado continuaba trabajando la mayoría de las veces hasta que empezaba a sentir los dolores del parto, y en ocasiones tenía que dar a luz en medio del campo, si realizaba labores agrícolas. No creo que antaño hubiera mucho respeto por la madre y la criatura que iba a nacer. Abundaban la miseria y el trabajo, y las mujeres llegaban al parto extenuadas. Muchas parturientas se veían en la tesitura de dar a luz en solitario, en medio del bosque, con la única ayuda de una medalla o una estampa que llevaban consigo para ser protegidas en esos momentos.

Debían hacerlo todo ellas solas, cortar el cordón umbilical, atarlo y regresar a su hogar con el niño y el haz de hierba o de leña. Ya en casa, recibían alguna ayuda de la anciana de la familia o de las vecinas».

Excedencias

Todos los trabajadores y trabajadoras, tanto en el ámbito laboral (art. 46.3 del Estatuto de los Trabajadores) como en el de la Función Pública (art. 29.4 de la Ley 30/1984, de 2 de agosto, de Medidas para la Reforma de la Función Pública), tienen derecho a un periodo de excedencia de duración no superior a tres años para atender al cuidado de cada hijo, bien sea por naturaleza bien por adopción o acogimiento, a contar desde la fecha de nacimiento, en el primer caso, o de la resolución judicial o administrativa respectivamente, en el segundo.
Los sucesivos hijos o niños adoptados darán lugar a un nuevo periodo de excedencia que pondrá fin, en su caso, al anterior.

Todo el periodo que el trabajador o trabajadora permanezca en excedencia computará a efectos de antigüedad. Durante el primer año de cada periodo de excedencia tiene derecho a la reserva del puesto de trabajo, sin embargo, transcurrido dicho plazo, la reserva queda únicamente referida a un puesto de trabajo del mismo grupo profesional o de una categoría equivalente.

Protección frente al despido

El artículo 55.5 del Estatuto de los Trabajadores establece que el despido será nulo cuando traiga causa de los siguientes motivos:

- Disfrute del periodo de suspensión del contrato de trabajo por maternidad, riesgo durante el embarazo o adopción o acogimiento, ya sea por parte de la madre o del padre.
- Por el propio embarazo, desde su inicio hasta el comienzo del periodo de suspensión.
- Por el disfrute de los permisos y reducciones de jornada referidos al periodo de lactancia y al cuidado de los hijos.
- Por la solicitud de un periodo de excedencia o su disfrute, siempre que esté basado en la atención y cuidado de un hijo conforme con lo que dispone el art. 46.3 del Estatuto de los Trabajadores.

El despido improcedente y el despido nulo

Cuando el despido no venga motivado por una o varias de estas causas anteriormente expuestas no será nulo, por lo que habrá que acudir a la regulación de los despidos procedentes o improcedentes. A diferencia del improcedente, donde el empresario tiene la opción de readmitir al trabajador despedido o pagarle una indemnización de 45 días por año de trabajo, el despido nulo tiene el efecto de la readmisión inmediata del trabajador, con abono de los salarios dejados de percibir, sin que el empresario tenga otras opciones.

EL PARTO

*Al final del embarazo la placenta
ha «envejecido», se interrumpe
el estado de reposo del útero
y se activa su musculatura:
se prepara el momento del parto.*

3

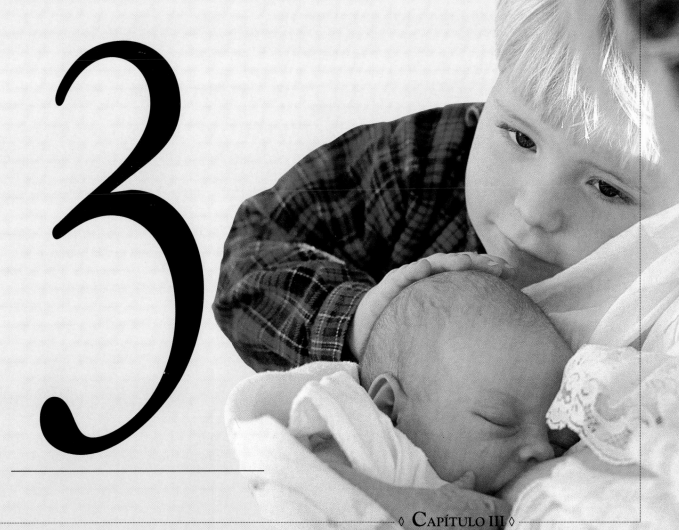

LA ELECCIÓN DE LA POSTURA

Un análisis histórico de la evolución de las posiciones maternas en el parto revela que las posturas supina («litotómica») y semitumbada son novedades que coinciden con la medicalización del nacimiento impuesta por la obstetricia que estaba surgiendo.

En casi todas las culturas del mundo se han empleado, y se emplean todavía, diferentes posturas para el parto: erguida, sentada, arrodillada, en cuclillas, etc.

En la Edad Media, y hasta finales del siglo XVI, las matronas europeas asistían a las parturientas en cuclillas o sentadas en taburetes especiales en forma de herradura: el modelo más antiguo de esta «silla de parto» se remonta a la cultura babilónica (2000 a.C.). Las mujeres más ricas eran asistidas en posición erguida o sentada, rodeadas de grandes cojines. Eran prácticas habituales entre las mujeres caminar durante el parto y seguir trabajando en el hogar o en el campo hasta el inicio de la fase de expulsión.

En 1598, el cirujano Guiliemeau introdujo la «cama de parto» con el fin de facilitar el alumbramiento y proporcionar más comodidad a la mujer, sobre todo en los partos difíciles y con graves complicaciones. Cincuenta años después, el empleo de la cama y la postura supina eran prácticas comunes en los partos normales (eutocias) y en los distócicos.

A finales del siglo XVII, se impuso el alumbramiento en cama de parto, salvo en las zonas rurales. La postura litotómica (así llamada porque se utiliza en las intervenciones quirúrgicas de extracción de cálculos de la vejiga de la orina) fue introducida definitivamente en obstetricia por algunos urólogos entre la segunda mitad del siglo

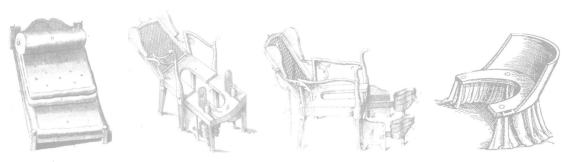

Diferentes maneras de dar a luz; arriba a la izquierda, ilustración extraída de un manuscrito persa de 1237, que representa el parto en una casa persa; arriba a la derecha, una escultura precolombina de la diosa azteca Tlazlteol dando a luz; a la izquierda, varios modelos de sillas obstétricas de distintas épocas.

LAS POSTURAS ERGUIDA Y SUPINA COMPARADAS

La postura supina en la fase de dilatación parece provocar efectos negativos en la madre y en el feto. La disminución de la presión arterial femoral indica que esta posición reduce el flujo hemático uterino. La intensidad de las contracciones uterinas se reduce (esto podría comprometer el desarrollo regular de la dilatación del cuello del útero). Se ha demostrado que el parto en posición erguida resulta más corto y permite reducir el empleo de oxitocinas y analgésicos. Así pues, no existen motivos válidos para recomendar la postura supina durante el periodo de dilatación.

Disponemos de numerosos estudios clínicos en los que la adopción de la postura erguida en la fase de expulsión ha sido comparada con la supina.

No es posible especificar ventajas ciertas de la posición erguida respecto a la horizontal: algunos estudios parecen confirmar aspectos ventajosos (menor duración, menor incidencia de partos por cesárea, mayor índice de perineos intactos), pero en otros no se observan diferencias significativas. Lo que sí es cierto es que la adopción de posturas distintas de la supina no entraña riesgos para la madre ni el feto. Por estos motivos, no está justificado que se imponga a la madre una posición determinada, negándole de este modo la posibilidad de elegir.

En la actualidad, la única forma racional de asistencia es la que permite a las mujeres elegir con total libertad la postura que prefieren. Con los conocimientos actuales, la pretensión de asegurar con un modelo de comportamiento (ya sea convencional o «alternativo») ventajas apreciables resulta arbitraria.

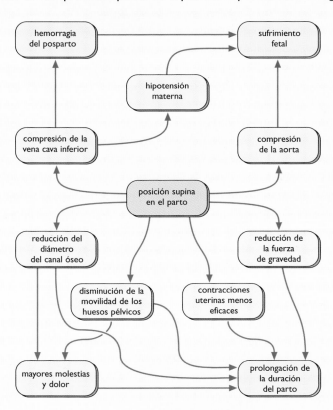

Posibles efectos negativos de la posición supina. Las flechas no indican necesariamente una relación de causa y efecto, sino la posibilidad de que tenga lugar el siguiente suceso.

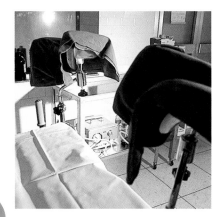

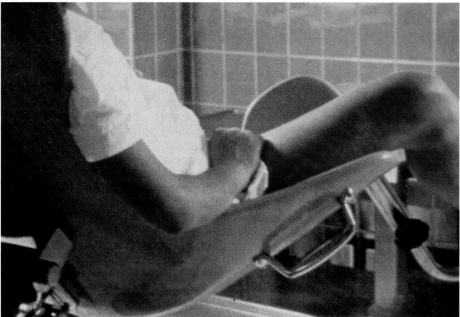

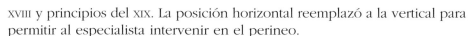

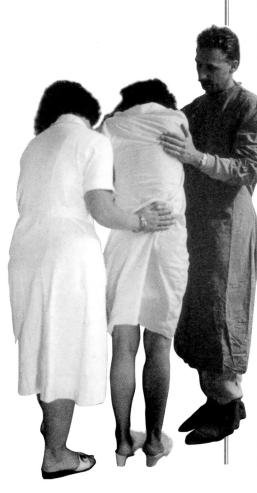

XVIII y principios del XIX. La posición horizontal reemplazó a la vertical para permitir al especialista intervenir en el perineo.

El empleo de fórceps o de anestesia general, que requieren la hospitalización (con todas las actuaciones clínicas que conlleva), hacen indispensable la adopción de la postura tumbada.

La posición litotómica ofrece estas ventajas:
- facilita el acceso al perineo
- facilita el mantenimiento de la zona perineal en condiciones asépticas
- facilita las maniobras de asistencia (la escucha del corazón del feto, posibles intervenciones obstétricas).

En realidad, se trata de ventajas para el facultativo, y no para la mujer que va a dar a luz. Es obvio que así el perineo resulta más accesible, ¿pero es necesario acceder siempre a él? ¿Y no es posible proteger el perineo en otras posturas? ¿Y es realmente necesario mantener un campo aséptico, de tipo operatorio, para una práctica que no es una intervención quirúrgica? ¿No sería posible la asistencia en otra posición?

Si tienen libertad de elección, las parturientas suelen preferir posturas verticales. Caminan, cambian frecuentemente de posición, en busca de una armonía (entendida como «no oposición») entre el ritmo interno de la contracción y la postura del cuerpo. La mujer responde a los dolores lumbares abandonando la cama y eligiendo posiciones que reduzcan la presión del útero contra la columna vertebral, como las posturas a gatas, de rodillas o en cuclillas, con una ligera inclinación hacia el frente, o simplemente apoyándose en una superficie o en su compañero. Una postura que proporciona alivio a algunas mujeres puede resultar totalmente inadecuada para otras. Durante la fase de expulsión, la mujer tiende instintivamente a empujar en posición vertical, sobre todo en cuclillas, a cuatro patas o de pie; a veces elige posturas asimétricas, que pueden parecer extrañas y muy incómodas.

La principal diferencia de una práctica obstétrica más atenta a las necesidades de la mujer y de la pareja reside en un cambio sustancial de la actitud de los facultativos. Aparte de demandar seguridad, las mujeres y las parejas que esperan un hijo solicitan otras muchas cosas. Ante todo, un respeto hacia los aspectos emocionales del nacimiento. La única respuesta en favor de esta demanda consiste en la reducción de la interferencia médica innecesaria en el embarazo y en el parto natural.

Permitir y favorecer la elección de posturas distintas de la supina durante las contracciones y el alumbramiento puede ser una etapa importante de esta trayecto-

ria, a condición de que no se convierta en una nueva e imprescindible regla que se imponga para dar a luz.

Un facultativo que acompañe a la mujer durante el periodo de contracciones puede condicionar y dirigir sus elecciones, a veces con sutileza, de un modo indirecto, proponiéndole métodos de ayuda que, en realidad, sólo son útiles para la persona que asiste a la mujer en ese momento.

Por estos motivos, la utilización de instrumentos nuevos para el parto, como sillas y banquetas obstétricas, muy extendida actualmente en ambientes alternativos, o que se proponen como tales, no representa una ampliación de las posibilidades ofrecidas a la mujer. Según el empleo que se les dé, podrían constituir la proposición de un modelo nuevo, pero igual que los anteriores si se impone como algo obligatorio.

DAR A LUZ EN EL AGUA

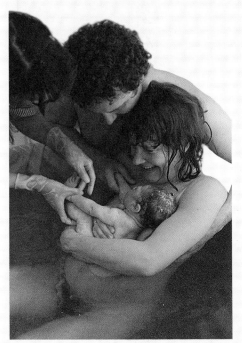

El parto en el agua, experimentado por primera vez en Rusia en los años sesenta, se practica hoy en muchos países. Actualmente, aparte de ser común en los partos en casa (la mayoría de las veces con pe-

queñas piscinas hinchables), en algunos países se está imponiendo también como otra manera de dar a luz en hospitales públicos.

Normalmente, el periodo de contracciones también tiene lugar en el agua. La mujer se sumerge en una pequeña piscina con agua tibia (entre 25 °C y 30 °C), que puede acoger también al padre o a quien la mujer desee tener a su lado.

La piscina de parto puede desempeñar un papel importante desde el punto de vista físico y psicológico. La menor fuerza de gravedad ayuda a sostener el peso del cuerpo, permitiendo a la mujer elegir las posturas que más cómodas le resulten. La inmersión en el líquido caliente durante el parto parece producir efectos benéficos también en lo referente al dolor de las contracciones. Los motivos de este efecto positivo no se han aclarado aún. Es probable un efecto de «distracción» del cerebro respecto a las sensaciones dolorosas, que viene determinado por el estímulo táctil que el agua ejerce en la piel. La mayor libertad de movimiento que tiene la mujer en

el agua, unida a la posibilidad de modificar la postura de parto, es otro factor beneficioso.

Las condiciones de salud del feto son seguidas con un detector subacuático del ritmo cardiaco fetal aplicado en el vientre de la madre.

En el momento del parto, el agua se pone a la temperatura del cuerpo materno. Nada más nacer, el niño permanece bajo el agua unos segundos y luego emerge y empieza a respirar.

Según experimentos llevados a cabo en los centros hospitalarios de algunos países, esta manera de dar a luz tiene la importante ventaja de reducir los daños en el perineo. La relajación muscular inducida por el agua hace que disminuya el riesgo de desgarros. Investigaciones realizadas en todo el mundo han desvelado que, con el parto en el agua, la madre y el niño corren menos riesgos de infecciones.

Algunas mujeres prefieren pasar en el agua sólo el periodo de contracciones, y en el momento del parto propiamente dicho (en la fase de expulsión) optan por salir de la piscina y dar a luz en la cama.

EL PARTO SIN DOLOR

A partir del siglo XVIII se ha intentado en varias ocasiones descubrir técnicas que hicieran desaparecer o aliviaran los dolores del parto. Esta búsqueda se ha desarrollado en dos direcciones: por un lado, utilizando técnicas que prescinden de los fármacos y se centran en la «naturalidad» del acontecimiento, y por otro, empleando métodos que recurren a la farmacología.

Entre las técnicas que no recurren a sustancias farmacológicas, aparte de las que prevén una preparación física durante el embarazo (ver pág. 66), se encuentran la hipnosis, la acupuntura y la anestesia eléctrica.

➤ En el parto en estado de hipnosis no interviene la voluntad de la mujer, que no tiene conciencia de lo que ocurre en su cuerpo y no puede ayudarse a sí misma

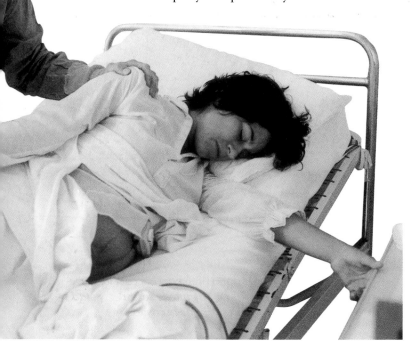

mediante una oportuna respiración, empujando, etc. En un estado de trance (sueño hipnótico) que la gestante es capaz de crear por sí misma (autohipnosis), el subconsciente actúa obedeciendo a la sugerencia recibida, la orden de no sufrir. La visualización forma parte de la preparación a la hipnosis: se induce a la gestante a imaginar situaciones y lugares agradables, tranquilos, que inviten a la relajación, liberando la mente de toda ansiedad y el cuerpo de sensaciones desagradables. La hipnosis induce una especie de disociación psíquica. El cuerpo continúa con la función que está desempeñando (contracciones, parto), y la mente está «en otro lugar», adonde la ha llevado la sugestión de las voces, la música, los recuerdos y la fantasía.

La práctica de la hipnosis requiere que las personas sean hipnorreceptivas (es decir, «sugestionables») y que el entorno sea favorable al método, ya que las posibles «resistencias» del ambiente reducen considerablemente las posibilidades de autohipnosis.

➤ La acupuntura es otra técnica que se emplea para aliviar el dolor en el parto. Se aplica en la fase de expulsión, y a veces se recurre a la electroacupuntura (una vez introducidas las agujas, se conectan a electroestimuladores de intensidad variable). La acupuntura se utiliza también para corregir la presentación podálica: según algunos estudios, con este método se registran altos porcentajes de éxito en «hacer que se gire» el niño.

➤ La anestesia eléctrica es una técnica analgésica bastante «particular» y poco conocida. Fue introducida en Francia en 1957 y se utiliza con frecuencia en Rusia y Japón. Mediante un electrodo colocado en la frente y dos detrás de las orejas, se hace pasar una corriente discontinua de poca intensidad pero de alta frecuencia. Con ella se consigue una reducción de la sensibilidad al dolor.

Otra opción es el empleo de fármacos. Hasta mediados del siglo XIX, el problema de recurrir a sustancias que aliviaran los dolores de parto se resolvía con la embriaguez. En 1847 se emplearon por primera vez en obstetricia el éter y el cloroformo, que provocaban un estado de inconsciencia. Estas sustancias fueron suministradas durante largo tiempo, pese a que su aplicación ocasionaba numerosos problemas, algunos de ellos letales para la mujer.

A partir de los primeros años del siglo XX, se utilizaron mezclas a base de morfina y escopolamina (anestesia parcial) que provocaban la desaparición del dolor y no la inconsciencia total. Pero esta narcosis también tenía inconvenientes. En cualquier caso, se aplicó hasta 1940, cuando dichas sustancias fueron sustituidas por peróxido de nitrógeno (que ya se empleaba desde 1933). En 1939 empezaron a aparecer narcóticos sintéticos (como el hipocloruro de meperidina), que tenían la ventaja de bloquear el dolor al principio de las contracciones y no afectar al niño.

En la misma época en que se afianzaban con dificultad las técnicas no ligadas a la farmacología, se elaboraban y se proponían (en las secciones de obstetricia) sistemas de anestesia con fármacos durante las contracciones y el parto. Con la eliminación pura y simple de todo lo desagradable

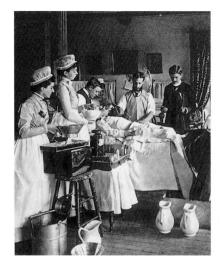

EL PADRE EN EL PARTO A LO LARGO DE LA HISTORIA

Hoy en día, en la mayoría de los hospitales, está permitida la presencia del padre en el momento del parto. La voluntad por parte del hombre de participar «activamente» en el nacimiento de su hijo resulta evidente por el alto porcentaje de asistencia de los futuros padres a los cursos de preparación al parto y de su presencia en la sala de parto.

Antiguamente, varias culturas elaboraron rituales para dar al hombre la posibilidad de involucrarse en el nacimiento a través de la covada

(término que procede bien de encovarse, *meterse en una cueva, o bien del francés* couvade, *que significa «incubación»).*

La costumbre de la covada *se impuso en Europa y en otros continentes, y asignaba al hombre, según la época y el lugar, diferentes funciones en el momento del parto.*

En la Antigüedad grecorromana, Diodoro de Sicilia, a propósito de los habitantes de Córcega, dijo: «Cuando una mujer da a luz nadie se preocupa de ella. En cambio, el hombre guarda cama du-

rante un cierto número de días, como si le doliera todo el cuerpo». Apolonio de Rodas hablaba acerca de ciertos habitantes del mar Negro que en el momento del parto se tumbaban en la cama lamentándose y haciéndose cuidar por las esposas. Marco Polo, en El libro de las maravillas, *narra: «Y cuando alguna mujer da a luz a un niño, el marido permanece en cama cuarenta días, se lleva al niño y se hace cargo de él; y hacen esto porque dicen que la mujer se ha afanado mucho en traerlo al mundo, y quieren que repose. Todos los amigos se reúnen junto a la cama y celebran fiesta juntos; la mujer se levanta de la cama, hace las tareas del hogar y sirve al marido en la cama».*

En la cultura griega, la costumbre de la covada *era extraña y considerada propia de pueblos inferiores. También el cuento de* Calandrino preñado (*Boccaccio,* El Decamerón, *IX, III) puede ser interpretado como una sátira de la* covada.

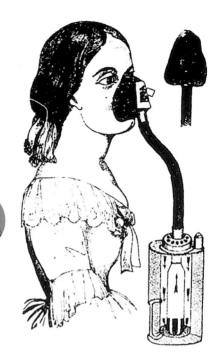

Aparato del siglo XIX empleado para administrar cloroformo.

que nos sucede mediante la ingesta de un fármaco se corre el riesgo de empañar sus efectos secundarios y de delegar en los técnicos, a través del fármaco, situaciones a las que nos deberíamos enfrentar con nuestros propios recursos. Además, a menudo se abusa del empleo de anestésicos. En los años cuarenta, con el pretexto de aliviar los dolores a la parturienta que daba a luz, se «experimentaba» con frecuencia la validez del fármaco o de las convicciones personales del médico (y a veces se administraba el medicamento sin explicarle nada a la mujer).

LAS TÉCNICAS FARMACOLÓGICAS

Existen dos grupos de fármacos:
- los pertenecientes al primer grupo actúan a nivel de la corteza cerebral: sedantes (ralentizan la actividad mental); narcóticos (inducen un estado de relajación, indiferencia, euforia o apatía, según las reacciones individuales); amnésicos (provocan la pérdida de memoria);
- los del segundo grupo impiden que las sensaciones lleguen a los centros nerviosos superiores, y, a diferencia de los del primero, no alteran el estado de consciencia.

Estos fármacos se inyectan a nivel de la columna vertebral con dos técnicas posibles: epidural (o peridural, o extradural) y subdural (o espinal),

EL RIESGO DE NO SENTIR DOLOR

En todas las sociedades preindustriales existían rituales de iniciación, con los que el hombre se sometía voluntariamente a zozobras y sufrimientos con el fin de potenciar sus propias fuerzas físicas y mentales. En la vida de las mujeres existen también circunstancias de «cambio y crecimiento» acompañadas de sensaciones de desazón: menarquia, desfloración, parto, menopausia. Y también para ellas surgieron rituales de iniciación que ponían a prueba a las mujeres para que se volvieran «más fuertes y más sabias».

En función de esto, la eliminación farmacológica del dolor podría ser considerada la pérdida de una «ocasión» para descubrir las propias fuerzas, tomar conciencia de sí misma y salir vencedora de la que se ha llamado en varias ocasiones «la batalla de las mujeres».

Del libro El dolor del parto, escrito por V. Schmid, extraemos las siguientes palabras acerca del dolor:

«La analgesia farmacológica confirma a la mujer que su cuerpo es una máquina que funciona mejor con el soporte tecnológico y se fundamenta en la separación entre cuerpo y mente. Se convierte así en un ritual que refuerza el desconocimiento del proceso de reproducción. En nuestra sociedad, la sensibilidad hacia el propio cuerpo, la unidad de funciones corporales y experiencias emocionales, de madre e hijo, el carácter rítmico del dolor y la capacidad de transformarlo no pueden ser ya puntos de referencia y de interés, por-

que recuerdan nuestra dependencia de la naturaleza, nuestra vulnerabilidad, nuestra desnudez frente a los procesos esenciales de la vida. La tecnología quiere controlar la naturaleza, ponerla a su servicio y ocultar nuestra debilidad original. Por tanto, trata de eliminar el dolor. Pero, en realidad, la analgesia no es una elección, sino una trampa. Las posibilidades modernas de los analgésicos están creando un nuevo tipo de prisión para las mujeres: la prisión de la no-conciencia, de las sensaciones atenuadas, de la amnesia, de la pasividad total. Huir del dolor físico o psíquico es un mecanismo peligroso, que nos evita tomar contacto no sólo con las sensaciones dolorosas, sino también con nosotras mismas».

según el nivel de las membranas medulares en las que se inyecta el fármaco. Estas dos técnicas pueden ser empleadas para suprimir el dolor tanto en el parto por cesárea como en el espontáneo (por tanto, brindan la posibilidad de realizar una eventual cesárea sin tener que esperar el tiempo que requiere la preparación de una anestesia, ya que basta administrar los fármacos apropiados a través del catéter ya colocado).

También se emplean fármacos anestésicos en la técnica de bloqueo paracervical. En este caso el anestésico se inyecta junto al cuello del útero para impedir que los impulsos dolorosos asciendan hacia los centros superiores.

Todas las técnicas farmacológicas entrañan peligros de «manipulación» por parte del personal de maternidad. Es fácil rendirse a la farmacología ante los problemas que puede plantear el parto, pero el nacimiento de un hijo es un acontecimiento demasiado importante en la vida de la mujer y de la pareja como para que se le dé una respuesta exclusivamente farmacológica.

Evidentemente, los fármacos pueden ser una ayuda adecuada, pero si se abusa de ellos se corre el riesgo de que el parto se convierta en algo «ajeno» a la mujer.

El caso extremo es la anestesia general, con la que la madre no se da cuenta en absoluto de cómo da a luz a su hijo. Es cierto que se elimina el dolor, pero también se suprimen todas las etapas y los matices que conducen, dentro de un proceso relativamente largo, a adquirir plena conciencia de lo que está sucediendo y comenzar un «conocimiento» entre madre e hijo.

LA EPIDURAL

Uno de los métodos analgésicos más utilizados actualmente es la anestesia epidural.

Se introduce un pequeño catéter en el espacio que rodea las membranas medulares, en la columna vertebral, que se fija a la espalda de la mujer y su efecto se mantiene durante todo el parto. A través de ese catéter se pueden administrar a la parturienta, en dosis sucesivas, los fármacos necesarios para atenuar la sensación de dolor en la parte inferior del cuerpo.

El debate sobre la conveniencia de aplicar la anestesia epidural a todas las mujeres que lo soliciten, con independencia de los motivos médicos que a veces la recomiendan, está abierto. En algunas clínicas la epidural se aplica a todas las mujeres que lo soliciten, y en otras sólo cuando la comadrona y el médico consideran que es útil para la progresión de las contracciones.

Las situaciones en las que está indicada la analgesia, en el ámbito estrictamente médico, son:

- *particulares condiciones de estrés psicológico y emocional de la mujer;*
- *rigidez anormal del cuello del útero;*
- *patologías maternas específicas (como preeclampsia, patologías cardiorrespiratorias, etc.).*

Si, por un lado, la anestesia ofrece a la mujer la ventaja de dar a luz sin sufrir, por otro la expone inevitablemente a una serie de riesgos y posibles complicaciones (relacionadas con la anestesia). A ello se añaden algunas desventajas en el plano del desarrollo del parto:

- *la actividad contráctil se inhibe, y a menudo resulta necesario recurrir a la estimulación con oxitocina;*
- *el tono muscular se reduce, y esto puede dificultar el movimiento de rotación del feto para adoptar la postura correcta (lo cual alarga el parto y entraña mayor riesgo de tener que recurrir al empleo de ventosa);*
- *el porcentaje de partos en los que es preciso recurrir a la ventosa o a la episiotomía se triplica respecto a aquellos sin analgesia;*
- *el número de cesáreas se duplica;*
- *el periodo de expulsión se prolonga: de hecho, la mujer no siente el deseo de empujar (pujo) y tiene dificultad para controlar sus músculos abdominales; en algunos casos la analgesia se suspende en la fase final para permitir a la mujer empujar, pero de esa manera el dolor aparece de repente y con intensidad, no de forma gradual, resultando aún menos tolerable para la mujer.*

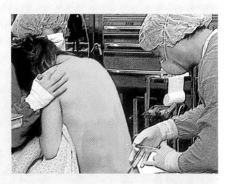

EL PARTO

Las modificaciones de los niveles hormonales en el organismo materno, vinculados a fenómenos de «envejecimiento» de la placenta, y la consiguiente activación de determinadas hormonas hipofisarias interrumpen el estado de «reposo» del útero y estimulan su musculatura: se prepara el momento del nacimiento.

Aún no se conocen exactamente las causas que ponen en marcha el mecanismo del parto. Es muy probable que en este proceso participe activamente el feto.

En los últimos 10-15 días antes del parto se pueden identificar señales que anuncian que el nacimiento está próximo. La mujer advierte una constante sensación de pesadez y molestias en el bajo vientre: es la cabeza del niño (en el 95% de los casos, ésta es la parte que se presenta) adaptándose a la entrada de la pelvis; esto da lugar a la bajada del vientre y a una mayor facilidad de la madre para respirar (al aumentar el espacio disponible para los movimientos del diafragma).

También aumenta el peso de la vejiga, por lo cual es más frecuente la necesidad de orinar. Los movimientos fetales se han reducido considerablemente. En algunos momentos, el abdomen se endurece, sin provocar dolor:

son pequeñas contracciones que preparan el segmento inferior del útero.

Cuándo dirigirse al hospital

Para la mujer, sobre todo en el primer embarazo, es difícil decidir cuándo ha llegado el momento del ingreso hospitalario, ya que se debate entre el temor de llegar tarde, con el parto ya iniciado, y el de adelantarse demasiado. Además, si se llega muy pronto, se corre el riesgo de pasar demasiado tiempo ingresada inútilmente. Aunque la prudencia aconseja siempre, en caso de duda, consultar con el médico, conviene saber que no es necesario «correr» al hospital: hay tiempo suficiente para dirigirse a él con calma, porque la fase de contracciones y el parto duran varias horas, no unos minutos.

Es recomendable dirigirse al hospital cuando se verifican estas circunstancias:
- presencia de contracciones regulares, que se repiten cada 5 minutos;
- rotura de las membranas, con pérdida de líquido amniótico, aunque no se produzcan contracciones.

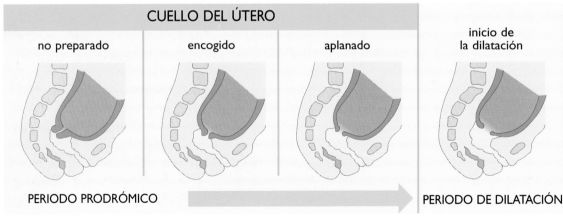

CUELLO DEL ÚTERO

no preparado · encogido · aplanado · inicio de la dilatación · dilatación completa

PERIODO PRODRÓMICO · PERIODO DE DILATACIÓN

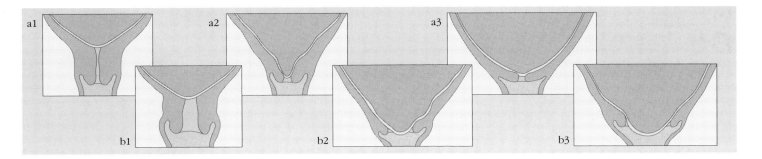

LOS PRIMEROS SÍNTOMAS

Gradualmente, las contracciones se vuelven regulares (actividad contráctil coordinada) y rítmicas, y son percibidas como una sensación de molestia que va aumentando hasta resultar dolorosa. Es el comienzo del periodo llamado prodrómico.

Por término medio, esta fase tiene una duración de ocho horas si la mujer es primeriza y de cinco si ya ha dado a luz anteriormente. Pero es difícil establecer con precisión el momento de inicio de esta fase porque el dato en el que se basa es la percepción dolorosa de la con-

tracción, y es evidente que se trata de un dato totalmente subjetivo, sentido de forma distinta por cada persona.

El dolor se localiza generalmente en la zona sacrolumbar, es decir, en la parte inferior de la espalda. Al principio de este periodo se suele producir la expulsión de la secreción gelatinosa que se había acumulado en el canal uterino (tapón mucoso), a menudo acompañada de una pequeña pérdida de sangre: es el primer signo de las modificaciones mecánicas (acortamiento) que se están produciendo a nivel del cuello del útero. Las contracciones se vuelven progresivamente más intensas y más largas: la fuerza ejercida en el cuello del útero va determi-

Arriba, modificaciones del cuello del útero en las primíparas (a) y en las multíparas (b).

LAS FASES DEL PARTO	
Periodo prodrómico unas 8 horas en las primíparas y 5 en las multíparas	- las contracciones se vuelven rítmicas y dolorosas; - el cuello del útero se encoge hasta aplanarse; - se expulsa el «tapón mucoso».
Periodo de dilatación unas 5 horas en las primíparas y 2-3 en las multíparas	- las contracciones uterinas se vuelven más intensas y frecuentes, y duran más tiempo; - la parte del niño que se presenta se adapta al cuello del útero y se encaja en él (es imposible empujarlo hacia arriba); - se rompe la bolsa amniótica (romper aguas); - la dilatación del cuello prosigue hasta completarse.
Periodo de expulsión una hora en las primíparas y menos de media hora en las multíparas	- a la fuerza de las contracciones uterinas, cada vez más intensas, se suma la fuerza que ejerce la mujer al empujar con la musculatura abdominal; - el niño desciende por el canal del parto: atraviesa la cintura pélvica, la vagina y la vulva, hasta que sale completamente.
Periodo de alumbramiento unos 10-30 minutos	- el útero, tras vaciarse, se contrae rápidamente; - la placenta se desprende y es expulsada al exterior junto con las membranas y el residuo del cordón umbilical (anexos fetales); - la contracción del útero asegura el corte de la hemorragia (hemostasis) a nivel de la superficie de implantación placentaria: el útero, endurecido y contraído, forma el «globo de seguridad».

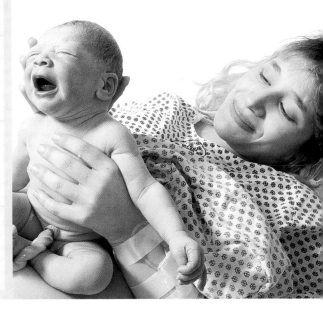

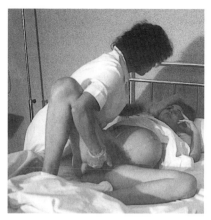

nando su acortamiento, hasta aplanarlo («desaparición» del cuello uterino).

En la fase de contracciones, el cuello del útero es la parte del cuerpo de la mujer que más se modifica. En primer lugar, debe «centrarse», es decir, desplazarse de la posición posterior que ocupa normalmente a una más adelantada, central respecto al canal del parto. Al mismo tiempo comienza el «acortamiento» (o aplanamiento): el canal del cuello, que antes de esta fase mide 3-4 centímetros, se adelgaza gradualmente, hasta alcanzar un espesor de pocos milímetros. La «dilatación» es el fenómeno más evidente: un orificio al principio impenetrable pasa a convertirse en una abertura de 10 centímetros.

El aplanamiento y la dilatación del cuello del útero son fenómenos que se desarrollan de diferente manera en las mujeres que dan a luz por primera vez (primíparas) y en las que ya han tenido hijos (multíparas). En las primeras, la dilatación del cuello empieza cuando este está ya casi totalmente aplanado, y en las otras estos fenómenos se registran casi a la vez.

Este proceso suele ir acompañado de molestos trastornos gastrointestinales (náuseas y vómitos) causados por los cambios hormonales que preparan el parto y por la tensión emocional.

LAS CONTRACCIONES

La contracción del útero es involuntaria (no puede ser controlada por la voluntad de la mujer), peristáltica (con una evolución ondulatoria: fase creciente, acmé, fase decreciente), intermitente (alterna fases de contracción y de relajación) y dolorosa durante el parto.

Existen varios tipos de contracciones:
- gravídicas de baja frecuencia e intensidad; no son regulares ni dolorosas. Se presentan a menudo durante la gestación y no suelen tener un significado especial. En cualquier caso, es conveniente informar al médico para que las identifique correctamente;

- de preparto: son contracciones típicas de las últimas semanas de gestación; tienen más frecuencia e intensidad que las gravídicas, hasta el punto de ser percibidas por la mujer como una molestia. En al-

gunos momentos adoptan una evolución cíclica regular. Preparan la porción inferior del útero para el parto;

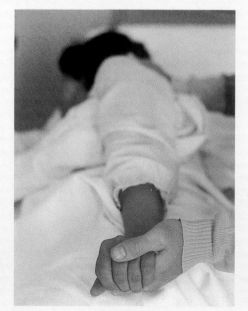

- de los periodos prodrómico, de dilatación y de expulsión: son cada vez más regulares y dolorosas, y tienen una frecuencia y una intensidad crecientes: inauguran el proceso del parto y culminan con la salida del niño al exterior;

- de alumbramiento y posparto: son de una frecuencia y una intensidad considerables, similares a las que tienen lugar en el periodo de expulsión, pero no dolorosas. Determinan el encogimiento del útero y la consiguiente expulsión de los anexos embrionarios (formación del globo de seguridad);

- del puerperio: de frecuencia e intensidad decrecientes, pueden ser percibidas también como dolor (sobre todo en las multíparas); se verifican principalmente durante la lactancia y son consecuencia del estímulo provocado en el pezón por la succión del lactante.

LA COMUNICACIÓN DURANTE EL PARTO

No sólo nos comunicamos mediante las palabras, también por medio de las miradas, los gestos, la mímica facial, la postura, la distancia entre nosotros y los demás y la modulación de los contenidos verbales. Con tantas posibilidades de comunicación es imposible no comunicarse.

Franca Pizzini realizó un atento análisis de los procesos de comunicación en las salas de parto de varios hospitales (grandes y pequeños), del cual se desprende que:
- es difícil que el personal dirija mensajes directamente a la mujer que da a luz. «El diálogo entre el personal excluye a la mujer, porque se habla de ella sin dirigirse a ella, tal vez designándola en tercera persona»;
- los mensajes se producen principalmente entre el personal (médico, comadrona, enfermeras): «en el territorio del hospital, el personal, y no la mujer que está dando a luz, resulta ser el protagonista»;
- el contenido de los mensajes hace referencia a los asistentes sanitarios o a la organización hospitalaria;
- se tiende a considerar «exagerados» los lamentos de la mujer que está sufriendo realmente y reclama información que la tranquilice;
- en consecuencia, los mensajes tranquilizadores a la mujer son raros y superficiales o paradójicos.

En los hospitales, donde el trabajo se convierte en pura rutina, se tiende a mantener las distancias con la paciente, entendida como cuerpo y como sujeto que expresa emociones. Con otras palabras, se tiende a convertir el cuerpo en un objeto sobre el que trabajar. En la mayoría de los casos, la comunicación que se establece con la mujer tiene por objeto satisfacer exigencias de funcionamiento para facilitar el «resultado» parto, ignorando casi total-

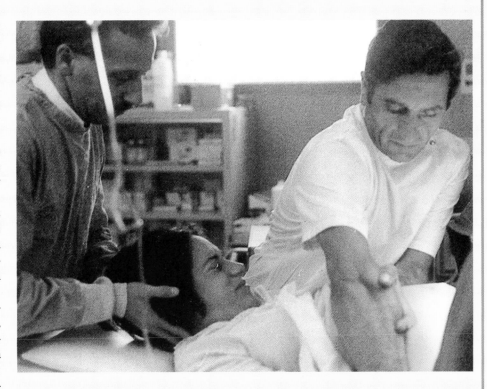

mente a la persona con la cual se ha de alcanzar un objetivo común.

Entre el personal sanitario existe una tesis de tipo racional que afirma que una vez que se tiene la información exacta de un fenómeno, este tiende a no generar ansiedad. Así pues, durante las contracciones y el parto se intenta dar información exacta sobre lo que está sucediendo. Pero en esos momentos lo realmente importante no es lo que se dice, sino cómo se dice en esa relación que se ha establecido entre el personal sanitario y la mujer. También es importante cuándo se da la información: generalmente sigue a la acción sanitaria, en lugar de precederla.

Hay una serie de comunicaciones referidas a la manera de llevar a cabo las acciones necesarias para el cumplimiento del parto: respirar, empujar, sentarse, relajarse, tumbarse, cambiar de posición, etc. Estas pueden ser expresadas de diferentes maneras, haciendo que la mujer las perciba como «sugerencias» o como «órdenes» severas e incluso agresivas. A esta última categoría pertenecen las amenazas, las recriminaciones, los reproches: si la mujer no responde al modelo de la «buena paciente» es menos aceptada y recibe continuas amonestaciones. Esto puede suceder si la mujer se mueve continuamente por los dolores o si no recuerda bien lo que ha aprendido en el curso de preparación al parto.

La presencia de la pareja en la sala de parto es importante para la mujer y puede facilitar la comunicación entre el personal médico y la parturienta.

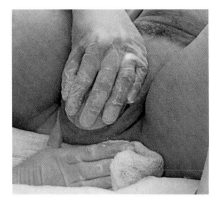

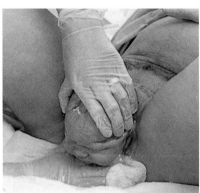

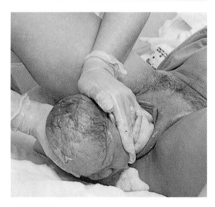

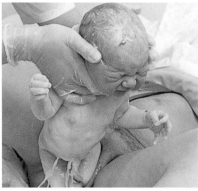

EL PERIODO DE DILATACIÓN

Se entiende por periodo de dilatación la fase posterior al aplanamiento del cuello, en la que el orificio uterino empieza a abrirse. A veces se registra ya una primera dilatación en la fase prodrómica, coincidiendo con el acortamiento, pero, normalmente, la dilatación no comienza hasta que este haya concluido.

Posteriores contracciones más frecuentes y prolongadas (cada 2-3 minutos y de 1 minuto de duración) llevan a la completa dilatación del cuello del útero, que llega a alcanzar los 10 cm de diámetro. La sensación dolorosa se intensifica, se expande y llega a afectar a toda la pared inferior del abdomen. Durante el periodo de dilatación tienen lugar otros dos fenómenos: la rotura de la bolsa amniótica en la que se ha desarrollado el feto (rotura de las membranas) y el descenso de la cabeza del niño por el canal del parto (pregresión de la parte presentada).

Rotura de las membranas

Popularmente se conoce como romper aguas. Las membranas se rompen por la fuerte presión a la que están sometidas: debido a las contracciones y a la desaparición del cuello, toda la presión ejercida por la fuerza de expulsión (transmitida por el líquido amniótico y por la parte presentada) se aplica en estas membranas, que acaban rompiéndose. En teoría, la rotura se produce cuando se ha completado la dilatación, pero se ha comprobado que las membranas pueden romperse en varios estadios de dilatación, sin que esto suponga un peligro para el niño. En algunos casos, si es necesario acelerar la fase de las contracciones, la rotura de las membranas es practicada por quien asiste al parto (amniorexis).

Progresión de la parte presentada

En las mujeres primerizas, el encajamiento de la cabeza del feto, es decir, el paso de su diámetro mayor (diámetro biparietal) por el estrecho superior de la pelvis, se produce generalmente antes de comenzar las contracciones, en los últimos días de embarazo. En cambio, en las mujeres que ya han dado a luz, es frecuente que la cabeza no se haya encajado siquiera cuando la fase de contracciones está avanzada: esto no significa que el parto no avance regularmente, pues es una consecuencia lógica e inocua del hecho de que las paredes de la multípara, menos tónicas, ejercen menos presión y empuje sobre el feto.

Después de la progresión comienza el periodo de expulsión. Las imágenes de la izquierda ilustran sus distintas fases: la cabeza del niño asoma por el orificio vulvar y luego sale completamente con la nuca dirigida hacia arriba. Tras una posterior rotación del cuerpo, cuando los hombros han superado el anillo vulvar, el niño sale con rapidez, sin obstáculos.

CÓMO SE PRESENTA EL NIÑO

Dentro del útero, el feto adopta una postura encogida: la cabeza está flexionada sobre el tronco, los brazos están doblados y cruzados, y las piernas, también dobladas, se cruzan por delante del vientre. En conjunto, adquiere una forma más o menos ovoide para adaptarse a la cavidad uterina que lo acoge. Es una postura longitudinal respecto al útero, ya que el eje de su cuerpo es paralelo a él.

Llegado el momento del nacimiento, el niño puede presentarse en el canal del parto de varias maneras: normalmente con la cabeza (presentación cefálica), pero a veces también con los pies, las nalgas o los hombros. En la presentación cefálica, la más correcta, fisiológica y frecuente (el 95% de los partos), el feto flexiona la cabeza apoyando la barbilla en el tórax (presentación de vértice). Pero a veces la cabeza está flexionada de forma incompleta o incluso inclinada hacia atrás (presentación de bregma, de frente, de cara).

La presentación de vértice es la más apropiada para el parto porque el niño adapta su cuerpo al diámetro de la pelvis materna, adoptando una posición que facilita al máximo su paso por el canal. Todas las demás presentaciones pueden obstaculizar el desarrollo normal del parto, y en ocasiones requieren que se practique una cesárea (esta intervención es indispensable en las presentaciones de cara, de frente y de hombros).

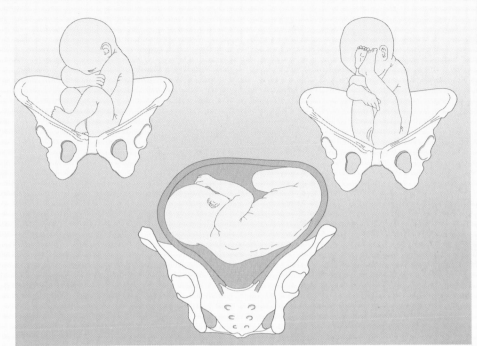

Arriba, posibles presentaciones (podálica completa, de nalgas y transversa) del feto próximo a nacer en la pelvis materna; abajo, presentación cefálica del feto en las variedades de vértice (A), de bregma (B), de frente (C) y de cara (D).

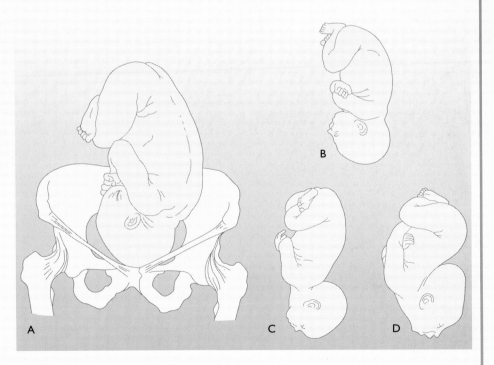
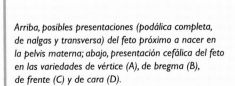

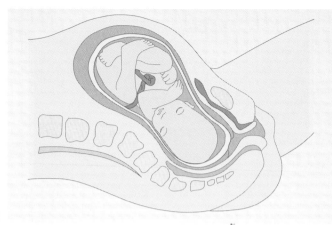
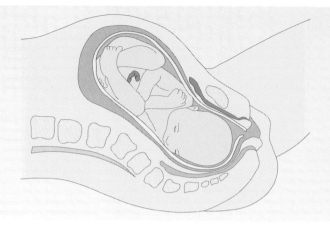

El periodo de expulsión

Cuando se ha completado la dilatación, en algunas mujeres se puede observar la llamada «fase latente»: un periodo de pausa, con contracciones más suaves y distanciadas, que les permite descansar. Después, la presión que ejerce en los tejidos la cabeza del feto adentrándose en el canal del parto genera en la madre una irresistible necesidad de empujar (pujo): así comienza el periodo de expulsión. Las contracciones uterinas se vuelven más intensas y prolongadas, aunque en algunos casos la mujer parece tolerar mejor el dolor, probablemente porque se siente aliviada al ver que se acerca el momento del parto y, al mismo tiempo, comprometida e involucrada en la

EL CANAL DEL PARTO

El canal del parto está constituido por la cintura ósea de la pelvis menor revestida de sus partes blandas. Estas últimas se distienden fácilmente y no ofrecen resistencia al avance del feto, mientras que los huesos de la pelvis menor, rígida y casi totalmente inmóvil (salvo el coxis y el pubis, que pueden desplazarse y dilatarse parcialmente), representan el principal obstáculo y exigen que el cuerpo del niño se adapte constantemente para superar las irregularidades del canal óseo. Este, en conjunto, puede ser comparado con un cilindro irregular combado hacia adelante, cuya pared anterior mide 4-5 cm, y la posterior, 12-13 cm aproximadamente.

El primer obstáculo a salvar es el estrecho superior (la entrada a la pelvis menor). El niño debe adaptar la postura de su cabeza al diámetro mayor del estrecho superior, que es el llamado oblicuo.

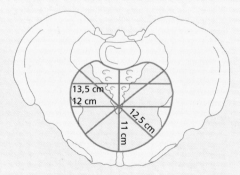

El segundo obstáculo (estrecho medio) lo constituye la protuberancia de las espinas isquiáticas a los lados del canal: por tanto, el diámetro oblicuo no es ya el más idóneo, y el niño debe girar su cabeza para adaptarse al diámetro antero-posterior.

El tercer obstáculo (estrecho inferior) representa la salida del canal óseo: los diámetros de esta porción son muy reducidos, pero aumentan gracias a la presión que ejerce la cabeza del niño en el coxis materno, que se desplaza hacia atrás. También en este caso, el diámetro antero-posterior es el más adecuado.

Canal del parto: vista superior y sus diámetros en la pelvis normal.

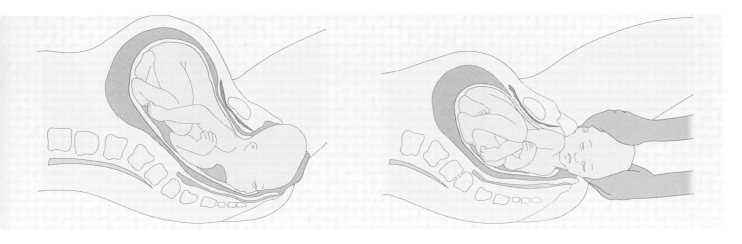

coordinación de sus propios esfuerzos para llegar a la expulsión.

Así pues, como muestra la secuencia de dibujos, bajo la doble fuerza de las contracciones uterinas y el empuje ejercido por la madre con su abdomen, el niño flexiona el cuello apoyando la barbilla en el pecho y colocando la nuca en dirección a la salida. Al principio del canal del parto, el niño aprovecha el espacio para poder avanzar adaptándose al diámetro oblicuo de la pelvis. Llegado a la mitad del canal (estrecho medio), realiza un pequeño giro (rotación interna) para mantener el camino lo más amplio posible (en este caso es el que ofrece el diámetro antero-posterior). Tras realizar este último movimiento, la nuca del niño se encuentra por debajo del pubis mater-

no y empieza a asomar por los genitales externos (orificio vulvar), distendiendo sus tejidos. Con un rápido movimiento de extensión, la cabeza se levanta y sale al exterior, con la nuca dirigida hacia arriba. A continuación, el niño efectúa otro giro con el cuerpo, y también los hombros logran atravesar el anillo vulvar: el resto del cuerpo del niño sale deprisa, sin encontrar resistencia.

El niño ha nacido, pero permanece unido a la madre por el cordón umbilical, que es cortado y atado inmediatamente después. Con la brusca entrada de aire en sus pequeños pulmones comienza la vida autónoma del nuevo ser.

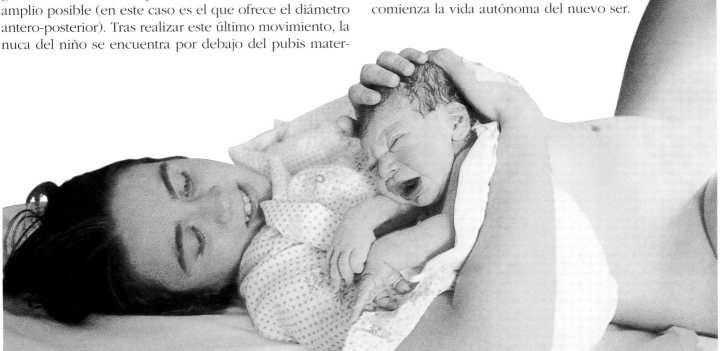

El alumbramiento

Una vez que ha nacido el niño, las contracciones continúan, aunque no son percibidas como dolorosas, para reducir las dimensiones del útero ya vacío. La placenta, cuyos tejidos no son elásticos, no se reduce al mismo tiempo que la pared del útero: el rozamiento de las dos superficies entre sí determina el desprendimiento progresivo de la placenta, que es expulsada finalmente junto con las membranas que envolvían al feto. La expulsión de la placenta, de las membranas y del cordón va acompañada siempre de una pérdida de sangre (unos 200-300 cm³), debida a la repentina separación de la placenta de los vasos sanguíneos uterinos que la alimentaban. Pero la

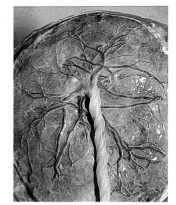
Placenta y cordón umbilical.

interrupción de la hemorragia está asegurada por la inmediata y enérgica contracción de las fibras musculares de la pared uterina (miometrio), que cierran los vasos «estrangulándolos». El útero se contrae cada vez más, hasta adoptar una consistencia dura y compacta, dando lugar al llamado globo de seguridad. El conjunto de estos procesos, llamado alumbramiento o periodo placentario, se suele producir cuando han transcurrido unos 20 minutos desde el nacimiento. Es importante controlar que la placenta ha salido íntegra y no quedan fragmentos de ella en el útero, que podrían impedir una buena hemostasis y provocar hemorragias e incluso infecciones. La observación de la placenta permite confirmar también la salud del niño en la gestación.

Evaluación del bienestar del niño durante el parto

Para averiguar el estado de salud del feto durante la gestación existen diversos métodos. En cambio, cuando llega el momento del parto, hay pocos instrumentos que informen sobre cómo reacciona el niño al estrés de las contracciones. El más utilizado es el cardiotocógrafo, mediante el cual se detecta el ritmo cardiaco fetal, aunque la interpretación de los gráficos que se obtienen resulta difícil y está sujeta a valoraciones personales.

Otra prueba posible es la extracción de sangre del cuero cabelludo del feto, que proporciona informaciones muy precisas y objetivas. Pero se trata de una técnica invasiva, complicada y no exenta de riesgos. Además, la evaluación hace referencia exclusivamente al momento de la extracción, por lo que puede ser necesario repetirla varias veces. Por este motivo, es una técnica en desuso que se utiliza en raras ocasiones.

Actualmente se está estudiando un nuevo tipo de indagación: la oximetría por impulsos. El oxímetro está constituido por un sensor capaz de dosificar la cantidad

de oxígeno presente en la sangre, que es colocado (como muestra el dibujo) sobre la mejilla del feto y envía continuas informaciones sobre el nivel de oxigenación a un monitor al que está conectado. Una saturación de oxígeno por encima del 30% es una garantía segura de bienestar fetal.

Es una evaluación de tipo «diagnóstico», que podría permitir superar la poca precisión ofrecida por la valoración del

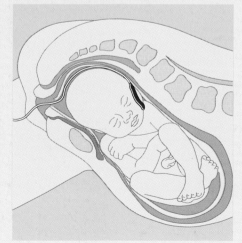

ritmo cardiaco fetal y que debería conducir a la eliminación de las cesáreas realizadas únicamente por una «duda» y que se han demostrado inútiles una vez ocurrido el nacimiento por las excelentes condiciones que presenta el niño.

Es una técnica que requiere aún muchos estudios encaminados a subsanar los defectos actualmente existentes, entre ellos:
- el sensor sólo se puede colocar eficazmente si la cabeza del niño está colocada de manera que sujete el sensor entre su mejilla y la pared pélvica materna, impidiendo que se deslice;
- la presencia de barniz caseoso o de líquido amniótico manchado de meconio puede impedir al sensor efectuar la lectura (sin embargo, es precisamente en estas circunstancias cuando resulta más apremiante la necesidad de información sobre el bienestar fetal);
- la cánula necesaria para insertar el sensor es de plástico semirrígido, sobresale de los genitales femeninos unos 20 centímetros, y resulta muy incómoda para la mujer.

Cuando surgen dificultades

La inducción del parto

En algunas circunstancias puede ser necesario provocar el nacimiento del niño sin esperar a que el parto se produzca de forma espontánea. Para ello se inducen las contracciones mediante la administración de fármacos específicos. Cuando es necesario actuar con más rapidez, antes de que los fármacos hagan efecto, se recurre a una intervención quirúrgica, la cesárea.

Los motivos por los cuales se procede con más frecuencia a la inducción del parto son:
- patologías maternas (como hipertensión o diabetes)
- una excesiva reducción del líquido amniótico
- la prolongación del embarazo tras la 42 semana
- la rotura de las membranas con más de 24-48 horas de antelación.

Los fármacos necesarios para provocar el parto se pueden administrar a la mujer por dos vías: intravenosa (mediante fleboclisis de oxitocina) o haciendo que los absorban las mucosas a nivel del cuello del útero (con aplicaciones de un gel que contiene prostaglandina).

En algunos casos, la simple aplicación del gel es suficiente: además de preparar el cuello del útero (relajándolo y estimulando las modificaciones necesarias), puede dar comienzo a una actividad contráctil regular. Sin embargo, es más frecuente que estos dos métodos deban combinarse: se empieza con la aplicación del gel y se continúa con la transfusión de oxitocina para acelerar e intensificar las contracciones.

Estas metodologías de inducción del parto han permitido a muchas mujeres evitar recurrir a la cesárea, eliminando todos los problemas físicos y psíquicos que conlleva una intervención quirúrgica. Pero estas técnicas también tienen algunos inconvenientes. Todo el proceso del nacimiento es más largo, al no producirse las contracciones preparatorias que preceden al comienzo del parto espontáneo y hacen que el útero se prepare paulatinamente.

Además, el uso de fármacos impone una atenta vigilancia de los efectos que provocan, tanto en la madre como en el niño. Por tanto, es necesario monitorizar el ritmo cardiaco del niño y controlar el tono uterino (con un cardiotocógrafo) durante todo el parto. Para la mujer, a la incomodidad de la aguja del gotero en el brazo y de las sondas en el abdomen se suma la consecuencia prácticamente inevitable de tener que permanecer inmóvil en la cama.

Estas inducciones farmacológicas no siempre dan resultado enseguida; de hecho, es muy probable que

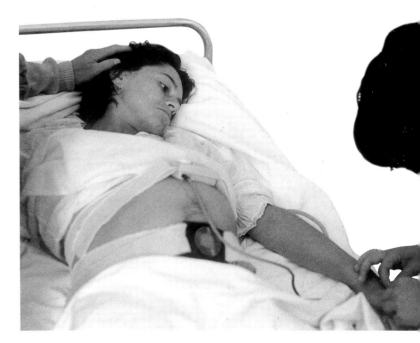

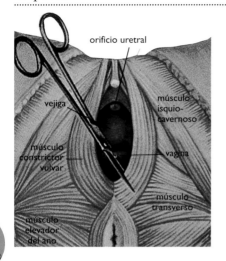

orificio uretral

vejiga

músculo isquio-cavernoso

músculo constrictor vulvar

vagina

músculo transverso

músculo elevador del ano

sea necesario repetir las aplicaciones de gel y del gotero. Y se pueden imaginar los dolores y las molestias que ocasiona la repetición de estas intervenciones a la mujer, que corre el riesgo de llegar al momento del parto propiamente dicho con la resistencia física y psicológica ya mermada. En algunos casos (afortunadamente pocos), estas intervenciones no surten efecto, y es preciso recurrir a la cesárea.

Todo esto hace entender la necesidad de evaluar siempre con mucha atención la conveniencia o no de recurrir a estas inducciones artificiales del parto, para evitar imponer limitaciones o sufrimientos inútiles a mujeres que habrían podido dar a luz espontáneamente. En definitiva, debe hacerse en cada ocasión un correcto cálculo de los costes/beneficios: los riesgos prevenidos y eliminados deben compensar con creces los trastornos padecidos por la madre.

LA EPISIOTOMÍA

La episiotomía, introducida en la primera mitad del siglo XVIII, entró a formar parte progresivamente de la práctica obstétrica, hasta el punto de ser una intervención que se realiza a la mayoría de las mujeres que dan a luz por primera vez. Consiste en una incisión efectuada con unas tijeras adecuadas en el anillo vulvar, con el fin de ensanchar la entrada de la vagina.

RECOMENDACIONES DE LA ORGANIZACIÓN MUNDIAL DE LA SALUD (OMS)

- *No son necesarios el rasurado del pubis ni el enema antes del parto.*
- *Las embarazadas no deberían adoptar la posición litotómica durante las contracciones y el parto.*
- *No está justificada la episiotomía sistemática. Deberían evaluarse y aplicarse eventualmente otros métodos de protección del perineo.*
- *El parto no debería ser inducido por «conveniencia» (y ninguna región debería registrar tasas de partos inducidos que superen el 10%).*
- *Durante el parto se debería evitar la administración sistemática de analgésicos o anestésicos.*
- *Ningún dato científico justifica la rotura artificial de las membranas en un estadio precoz del parto.*

- *No existen pruebas de que sea necesaria la cesárea en una mujer que ya se ha sometido a una con corte transversal del segmento.*
- *No hay pruebas de que la monitorización fetal de rutina durante el parto tenga un efecto positivo en el desenlace de la gestación. Se debería recurrir a la monitorización electrónica del feto sólo en situaciones clínicas cuidadosamente seleccionadas y en los partos provocados.*
- *Cuando el estado de salud de ambos lo permite, el niño debe permanecer junto a la madre. Ninguna prueba justifica la separación de un recién*

nacido en buenas condiciones de su madre.
- *El bienestar psicológico de la madre debe estar asegurado por la presencia de una persona de su elección durante el parto, y por la posibilidad de recibir libremente visitas durante el posparto.*

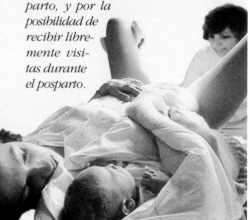

Se lleva a cabo cuando la cabeza del niño ejerce presión contra los tejidos del perineo para asomarse al exterior, y se teme que la presión pueda provocar desgarros, estiramientos musculares (que, según algunos, predisponen al prolapso uterino) o traumatismos craneales al niño. Pero se han disipado muchas dudas acerca de la eficacia real de la episiotomía en la prevención de estos riesgos, y las investigaciones más recientes coinciden en afirmar que el recurso rutinario a esta práctica (muy extendida aún en algunos hospitales) está totalmente injustificado. Tampoco hay que olvidar que la mujer que se somete a ella sufre a menudo unas molestias adicionales en el momento del parto y en las semanas siguientes. Por ejemplo, son frecuentes las dificultades para adoptar ciertas posturas, el dolor en las relaciones sexuales, la necesidad de someterse a medicación regular, el riesgo de contraer infecciones, etc.

LA VENTOSA

Se trata de una copa metálica (o de plástico) conectada a una bomba para hacer el vacío; al accionar la bomba la ventosa se adhiere a la cabeza del niño. A continuación se puede ejercer sobre ella una pequeña tracción para ayudar al niño a avanzar y salir al exterior.

Es una técnica lenta, que requiere varios minutos para ser realizada (por eso no se utiliza en casos de urgencia), pero indispensable cuando no se producen contracciones uterinas durante la fase de expulsión, si ésta tiene una duración excesiva, o cuando es necesario reducir los esfuerzos de la mujer (por ejemplo, si padece una cardiopatía o si se ha sometido a una cesárea anteriormente).

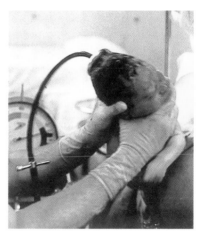

EL FÓRCEPS

Se trata de un instrumento que ha sido muy empleado en obstetricia. Sin embargo, se dejó de utilizar por los riesgos que entrañaba (traumatismos craneales, hemorragias internas, lesiones vasculares y nerviosas). Hoy día está indicado exclusivamente en caso de sufrimiento fetal agudo durante el periodo de expulsión o si la cabeza está mal encajada. Esto significa que puede ser utilizado cuando surge una urgencia repentina en el momento del parto y es necesario que el niño nazca lo antes posible: en esa situación, bastante rara, la incidencia de complicaciones ligadas al empleo de fórceps es muy reducida, a diferencia de lo que sucedía en el pasado, cuando se empleaba en las situaciones más dispares.

Hoy en día el instrumento del fórceps está formado por dos piezas articuladas cuya forma está diseñada para que se adapte a la cabeza del niño. Se introduce primero una pieza y después la otra, y luego se procede a la extracción gradual del feto.

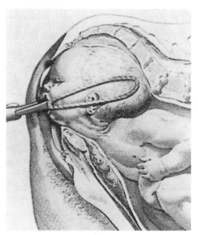

Dibujo de un parto con la ayuda de fórceps, s. XIX.

CUÁNDO HACER LA CESÁREA

Indicaciones absolutas:
- *Sufrimiento fetal*
- *Placenta previa*
- *Desprendimiento prematuro de placenta*
- *Desproporción entre el feto y la pelvis*
- *Anomalías de presentación (frente, cara, hombros)*
- *Prolapso del cordón umbilical y sus graves patologías*

Indicaciones relativas
(no siempre requieren cesárea)
- *Presentación podálica*
- *Embarazo prolongado más allá del término con sufrimiento fetal*
- *Algunas patologías maternas (diabetes, enfermedades renales, isoinmunización, tumores)*
- *Primer parto con la madre en edad avanzada.*

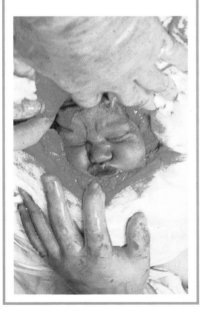

LA CESÁREA

Es una intervención quirúrgica durante la cual el feto es extraído abriendo el útero por el abdomen. Esta operación es necesaria cuando el nacimiento por vía vaginal resulta imposible o peligroso. Se practica una incisión en el vientre de la madre hasta el útero, se abre transversalmente con el bisturí el segmento inferior del útero, y en pocos minutos se extrae al niño.

Con el perfeccionamiento de las técnicas operatorias se ha recurrido cada vez con más frecuencia a la técnica del parto por cesárea. Tanto es así que actualmente ha surgido una polémica sobre el alto porcentaje de cesáreas efectuadas: en Estados Unidos se pasó de una frecuencia del 15% (1978) al 25% (1990); en España no hay ningún estudio que realice el seguimiento de las cesáreas ni datos actualizados al 2002. Lo que sí consta es el llamativo aumento de los partos abdominales (cesáreas), en relación con los partos por vía vaginal o naturales, que hoy suponen un 23% del total. En 1985, la Organización Mundial de la Salud (OMS) afirmó oficialmente que «no existe ninguna justificación en ninguna región geográfica para que se registre más del 10-15% de partos con cesárea».

Los médicos sostienen que sólo recurren a ella cuando es necesario, pero a todos los efectos la intervención se basa en una valoración personal y subjetiva. Un estudio realizado por un grupo de ginecólogos de Detroit ha demostrado que la actitud del médico que asiste al parto es lo que más influye en variar el porcentaje de partos quirúrgicos del 19% al 42%, con independencia del riesgo obstétrico o de otros factores. También en España se registra el mismo fenómeno, y se realizan más o menos cesáreas según los médicos: los porcentajes varían más con su traslado que con los cambios en la población o en las características del territorio.

El tocólogo moderno recurre a la cesárea con más frecuencia que un médico de la generación anterior, que consideraba como signo de profesionalidad un porcentaje de partos por cesárea inferior al 5% de los casos. Las razones del notable cambio de frecuencia en la tendencia a recurrir al parto quirúrgico son múltiples y difíciles de evaluar.

El más arraigado de los comportamientos clínicos que hacen referencia al parto por cesárea fue introducido en 1916, cuando Edwin B. Cragin enunció por primera vez, en la convención de la Eastern Medical Society de Nueva York, el principio clínico según el cual «cesárea una vez, cesárea siempre». Los médicos aceptaron rápidamente este concepto, y se constató que la mayoría de los partos quirúrgicos eran esas cesáreas repetidas. Con el paso del tiempo, se acumularon datos que demostraban que un parto natural después de uno por cesárea no sólo era posible, sino también seguro; así pues, empezó a imponerse el concepto contrario, es decir, la posibilidad de un parto natural después de uno por cesárea.

Ante la demostración de que ni la cesárea repetida (de hecho, muchos especialistas aplican aún al pie de la letra la frase de Cragin), ni el aumento medio de edad de las parturientas, ni las indicaciones estrictamente médicas pueden haber contribuido a un incremento tan llamativo en tan pocos años, surge la duda de qué factores sociales, culturales y, sobre todo, económicos, tanto de las pacientes como de sus tocólogos, han tenido –y tienen– importancia en la expansión del fenómeno.

Los principales factores que parecen provocar el constante incremento de cesáreas son:
- la mejora de las técnicas quirúrgicas
- el deseo (no siempre justificado con pruebas ciertas) de reducir el riesgo de mortalidad perinatal y complicaciones en el recién nacido
- la eliminación de las contracciones, que permite programar el nacimiento y aliviar los dolores de la madre
- la disminución del temor de los médicos y del personal no médico a ser acusados de negligencia o falta de

experiencia cuando un parto vaginal conlleva la realización de maniobras obstétricas arriesgadas
- la presión psicológica que la embarazada y sus familiares ejercen en el tocólogo. En este último punto no coincide todo el mundo. Algunos consideran legítimo complacer a la mujer que solicita la cesárea incluso sin haberla recomendado el médico, mientras que otros se muestran detractores de esa tesis, alegando motivos éticos (la mujer no se puede someter a una intervención quirúrgica que implica riesgos sin beneficios evidentes) y económicos.

En cualquier caso, frente a un aumento tan desmesurado de las cesáreas, un fenómeno típico de los países industrializados, los especialistas deberían evaluar siempre con atención sus decisiones en ese sentido.

LOS ORÍGENES DE LA CESÁREA

El término deriva del latín caeso utero, *que significa «útero cortado». La cesárea se remonta a una época tan antigua que no es posible conocer su origen ni saber por quién y cuándo fue realizada por primera vez. Lo que parece cierto es que primero se practicó en la mujer muerta con el fin de salvar al niño, y después de muchos siglos la práctica así concebida fue aplicada a la mujer viva, es decir, por el interés de la madre.*

La cesárea en mujeres fallecidas era una práctica habitual en la antigua Roma; es más, era obligatoria desde los tiempos de la lex regia. Dicha ley no sólo fue mantenida en la época cristiana, sino que, con el paso de los siglos, se fue adecuando a la mentalidad de cada época mediante nuevas disposiciones para asegurar el bautismo al recién nacido en caso de fallecimiento de la madre. Incluso los sacerdotes estaban obligados a realizarla, y por este principio fueron salvados miles de niños, entre los que figuran el almirante Andrea Doria y los reyes Eduardo IV de Inglaterra y Sancho de Navarra. En torno a 1500, la cesárea empezó a ser practica-

da en mujeres vivas. Este procedimiento se basaba en un fanatismo puramente medieval: el niño debía nacer «puro», es decir, sin contaminarse al salir por las vías naturales maternas.

En ese periodo surgieron muchas hipótesis en pro y en contra de la cesárea por la alta tasa de mortalidad materna, que alcanzaba valores realmente impresionantes: del 52% al 85%. La hemorragia de la pared uterina y la peritonitis debidas a la inexistente sutura del útero eran las principales causas de tan lamentable

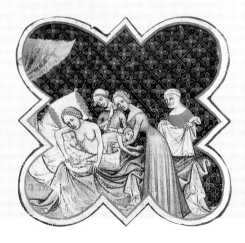

resultado. No sabemos con certeza quién practicó la primera cesárea a una mujer viva, pero muchos afirman que fue un tal Giacomo Nufer de Turgovia, de profesión castrador de cerdos, que la realizó felizmente en su propia esposa.

El obstetra italiano Eduardo Porro fue el primero en practicar con éxito una cesárea en una mujer viva. En 1861 decidió imponer que la cesárea fuera seguida de la extirpación del útero, con el fin de evitar tanto la hemorragia como la infección. Pero la operación, así concebida, provocaba siempre la esterilidad de la mujer.

No obstante, ese criterio siguió siendo considerado como «formidable, temible, extremo recurso de la obstetricia» hasta 1881, año en el que se consiguió efectuar y enseñar la sutura de la incisión uterina después de la cesárea.

Miniatura francesa del s. XIV que muestra un parto por cesárea.

Consejos del siglo XVI para el parto

En el siglo XVI se publicó en Alemania un libro titulado *Pequeño jardín de rosas de las mujeres y de las parteras,* cuyo autor firma con un nombre griego, Rhodion. El libro es una especie de informe de las prácticas empleadas en la Edad Media para ayudar a dar a luz.

«Se han de usar cosas calientes y húmedas, que las vuelvan suaves y deslizantes, y estas se administran por la boca o bajo los genitales, o se aplican por fuera como compresas y ungüentos. Ya sean estos el jugo graso de buena carne o de un pollo graso o de un capón. En los genitales se aplican las sustancias siguientes: grasa de gallo, de pato o de ganso, o un aceite cualquiera». Se recomendaba una especie de gimnasia: «[...] la mujer embarazada debe subir y bajar escaleras durante una hora y hacer movimientos gritando con fuerza. También conviene contener la respiración con la boca cerrada, porque así se ejerce presión en los intestinos, que se benefician también de una cauta gimnasia realizada, caminando y estando de pie más de lo normal. Esto favorece el parto y ayuda a la expulsión».

También contenía principios de higiene: «Cuando faltan diez días para el parto, no mucho más, o cuando la mujer encinta ha sentido ya un pequeño dolor, debe lavarse a diario con agua caliente, con mucha frecuencia en vez de durante un tiempo pro-longado [...], debe sumergirse hasta el ombligo con el fin de que esa parte del cuerpo se ablande. Pero en este periodo debe abstenerse de los baños públicos».

En el parto había que «aplicar la grasa en los genitales, levantando el cuerpo de manera que penetren más fácilmente». Se aconsejaba introducir en los genitales una yema de huevo con clara, y en ciertos casos, inhalar alguna sustancia que provocara el estornudo, como pimienta molida fina.

El medio más eficaz era la oración. Existía una plegaria que se debía recitar en la cama de la parturienta: «Ana engendró a María; María a Cristo nuestro Salvador; Isabel a Juan Bautista; que esta mujer pueda igualmente engendrar al niño que lleva en su vientre, ya sea varón o hembra». La plegaria se consideraba tan eficaz que, para no correr riesgos, se hacía salir de la habitación a las mujeres embarazadas, por temor a que dieran a luz antes de tiempo.

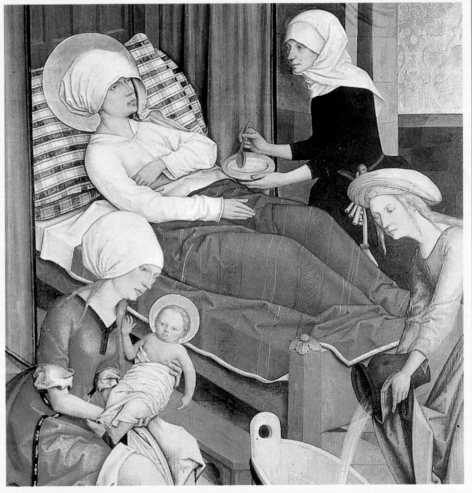

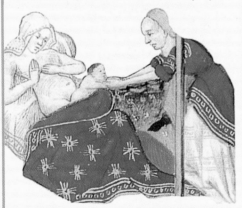

A la izquierda: miniatura extraída de un libro del s. XV; arriba, *El nacimiento de la Virgen,* detalle del retablo de Pfullendorfer.

EL RECIÉN NACIDO

*Nada más nacer, colocan al niño
sobre el vientre de la madre,
después lo secan y lo limpian.
A continuación, la comadrona evalúa
su grado de vitalidad, asignándole una
calificación especial, el índice Apgar.*

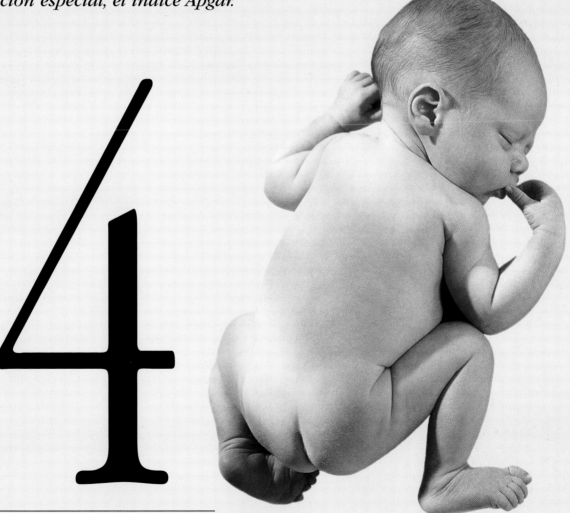

4

DESPUÉS DEL PARTO

Con la expulsión de la placenta comienza el puerperio, el periodo desde el instante inmediatamente posterior al parto hasta la reanudación del funcionamiento ovárico propio del periodo fértil de la mujer.

En esta fase, todas las modificaciones anatómicas y funcionales que se habían producido en el organismo durante el embarazo sufren una involución para volver en un plazo de tiempo relativamente corto a una situación sustancialmente igual que antes del embarazo.

Las dos horas posteriores al parto (posparto) constituyen una fase muy delicada del puerperio, durante la cual la mujer ha de estar bajo observación médica. En esas dos horas debe cumplirse el proceso de cierre definitivo de los vasos que irrigaban la placenta. Si esto no se produce de manera correcta, pueden aparecer graves (aunque raras) hemorragias.

La contracción de las fibras musculares uterinas (hemostasis mecánica) garantiza la primera detención de la pérdida hemática. Pero la certeza de que no se van a producir hemorragias sólo se tiene cuando se forman trombos (tapones producidos por el sistema de coagulación), que bloquean definitivamente la abertura de los vasos. A medida que el útero se relaja, disminuye la hemostasis mecánica y todo pasa a depender de la coagulación. La relajación uterina se puede comprobar observando el fondo del útero, que tras descender después del parto varios centímetros por debajo del ombligo (por la acción de

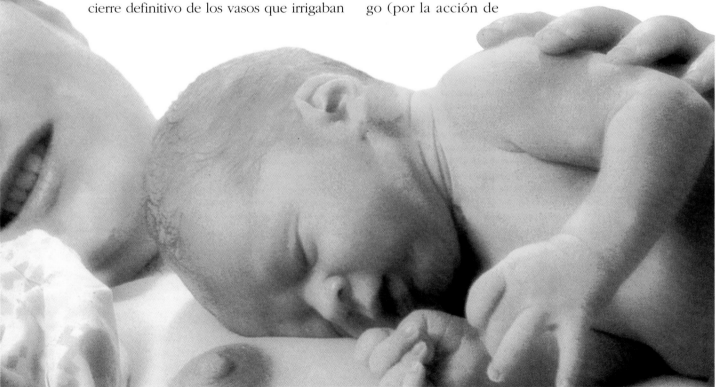

las contracciones), vuelve a ascender al día siguiente hasta sobrepasar esta línea.

La duración media del puerperio ronda las seis u ocho semanas, pero la reanudación de los ciclos menstruales puede retrasarse considerablemente en las mujeres que amamantan a su hijo (aunque, transcurridos seis meses, la ausencia de menstruaciones no se considera normal).

La primera menstruación tras el parto puede aparecer después de un tiempo variable. Los ciclos menstruales pueden ser irregulares durante algunos meses, y no en todos ellos se produce la ovulación. Pero también es cierto lo contrario: puede haber ovulación antes de la reaparición de las menstruaciones. Esto hace que sea necesaria la adopción de medidas contraceptivas en el momento de reanudar las relaciones sexuales (no hay que fiarse de la «teórica» protección que ofrece la lactancia materna) para evitar un nuevo embarazo, que sería de riesgo por su excesiva cercanía con el anterior.

PLACENTA: USAR Y TIRAR

Comerse la placenta

La «placentofagia» es una práctica común en todos los mamíferos, incluso en nuestra especie. Actualmente sólo se practica entre las poblaciones menos desarrolladas. Con la evolución se ha ido perdiendo una costumbre en cierto sentido instintiva en todos los mamíferos de la Tierra. Es de destacar que numerosos estudios han demostrado la abundante presencia de hormonas galactóforas en la placenta.

- *Trocear la placenta y dársela a comer a la puérpera y a los otros componentes de la familia asegura una secreción de leche regular;*
- *Administrar a la puérpera unas gotas de sangre placentaria batidas con dos yemas de huevo hace desaparecer los dolores del posparto;*
- *Picar la placenta y rehogarla; la mujer debe comerse un poco cada día para asegurarse la continua secreción de leche;*
- *Hacer comer al marido un trozo de placenta: permanecerá fiel y no traicionará jamás a la mujer;*
- *El caldo de placenta es bueno para el tratamiento de la epilepsia.*

Cómo y por qué enterrarla

- *Enterrar la placenta muy en profundidad para evitar que se la coman animales carnívoros; de lo contrario, la mujer perdería la leche;*
- *Enterrar la placenta con legumbres y pan: al saciar su hambre será más capaz de producir leche;*
- *Enterrar la placenta bajo una higuera: esta planta, llena de savia lechosa, asegura una abundante secreción de leche materna;*
- *Enterrar la placenta en el punto donde cae el agua recogida por el canalón de un tejado: el agua que fluye hará fluir también la leche;*
- *Enterrar la placenta en un camposanto tras haberla envuelto en un paño blanco, puesto que es «carne humana»;*
- *Enterrar la placenta bajo una planta con flores: el niño tendrá una gran voz;*
- *Enterrar la placenta bajo un albaricoquero plantado en los primeros meses*

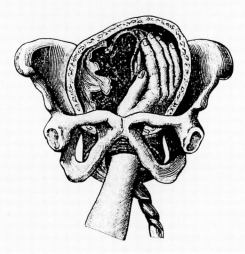

de embarazo: si el árbol crece mal, el niño tendrá poca salud y morirá joven; por el contrario, si el árbol crece lozano, el niño será sano y fuerte.

Cómo y por qué tirarla en agua corriente

- *Si el recién nacido es un varón, arrojar la placenta a un río: el niño llegará lejos cuando sea mayor;*
- *Si el recién nacido es una hembra, tirar la placenta en agua estancada: esto asegura que la mujer permanecerá en casa para ayudar a la familia;*
- *Arrojar la placenta en un río o un arroyo con agua fluyendo asegura que la madre tenga leche.*

Otras costumbres

- *Poner la placenta debajo de la colcha de la puérpera asegura la subida de leche;*
- *Colocar un trozo de placenta bajo el mantel de un altar y celebrar tres misas protege al recién nacido de todo peligro;*
- *Frotar con la placenta los antojos del recién nacido hace que desaparezcan pronto;*
- *Hacer aplicaciones de placenta para curar las llagas por decúbito.*

Dibujo de finales del s. XIX que muestra el desprendimiento manual de la placenta.

La vuelta a la normalidad

Finalizado el parto, todos los órganos y aparatos (exceptuando los pechos, que empiezan a desarrollar plenamente su función) experimentan en sentido inverso y con mayor rapidez las modificaciones que se habían instaurado durante el embarazo.

El útero, que en el momento del parto pesa aproximadamente un kilo, al final de la primera semana de puerperio ha reducido su peso a la mitad, hacia el décimo día no se palpa ya por encima de la sínfisis púbica, y al cabo de seis semanas ha recuperado su peso (unos 60 gramos) y sus dimensiones normales. Esta reducción es debida en parte a la acción de las contracciones, que continúan en los días posteriores al parto con una intensidad muy alta, aunque no sean percibidas como dolorosas. La lactancia favorece este fenómeno, ya que el estímulo de la succión en el pezón provoca la secreción de la hormona oxitocina, que, aparte de estimular la salida de leche por las vesículas glandulares, provoca el aumento de las contracciones uterinas.

Además, las células musculares del útero reducen su volumen mediante un proceso de autodigestión (autolisis), mientras que el tejido que reviste internamente la cavidad uterina degenera por la reducción del aporte sanguíneo. Este material, junto con restos de membranas, mucosidad y microorganismos, es expulsado al exterior dando lugar al fenómeno de los «loquios»: pérdidas que duran entre cuatro y seis semanas, con características esencialmente hemáticas en los primeros días, y que después adoptan un color blanquecino y una consistencia cremosa.

Es un fenómeno normal y necesario, que permite «limpiar» el útero de todo ese material, y no debe alarmar a la mujer. Ahora bien, puesto que los loquios constituyen un terreno idóneo para el crecimiento de gérmenes, es necesario mantener una higiene atenta y frecuente de los genitales externos para impedir que la proliferación de gérmenes determine una infección (en cambio, están desaconsejadas la realización de lavados vaginales y la utilización de tampones absorbentes internos, que podrían obstaculizar la expulsión normal de los loquios).

La vagina continúa dilatada varios días, y después recupera su tamaño y su consistencia normales. El cese de la inhibición de la mucosa vaginal, típico del embarazo, determina una fragilidad temporal de este tejido, que, durante algunas semanas, puede irritarse fácilmente y rasgarse al mantener relaciones sexuales.

También los aparatos circulatorio, respiratorio, digestivo, etc. recobran rápidamente las condiciones previas al embarazo. En una semana, todos los parámetros vuelven a la normalidad.

La mujer debe poner especial atención en evitar las caídas debidas al escaso equilibrio típico de los primeros días del puerperio. De hecho, la columna vertebral, que había modificado su curvatura para equilibrar el desplazamiento hacia adelante del cuerpo materno a raíz del crecimiento del útero, tarda varios días en adaptarse al nuevo cambio.

Mientras se recupera la postura original, es fácil que se registren pérdidas de equilibrio, especialmente peligrosas si la mujer tiene al niño en brazos.

En los primeros días después del parto pueden surgir algunos trastornos: en primer lugar, el estreñimiento, debido a la no recuperación total de la movilidad intestinal y al temor a defecar provocado por la posible presencia de puntos de sutura o de hemorroides, o por tener dolorida la zona del perineo.

Las hemorroides, si no estaban ya presentes durante el embarazo, pueden aparecer o acentuarse en esta fase, a causa de los esfuerzos de expulsión realizados en el momento del parto. También puede producirse una ligera congestión en el conducto urinario que dificulte la micción. Esto es debido a los pequeños traumas provocados en la uretra por la presión que ejerce la cabeza del feto al recorrer el canal del parto. La molestia desaparece espontáneamente al cabo de dos o tres días.

9.° mes

dos semanas después del parto

El puerperio fisiológico

Del mismo modo que el embarazo no es una enfermedad, el puerperio no representa un periodo de convalecencia.

Por este motivo, muchos hospitales están reduciendo cada vez más la permanencia de la mujer (por término medio, tres días en caso de parto natural y siete si ha sido por cesárea) y aspiran a dar un alta precoz: al cabo de unas horas desde el parto o, como máximo, al día siguiente.

Esto puede llegar a ser posible si se organiza la formación de un equipo sanitario «móvil», que actúe en el entorno del hospital y en conexión con éste y garantice los controles necesarios en los primeros días de puerperio a la madre y al niño.

Aparte de suponer un considerable y evidente ahorro en gastos sanitarios, al evitar mantener hospitalizadas a dos personas sanas (madre e hijo), el alta precoz tiene otras indiscutibles ventajas, que atañen exclusivamente al nuevo ser y su entorno. Una de estas ventajas es que el alta favorece la lactancia materna, así como la relación madre-hijo y madre-padre-hijo lejos de la rutina hospita-

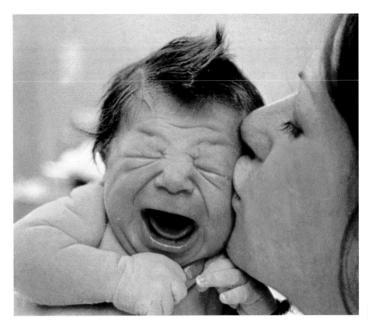

laria; también se estimula el sentido de «capacidad» y autonomía de la mujer, permite una implicación anticipada de otros familiares y refuerza la sensación de normalidad y naturalidad del nacimiento.

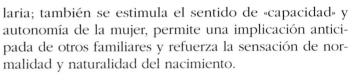

El recién nacido «donante»

Aproximadamente el 40-50% de las personas que padecen leucemia y linfomas, para los cuales es necesario el trasplante de médula ósea, no dispone de un donante compatible en el ámbito familiar o en los registros internacionales de donantes voluntarios de médula ósea.

La sangre del cordón umbilical contiene células embrionarias idénticas a las presentes en la médula ósea y capaces de generar glóbulos rojos, glóbulos blancos y plaquetas, que constituyen los elementos fundamentales de nuestra sangre. Así pues, la sangre del cordón umbilical puede ser un sustituto de la médula para el trasplante.

La extracción de sangre del cordón umbilical es una operación sencilla y rápida, que no entraña riesgos ni sufri-

miento para el recién nacido o la madre porque se realiza cuando el cordón ya ha sido cortado.

La actuación consiste en extraer sangre del cordón umbilical para recogerla en una bolsa esterilizada. La bolsa es enviada posteriormente al banco de cordón umbilical, donde se analiza y se conserva la sangre (en cámaras especiales a 190º bajo cero).

Esta sangre puede ser empleada para un trasplante después de comprobarse que no contiene agentes infecciosos y de revisar el historial médico de la mujer que la ha donado. Se trata de dos extracciones de sangre: una en el momento del parto y otra al cabo de seis meses. Por este motivo, la mujer, al dar su consentimiento a la donación, debe estar tam-

bién dispuesta a someterse a dichos análisis de control.

Ya existen bancos de sangre del cordón umbilical en muchos países. En España existen ocho bancos de cordón:
- *Madrid: Centro de Transfusiones de la Comunidad de Madrid y Hospital 12 de Octubre;*
- *Barcelona: Instituto de Investigación Oncológica y Centro de Transfusiones de Barcelona;*
- *Galicia: Centro de Transfusiones de Santiago de Compostela;*
- *Málaga: Centro de Transfusiones de Málaga;*
- *Valencia: Centro de Transfusiones de Valencia;*
- *Tenerife: Banco de Cordón del Hospital Universitario.*

LAS PRIMERAS HORAS DE VIDA: DE LA SALA DE PARTO A LA SALA NIDO

EMPEZAR A RESPIRAR

Es cada vez más habitual colocar al niño, nada más nacer, sobre el vientre de la madre a la espera de cortar el cordón umbilical, operación que se efectúa al cabo de 4-5 minutos (un espacio de tiempo en el que el recién nacido está en contacto con la madre).

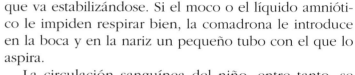

La primera entrada de aire en los pulmones es a veces tan rápida que puede dar lugar a un auténtico «chillido»: los músculos respiratorios empiezan a funcionar, y los alveolos pulmonares, que estaban cerrados, se abren y se llenan de aire bruscamente. Otras veces, en cambio, la primera aspiración de aire es un ligero sollozo, emitido con la boca y la garganta aún llenas de líquido amniótico o de mucosidad; pero en muy poco tiempo, el niño empieza a gritar más fuerte, al ritmo de la respiración,

que va estabilizándose. Si el moco o el líquido amniótico le impiden respirar bien, la comadrona le introduce en la boca y en la nariz un pequeño tubo con el que lo aspira.

La circulación sanguínea del niño, entre tanto, se adapta al nuevo sistema de respiración: la oxigenación de la sangre no se produce ya a nivel placentario, sino pulmonar, y esto conlleva algunos importantes cambios, entre ellos, el del conducto de Botalo (que, durante la vida en el útero, evita el paso de la sangre a los pulmones del feto. En la vida fetal, el oxígeno llega a través de la placenta). La sangre empieza a pasar por los pulmones para eliminar el anhídrido carbónico y cargarse de oxígeno.

La sala de neonatos está lista para acoger al recién nacido y proporcionarle los primeros cuidados. Esta área está equipada con una superficie de apoyo calentada con una lámpara de rayos infrarrojos (para evitar que la criatura, aún sin capacidad de termorregulación, se enfríe), y los instrumentos necesarios para una eventual reanimación del recién nacido y para limpiarle, pesarle y proceder al estrangulamiento del cordón.

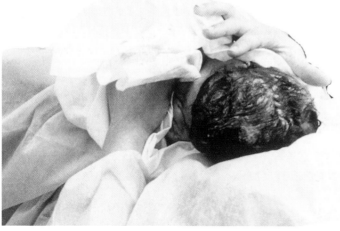

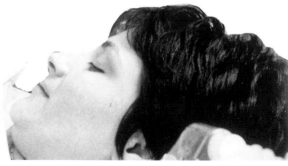

Nada más nacer, se seca al niño, y se elimina el posible líquido amniótico que quede en sus vías respiratorias. A continuación, la comadrona evalúa su grado de vitalidad, asignándole una calificación que recibe el nombre de «índice Apgar».

El cordón umbilical se ata (con goma, hilo de seda o unas pinzas apropiadas) a unos centímetros del abdomen, y se elimina la parte restante. En la muñeca del niño, para evitar cambios y confusiones, se coloca una pulsera de identificación en la que se indica el apellido o el número correspondiente al consignado en un brazalete colocado previamente a la madre. Después, el niño es pesado y medido.

LAS MEDIDAS

La longitud media al nacer es de 50 cm en los niños y 49 cm en las niñas. El peso medio del varón es de 3.400 g y el de la hembra es algo inferior (3.350 g). Se consideran normales todos los recién nacidos que pesan entre 2.500 y 4.000 g.

Cuando un niño pesa menos de 2.500 g, se le considera «bajo de peso». Esto puede deberse a dos motivos: no ha completado su crecimiento porque ha nacido antes de tiempo (prematuro), o durante la vida intrauterina ha tenido algún problema que ha limitado su crecimiento (pequeño para su edad de gestación). Cuando su peso supera los 4.000 g, se denomina «macrosómico»: el exceso de peso puede ser consecuencia de una patología materna en el embarazo (como la diabetes gestacional).

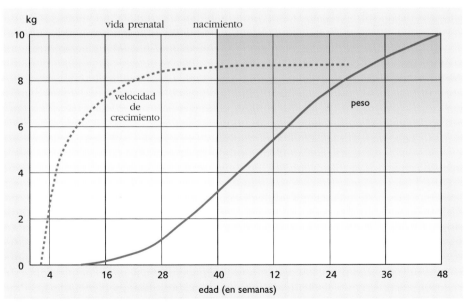

Aumento ponderado normal y velocidad de crecimiento durante la vida prenatal y la primera parte de la vida posnatal.

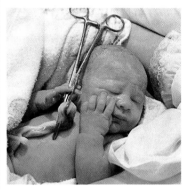

EL CORDÓN UMBILICAL

Existen muchas creencias populares sobre el cordón umbilical, la manera de atarlo y su caída:

- *si el recién nacido es varón, el cordón no se ha de atar demasiado cerca del vientre, porque de la longitud del cordón que se deje dependerá la abundancia o la escasez de ciertos atributos masculinos: «secundum retentionem umbilici erit virga virilis maior vel minor» (según lo largo que sea el resto del cordón umbilical, será más o menos largo el pene del hombre. Escuela de Medicina de Salerno, siglo XI);*
- *si es hembra, se puede doblar incluso junto al vientre, volviendo de este modo más angostas ciertas partes que, si no lo fueran, harían menos deseable a la mujer.*

Cuando cae el cordón, es posible:
- *enterrarlo bajo una flor: se evitará que el niño, de mayor, sea vagabundo o ladrón, y se propiciará que sea inteligente; si es niña, será hermosa;*
- *quemarlo en el fogón del hogar: si es hembra, tendrá apego a la casa; si es varón, será honesto.*

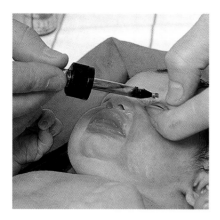

En la sala nido

Dos horas después de haber finalizado el parto, la madre se somete a una revisión médica para comprobar que su estado de salud es correcto.

Entre tanto, el niño es trasladado a la sala nido, donde se le mantiene caliente con una manta o una cuna térmica.

Al llegar a la sala nido, si es necesario, se mantiene aún caliente al recién nacido, y se procede a limpiarle el oído (se pasa un bastoncillo de algodón por el pabellón auricular para recoger un poco de líquido amniótico y poder detectar la eventual presencia de gérmenes), y a darle el primer baño, con el que se eliminan los restos de barniz caseoso y de sangre del parto. Luego se le pone una inyección de vitamina K (que favorece la coagulación de la sangre y previene la hemopatía del recién nacido) y se le aplica una gota de colirio en cada ojo (para prevenir daños en la vista derivados de un posible contagio por gonorrea). Se comprueba el buen estado de las vías respiratorias y del aparato digestivo (nariz, boca, ano), y se verifica que no presenta malformaciones, que su tono muscular y su comportamiento neurológico son adecuados, y que todos los aparatos (corazón, pulmones) dan señales de un correcto funcionamiento.

Peso normal y patológico

Hasta hace algunos años, la valoración del niño se basaba exclusivamente en el peso al nacer, prescindiendo de la fase de gestación; de por sí, el peso es poco significativo si no se coteja con el estado de maduración del niño, es decir, con la duración efectiva de la gestación.

Un recién nacido puede pesar más de 2,5 kilos, pero si nace con antelación, lo cual conlleva problemas de maduración de órganos y aparatos, puede precisar una terapia intensiva. Un niño con un peso inferior al mínimo, siempre que haya nacido a término (con los aparatos maduros y en funcionamiento), puede necesitar únicamente crecer de forma ponderada, sin asistencia técnica específica.

«Pequeño» para la edad de gestación
Son niños que no han crecido lo que corresponde al tiempo que han permanecido en el útero. Con independencia de que hayan nacido antes de lo previsto o justo a término, el problema es que son demasiado pequeños respecto a su edad, calculada desde el momento de la concepción.

«Normal» para la edad de gestación
Son niños que se han desarrollado en proporción al tiempo que han permanecido en el útero, con independencia de las semanas transcurridas.

«Grande» para la edad de gestación
Niños que han crecido más de lo normal y, por tanto, deben ser considerados macrosómicos (aunque no alcancen los 4 kilos de peso).

La causa que determina con más frecuencia este exceso de peso es la presencia de alteraciones en el metabolismo de los azúcares (glucosa) de la madre (diabetes anterior al embarazo, diabetes gestacional o escasa tolerancia a la glucosa).

Obviamente, el exceso de peso no es un síntoma de buena salud, por lo que el recién nacido con este exceso de peso no debe ser considerado un niño hermoso y regordete, sino que ha de someterse a una atenta revisión médica.

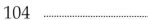

SCREENING NEONATAL

La palabra *screening* hace referencia a la posible identificación de una enfermedad o un defecto físico por medio de pruebas, análisis y otras técnicas que pueden aplicarse rápidamente (el verbo inglés *to screen* significa «cribar»). Cuando el examen se realiza a gran escala, sobre grupos de población, se denomina *screening* de masas; en cambio, se llama *screening* selectivo cuando se efectúa sobre grupos de población seleccionados por el alto riesgo al que están expuestos. Se considera oportuno realizar el *screening* en los primeros días de vida para detectar la fenilquetonuria, el hipotiroidismo y la mucoviscidosis, ya que el diagnóstico precoz de estas patologías permite la completa curación o, en todo caso, una notable reducción de sus manifestaciones (ver pág. 106).

Las intervenciones de prevención secundaria de este tipo aumentan en gran medida el gasto sanitario; por tanto, es necesario evaluar la conveniencia de llevar a cabo programas de *screening* en función de una correspondencia coste-beneficio favorable.

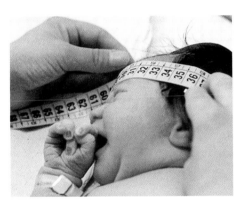
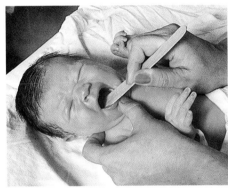

LA SALA NIDO

La sala nido es la habitación de la maternidad que alberga a todos los recién nacidos sanos, que son apartados de la madre mientras ella está ingresada en la sección de obstetricia.

Todas las maternidades deberían estar organizadas para tener al recién nacido en una cuna junto a la cama de la madre, dejando que sea ella quien lo cuide. En la mayoría de hospitales, esto plantea casi siempre problemas de espacio. No obstante, no se trata de dificultades insalvables: las cunas son pequeñas y ocupan más o menos el mismo espacio que una mesilla de noche.

En realidad, los problemas, más que estructurales, son de infraestructura: si los niños están con las madres, los pediatras deben ir de una habitación a otra para efectuar delante de los padres los controles necesarios para la tutela de la salud del recién nacido. Y el padre puede «molestar» con sus preguntas y su nerviosismo.

RETRASOS INÚTILES

Estaba muy extendida la costumbre de mostrar el recién nacido a la madre para que le diera un «beso fugaz», y arrebatárselo acto seguido por la comadrona, que lo lavaba y vestía lejos de la mirada de los padres.

Esta costumbre ha desaparecido prácticamente: de hecho, en los últimos años se ha manifestado por escrito y se ha subrayado en numerosas ocasiones la importancia de respetar ese contacto íntimo en las primeras horas de vida.

Sin embargo, en algunos hospitales se registra aún un infundado y forzado retraso en acercar al niño al pecho de la madre, alejándolo de ella (incluso durante 24 horas) inmediatamente después del parto.

No existe una explicación plausible de esta costumbre, y carece de sentido científico la teoría de que lo primero que ha de hacer el niño es «reponerse del trauma del nacimiento». Tal vez pretenda remitirse a las afirmaciones de Aristóteles, que recomendaba no acercar enseguida al niño al pecho de la madre, debido a la «impureza» de la mujer después del parto y los «peligros de su primera leche, fuente de epilepsia y calamidades».

Así pues, esa práctica debería pertenecer ya a la historia de la pediatría, archivada como curiosidad, dadas las ventajas (intuidas hace tiempo y demostradas actualmente) de ofrecer a la pareja madre-hijo la posibilidad de iniciar una alimentación y una relación lo antes posible.

SCREENING

Screening de fenilquetonuria

La fenilquetonuria es una enfermedad congénita del metabolismo de los aminoácidos (en España, tiene una incidencia de un caso por cada 19.000 individuos). El hijo la hereda de padres aparentemente sanos, y él mismo, al nacer, parece un niño sano, pero si no se le diagnostica la enfermedad antes de cumplir el primer mes de vida y no se comienza el tratamiento cuanto antes (y se mantiene durante algún tiempo), puede sufrir daños cerebrales. El organismo del niño aquejado de esta enfermedad no es capaz de metabolizar una sustancia, la fenilalanina (contenida en todas las proteínas de la dieta), que termina acumulándose en el organismo y provocando una serie de daños, sobre todo a nivel neurológico. Por el contrario, si el diagnóstico es precoz, se puede garantizar un desarrollo físico y psíquico normal del niño mediante un tratamiento dietético (en las 3-6 primeras semanas de vida y continuado durante 10-12 años).

Para diagnosticarla, se mide la fenilalanina en sangre del niño, preferiblemente entre el tercero y el quinto día de vida (en cualquier caso, en los 3-4 días desde el comienzo de la lactancia). La prueba, que consiste en la deposición de unas gotas de sangre en una tarjeta-filtro específica, se realiza según procesos estandarizados precisos.

Screening de hipotiroidismo

El hipotiroidismo congénito no tratado tiene graves consecuencias en el crecimiento corporal y el desarrollo mental. En España, uno de cada 2.300 recién nacidos presenta esta grave alteración, que no puede ser diagnosticada precozmente con los exámenes clínicos normales. La carencia de hormonas tiroideas en las primeras semanas de vida detiene o altera gravemente el desarrollo del sistema nervioso central, cuyo funcionamiento resulta definitiva-

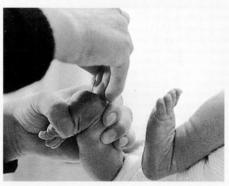

mente comprometido para el resto de la vida. Si el hipotiroidismo se detecta y se trata desde el principio mediante la administración de hormonas tiroideas, se consigue un desarrollo mental normal en la totalidad de los casos. La insuficiente secreción de hormonas puede producirse en edad prenatal o en los dos primeros meses de vida extrauterina. El diagnóstico es posible con la medición radioinmunológica de la T4, de la TSH o de ambas. La extracción de sangre se efectúa al mismo tiempo que el *screening* de fenilquetonuria.

Screening de mucoviscidosis (fibrosis quística)

La prueba se realiza en las primeras 24 horas de vida después del nacimiento. A diferencia de las pruebas anteriores, esta es objeto de muchas polémicas por la escasa sensibilidad del método empleado para diagnosticar la enfermedad (alto número de «falsos positivos», es decir, individuos sanos que dan positivo en el test) y su reducida fiabilidad (algún «falso negativo», es decir, enfermo que da negativo en el test). La mucoviscidosis es una enfermedad hereditaria que afecta a todas las glándulas exocrinas del

organismo, provocando daños diversos en el tubo digestivo, el páncreas y el aparato respiratorio. La detección precoz de la enfermedad no permite resolver el déficit de partida, pero brinda la posibilidad de aplicar con prontitud terapias encaminadas a prevenir las posibles complicaciones. Para este *screening* se utiliza el test del meconio, basado en la evaluación del aumento de albúmina en las heces del recién nacido, y para el diagnóstico se emplea el test del sudor.

En las primeras 24 horas de vida extrauterina: test del meconio
- si es positivo: ulterior control, con medición cuantitativa de la albúmina;
- en caso de repetirse el resultado positivo en dicho control: test del sudor antes de cumplirse el segundo mes.

La alta incidencia de esta enfermedad (un caso entre 2.000 recién nacidos) hace indispensable la aplicación de un protocolo de pruebas lo más precoz posible. Es de esperar que el modelo actual, por las limitaciones que presenta, sea perfeccionado cuanto antes.

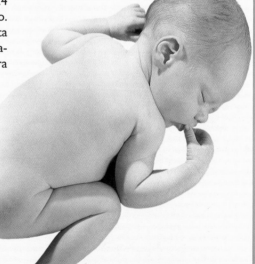

Este tipo de organización, aparte de suponer para los médicos el esfuerzo de entablar una relación distinta con el niño y con los padres, plantea también el problema de la «gestión» del departamento de neonatología: un servicio así estructurado, sin paredes que lo delimiten, puede parecer difícil de gestionar. Ese es uno de los motivos que hacen que se retrase una organización distinta de la sala nido. Ya no deberían existir los nidos donde los niños pasan en cadena por las manos de un pediatra sentado, sin que el padre sepa nada sobre sus posibles observaciones. Desde una perspectiva de salud global del individuo, podemos afirmar que la sala nido, si bien es perfecta desde el punto de vista médico, no resulta la mejor opción desde el punto de vista emocional.

Lo idóneo es mantener al recién nacido en una cuna junto a la cama de la madre, que es quien se ocupa de él. En algunos países con hospitales que cuentan con esta posibilidad, el niño no está siempre junto a la cama de la madre, sino que pue-

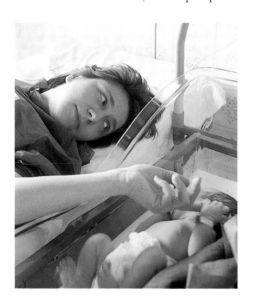

DESVENTAJAS DE LA SALA NIDO

La sala nido, que supone el alejamiento del recién nacido, ofrece varios inconvenientes a los padres que deciden recurrir al parto hospitalario por seguridad y se encuentran con estructuras obsoletas y poco respetuosas con el evento.

La puerta de la típica sala nido muestra casi siempre un cartel que prohíbe la entrada de familiares, y los cristales para ver su interior en ocasiones son opacos. ¿Hasta qué punto es adecuado, en nombre de la «privacidad» del personal médico, usurpar esa privacidad a la pareja? Sabemos la importancia que tiene dar seguridad a los padres, no obstaculizar sus primeras experiencias, e incluso aclarar sus dudas e intentar ayudarles a superarlas. Una puerta cerrada significa también hacer creer erróneamente que cuidar al recién nacido es un problema exclusivamente médico, en el que los padres no deben intervenir.

El niño tiene una enorme necesidad de «comunicarse», la misma que tiene la mujer que acaba de dar a luz a su hijo (y al principio de la vida, comunicarse significa tener contacto físico, sentir el calor del cuerpo, abrazar, etc.); y eso es imposible si el recién nacido no puede permanecer mucho tiempo con la madre (del padre no se habla casi nunca), y cuando lo está, es casi «intocable». Probablemente, la madre que se atreva a quitarle las vendas que le han puesto en la sala nido reciba una amonestación de la enfermera cuando pase a recoger al niño para devolverle al

nido. Sin embargo, para muchos padres primerizos la destreza y la rapidez con que el personal de la sala nido viste y desviste a los recién son envidiables.

En realidad, para el niño son mucho más atractivas y agradables la incertidumbre, la poca habilidad y la «lentitud» de sus inexpertos padres, que, mientras le ponen camisetas y pañales también le hablan, le tocan y le acarician con mucho más cariño y ternura que el personal sanitario.

En los hospitales, el niño es entregado a la madre sólo para que le dé el pecho a determinadas horas.

Algunas veces llega dormido y no puede mamar. Esto frustra a la mujer, aparte de hacer que el niño sea sometido a pellizcos en los pies y a presiones en los oídos para espabilarlo y mantenerlo despierto. Y en muchas ocasiones es el personal quien recomienda estos procedimientos para que el niño mame, provocando el estímulo de succión mediante instigaciones dolorosas. Se corre el riesgo de transformar el placer de succionar el pecho materno en una «mala experiencia a olvidar».

La consecuencia es que se abusa de los biberones: está claro que si el recién nacido no ha sido amamantado por su madre, cuando esté en el nido tendrá hambre. Esto provoca que a la madre se le vaya «retirando» la leche, teniendo que recurrir inevitablemente a las leches artificiales para alimentar a su hijo.

de ser trasladado a una habitación contigua, separada de la otra sólo por un cristal. Es una estancia equipada para que la madre le cambie los pañales, le bañe, le pese y realice todas las actividades cotidianas necesarias. Tener al niño siempre consigo puede resultar cansado para la mujer, pero permite experimentar desde el principio, y con la posible ayuda del personal sanitario, los cuidados de su hijo. Ciertamente, estas estructuras con habitaciones separadas para los recién nacidos son preferibles, ya que resultan lo más parecido al propio hogar, donde el bebé puede dormir en otra habitación «separada» pero cerca. En esos hospitales existe aún la sala nido, pero entendida como zona de permanencia para los recién nacidos que tienen problemas y deben someterse a un constante seguimiento médico o a terapias especiales.

En los países con hospitales más tradicionales, pero que han incorporado este servicio, la sala nido y la posibilidad de que la madre tenga a su hijo al lado de la cama están mezclados. Durante el día el niño está en su cuna al lado de la madre y por la noche es trasladado a la sala nido; también existen espacios comunes a disposición de los padres para los cuidados cotidianos.

El hecho de que la madre y el hijo estén juntos en la habitación tiene la ventaja de permitir una mayor elasticidad de horarios en las tomas, y el respeto de las exigencias alimentarias de cada niño en particular garantiza el buen desarrollo de la lactancia.

Además, la permanencia juntos a lo largo del día permite a los padres recibir directamente del personal sanitario consejos para cuidar al recién nacido, y aclarar sus dudas y temores de forma inmediata. Acostumbrándoles desde el principio a responsabilizarse de los cuidados, el cambio del hospital al hogar será menos difícil, más gradual: los padres llegan a su casa con una cierta «experiencia», así como con conocimientos sobre el niño y sus necesidades.

LA ICTERICIA FISIOLÓGICA

El recién nacido presenta a menudo una pigmentación amarillenta, llamada ictericia fisiológica. Aparece en el segundo o tercer día, aumenta lentamente hasta el cuarto o quinto día, y desaparece al cabo de una o dos semanas.

El niño viene al mundo con un gran número de glóbulos rojos, los componentes de la sangre que sirven para transportar el oxígeno a los tejidos. En el organismo maduro, la regular destrucción de glóbulos rojos «envejecidos» causa la liberación de hemoglobina (una molécula que contiene hierro, capaz de enlazar el oxígeno), que es transformada por el hígado en bilirrubina y posteriormente degradada, extrayendo el hierro para recuperarlo, y eliminada finalmente con la bilis y las heces. Puesto que los sistemas enzimáticos están aún inmaduros en el recién nacido, el hígado no puede hacer frente a la masiva afluencia de hemoglobina, debida a la destrucción en el momento de nacer de abundantes glóbulos rojos, útiles en el útero, donde el oxígeno proporcio-

nado por la placenta era escaso, pero que ya están viejos y son demasiados una vez que los pulmones han empezado a funcionar. Una cierta cantidad de bilirrubina, no completamente degradada, se vier-

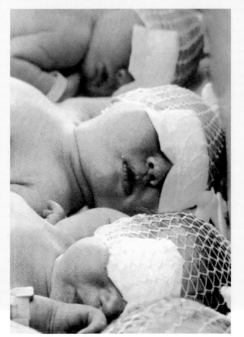

te en la sangre, y de ella pasa a los tejidos, provocando la ictericia. La ictericia cutánea aparece cuando la bilirrubina alcanza los 5-6 mg/100 ml. Si asciende a niveles de 20 mg/ml, puede traspasar la barrera hematoencefálica (la estructura que protege las células del encéfalo) y depositarse en las células nerviosas, que podrían sufrir daños.

El tratamiento emplea la fototerapia y la albúmina. La fototerapia consiste en exponer al niño desnudo (con los ojos protegidos) a la luz de lámparas solares, que tiene el poder de reducir los niveles de bilirrubina en sangre. La albúmina, en cambio, enlaza la bilirrubina e impide que pase a los tejidos mientras permanece en la sangre a la espera de ser degradada por el hígado. La ictericia neonatal no siempre es de tipo fisiológico (es decir, «no importante»). La ictericia que aparece en el recién nacido en las primeras 24 horas de vida puede deberse a una infección neonatal o a una incompatibilidad de sangre materno-fetal.

LA INCUBADORA

La incubadora (o unidad de terapia intensiva neonatal) es un soporte válido para todos los recién nacidos que, debido a su nacimiento prematuro, su bajo peso o una eventual patología, no son capaces de adaptarse autónomamente a la vida extrauterina. En esta unidad, los niños serán ayudados a respirar, a alimentarse y a entrar en calor. La unidad cuenta con personal médico y de enfermería, así como con medios instrumentales y farmacológicos las 24 horas del día.

La incubadora es una «cuna especial», una cuna termostática, que permite mantener al niño a la misma temperatura que en el vientre materno y con un grado de humedad adecuado para él. Si es necesario, se puede aumentar el oxígeno del aire en su interior.

Cuando el niño está en la incubadora tiene una gran necesidad de la presencia y el contacto de la madre. Por eso es conveniente que las unidades de terapia intensiva se organicen de manera que la incubadora no constituya una barrera insalvable entre los dos. En sus paredes hay pequeñas «ventanas» circulares a través de las cuales, adoptando algunas medidas higiénicas, se puede tocar, acariciar y mimar al niño. En algunas ocasiones se coloca dentro de la incubadora un «rollo acolchado» rodeando al recién nacido. Sirve para hacerle sentir «un contacto» (es decir, sentirse abrazado) y para que mantenga las posturas.

Un aparato apropiado ayuda al niño a respirar en caso de que no sea capaz de desarrollar autónomamente esta función. Está conectado al niño mediante una cánula introducida en la boca o en un orificio nasal.

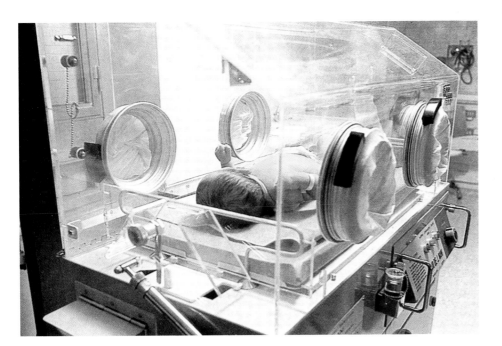

NIÑOS PREMATUROS

Se consideran prematuros los niños nacidos antes de la 37 semana de gestación. En ellos, la capacidad de defenderse de las infecciones y el funcionamiento de los distintos órganos pueden no ser adecuados (sobre todo en el caso de los prematuros de «muy bajo peso», aquellos que tienen un peso inferior a un kilo y medio o incluso a un kilo).

Uno de los principales problemas es que los pulmones no han acabado de formarse. Además, no es suficiente la producción de sustancias tensoactivas, indispensables para mantener expandidos los alveolos pulmonares (e impedir que con cada inspiración la caja torácica tenga que hacer un enorme esfuerzo para reabrir los alveolos).

La termorregulación es aún muy frágil en el prematuro, que se resfría con mucha facilidad: las incubadoras permiten mantener a niveles idóneos tanto el oxígeno del aire que respira el niño como la temperatura del medio que lo acoge.

En muchos casos, al carecer de los reflejos de succión y de deglución, es necesario alimentar al niño por vía intravenosa o mediante una sonda gástrica.

El sistema nervioso del prematuro está incompleto, pero si no muestra lesiones se desarrolla normalmente, siempre que sea sometido a una estimulación suficiente. En este sentido, es muy importante la que ofrecen los padres, sobre todo la madre, que puede mimarlo incluso dentro de la incubadora.

EL ÍNDICE APGAR

En 1952, Virginia Apgar, anestesista, preparó un test de evaluación del estado de salud del recién nacido basado en la observación de la respiración, el color de la piel, el ritmo cardiaco, el tono muscular y la respuesta a los estímulos. A cada parámetro se le asigna una puntuación: 0, 1, 2, según las condiciones detectadas. La suma de la puntuación de todos los parámetros expresa el índice Apgar del niño. La puntuación total va de 10 a 0, en función de que la situación sea perfecta, discreta o se detecten graves problemas. La puntuación máxima significa que la vitalidad del niño es óptima; aunque se consideran buenas las puntuaciones superiores a 7. La comadrona realiza dos veces esta evaluación: la primera, un minuto después del nacimiento, y la segunda, al cabo de cinco minutos. Entre una y otra, la puntuación puede cambiar. Los niños nacidos con cesárea obtienen puntuaciones más bajas en la primera prueba porque pueden estar bajo el efecto de la anestesia aplicada a la madre; sin embargo, en la segunda muestran parámetros normales.

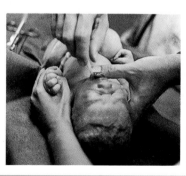

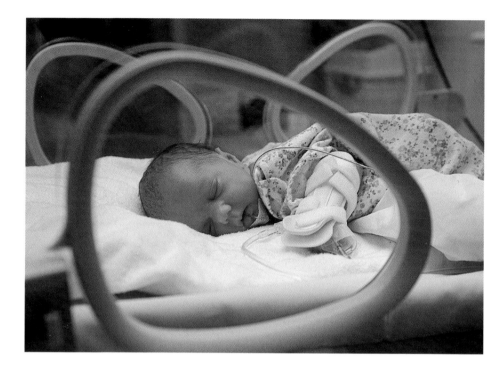

Rodean la cuna otros instrumentos indispensables para controlar permanentemente algunas de las funciones vitales del recién nacido (frecuencia cardiaca, respiratoria, etc.). En sus primeros días de vida, el niño en incubadora puede no ser capaz de alimentarse: en tal caso, se le administra la leche por medio de un pequeño tubo. Cuando es posible, se pasa a una alimentación más natural, con biberón. En esta fase, la madre debería poder alimentar al niño. Poco a poco, el pequeño llegará incluso a tomar el pecho, sólo se trata de darle tiempo.

A veces es necesario inyectar fármacos al niño por vía intravenosa, y las venas más idóneas para hacerlo son las de la piel que reviste el cráneo. Su utilizan agujas muy finas y cortas: aunque puede impresionar ver la cánula «saliendo» de la cabeza, lo cierto es que la molestia que siente el niño cuando se introduce la aguja no es más fuerte que el que sentiría con una inyección en cualquier otra vena del cuerpo.

Cuando el niño sea capaz de mantener su temperatura y de alimentarse, y haya alcanzado un peso adecuado, podrá marcharse a casa.

Es importante tener en cuenta que el tiempo que el niño pasa en la incubadora se hace largo y penoso para los padres, en especial para la madre. A veces, al verlo en ese extraño aparato, puede llegar a resultarle difícil aceptar afectivamente que ese es su hijo. Para superar este momento, convendrá pasar junto al niño todo el tiempo posible, siempre que la situación lo permita. Si el pequeño está en el mismo hospital, se podrá solicitar verlo a menudo, y si sus condiciones lo permiten, tenerlo en brazos durante unos minutos y amamantarlo. Esto es de un gran valor para la relación madre-hijo, que durante un tiempo ha perdido el contacto físico.

EL RECIÉN NACIDO

LA RELACIÓN DEL RECIÉN NACIDO CON LOS DEMÁS

El recién nacido muestra una cierta predisposición a relacionarse con los demás (es decir, a ser sociable), y crece sano y saludable sólo si se encuentra cerca de adultos capaces de satisfacer su necesidad de relación.

El niño interactúa socialmente desde su nacimiento, porque antes de nacer ha aprendido a responder a estímulos y adaptarse a situaciones. Desde el principio, vive las relaciones con el exterior con la misma intensidad variable que sus sensaciones, alternando disponibilidad y negativa, atención y falta de interés, receptividad a los estímulos y relajación, motivación e indiferencia. No cabe duda de que la madre ocupa un lugar privilegiado, pero para el niño no es el único objeto de relación ni el más agradable necesariamente. El padre u otras personas pueden convertirse en figuras importantes si la interacción es gratificante. Siempre se ha dado por sentado que la figura humana «preferida» por el niño era la madre, y que esto era un hecho biológico. Sin embargo, al menos en la especie humana, es un hecho cultural. El niño, al principio de su vida, no «escoge» a su madre: la preferencia se manifiesta después, si es ella la que le cuida constantemente. De lo contrario, la preferencia se dirigirá hacia otras personas.

El adulto no es el único en inducir y encaminar la adaptación del niño; el recién nacido posee su propia organización de comportamiento, independiente del adulto. El niño

LAS CAPACIDADES DEL RECIÉN NACIDO

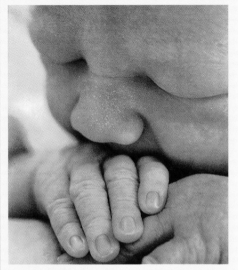

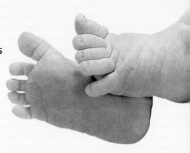

Antiguamente se consideraba al recién nacido un ser totalmente dependiente del entorno, en el que no participaba hasta el segundo-tercer mes de vida. Sin embargo, en los últimos años, muchos estudios han demostrado que el niño recién nacido, e incluso antes de nacer, tiene muy desarrolladas sus capacidades perceptiva, sensorial, de interacción y de imitación; es decir, tiene muchas «competencias» (así se denominan las modalidades de comportamiento del niño).

El recién nacido se comunica de manera activa con otras personas. Selecciona los estímulos que le llegan del entorno y se orienta hacia los que más le atraen; a su vez, envía mensajes adecuados para que la persona que le atiende satisfaga sus necesidades.

El largo proceso de maduración del sistema nervioso central, que evoluciona según el programa genético establecido, acusa de manera decisiva los estímulos del entorno. Es especialmente importante todo aquello que los adultos sean capaces de proporcionar al niño, desde su nacimiento, en el plano afectivo, a través de la relación

y los cuidados. Los etólogos y los investigadores del comportamiento humano han recurrido al concepto de «predisposición y tendencia innata a la relación social» para interpretar la espontaneidad o la intencionalidad de gestos, movimientos y sonidos expresivos del recién nacido, considerándolos claros indicios de su capacidad de comunicación. Se ha demostrado que la respuesta del recién nacido a los estímulos del ambiente es mayor cuando su entorno está tranquilo y su estado es de vigilia y atento.

El adulto no sólo «pone orden» en el caos en que viviría el niño al nacer: la relación niño-adulto, con el intercambio de informaciones y respuestas, con la adaptación recíproca, es lo que permite que el niño entable relaciones especiales con otros seres humanos (y viceversa).

Función visual

El niño, al nacer, es capaz de apreciar las

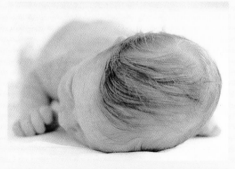

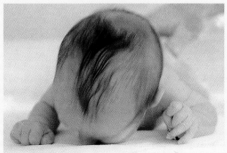

variaciones de luz. No parece agradarle la luz demasiado intensa: incluso estando dormido o con los ojos cerrados, si se le enfoca repentinamente la cara con un haz luminoso, mueve los ojos, tensa los músculos y frunce el ceño. En cambio, si estando despierto se le acerca a una fuente de luz que no le molesta, dirigirá su mirada hacia ella. El recién nacido posee la capacidad de interesarse y analizar estímulos visuales complejos, mostrando un comportamiento visivo-motor organizado (es decir, puede seguir el estímulo visual girando los ojos y la cabeza). Esta capacidad está presente desde el momento de nacer, siendo máxima en los primeros minutos después del parto (decrece en las horas siguientes). En los primeros días, el niño dedica aproximadamente el 10% de las 24 horas a «mirar». La capacidad de enfocar la imagen es aún escasa. El recién nacido enfoca los objetos a una distancia que corresponde a la existente entre sus ojos y el rostro de la madre cuando está mamando: unos 20-30 cm; pronto conseguirá enfocar objetos situados a distancias cada vez mayores.

Los recién nacidos se sienten atraídos por imágenes complejas y centran su atención visual en ellas. El rostro humano es el objeto que más atrae su atención visual. La zona del rostro que el recién nacido mira con mayor interés es la de los ojos: estos, con la esclerótica blanca, el iris de color y la pupila negra, forman un conjunto de contrastes muy marcados.

Ya el primer día después del nacimiento, el niño puede seguir con la mirada un objeto e intentar agarrarlo con las manos. Al cabo de dos semanas, los niños son capaces de evaluar la solidez de los objetos: si se acerca un objeto de grandes dimensiones a un niño de dos semanas, retira la cabeza hacia atrás y coloca las manos entre él y el objeto. Con otras palabras, el niño cree que va a ser golpeado por el objeto que se le aproxima. Los mismos experimentos han demostrado que, creando la ilusión óptica de un objeto, niños de dos semanas intentaban agarrarlo, y al no conseguirlo, quedaban desconcertados: es decir, el niño esperaba tocar lo que veía. También a esa edad, el niño mira más detenidamente el rostro de la persona que le cuida. Desde el nacimiento, el niño es capaz de interactuar (aunque de manera discontinua) mediante el brillo y la expresión de su mirada, estableciendo una comunicación con el adulto. Es decir, también el niño consigue interesar a los demás y llamar su atención.

Función auditiva

Antaño se creía que el recién nacido no tenía capacidad de discernimiento sensorial. Posteriormente se pensó que tenía un umbral auditivo alto, y que sólo los sonidos agudos podían «sacarle de su torpeza».

Sin embargo, el sonido de la voz humana es para el recién nacido el estímulo sonoro más válido para obtener respuestas de comportamiento adecuadas. Cuando oye un sonido humano, el recién nacido inhibe su actividad motora, muestra una desaceleración de la frecuencia cardiaca, pone atención y gira la cabeza hacia el lugar de donde proviene. Si los sonidos son demasiado altos, se sobresalta, gira la cabeza en dirección opuesta a la fuente de sonido e intenta anular los efectos del estímulo molesto utilizando su capacidad de «acostumbrarse» a él, pero si no lo logra, rompe a llorar.

El recién nacido puede localizar la procedencia del estímulo sonoro: si es la voz humana, se aprecia un sincronismo entre ella y los movimientos del recién nacido.

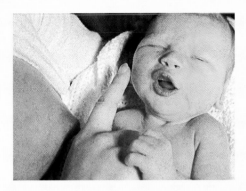

Función olfativa

Todas las personas tenemos olores corporales propios que nos pertenecen en exclusiva (como las huellas dactilares). Si no nos esforzamos en reconocer los olores característicos de cada uno de nosotros es porque nuestro olfato no está tan desarrollado como el de otros animales. El recién nacido, durante sus primeros días de vida, aprende a reconocer el olor de la persona que le cuida, y se ha demostrado que es capaz de distinguir el de su madre del de otras mujeres. El olfato es utilizado también para captar y decodificar los mensajes que el niño recibe del entorno.

Función gustativa

El recién nacido muestra muy pronto su capacidad gustativa, y la expresa variando el modo de succionar la leche materna. También tiene la capacidad de distinguir sabores.

Función sensitiva

No hacen falta investigaciones científicas para confirmar que los recién nacidos advierten las sensaciones de dolor. Para comprobarlo, basta mirar a un recién nacido mientras le extraen sangre para un análisis. También se ha observado una alteración del sueño en los niños que se han sometido a una extracción de sangre. Es indispensable consolar con mucho cariño

y mimo a los niños que, por problemas y patologías específicas, deben someterse a exámenes molestos o dolorosos.

Función táctil

La piel tiene la primacía en las experiencias del niño: gracias a ella, el recién nacido puede captar la disponibilidad de los adultos. A través de la piel construye y consolida las relaciones con el mundo circundante: por la manera de cogerlo, el niño sabe qué siente hacia él quien lo tiene en brazos.

La sensación cutánea no es sólo cuestión de tacto o de presión, sino también de temperatura. Tomar en brazos a un niño significa «contenerle» en una situación similar a la fetal, sintiendo los latidos del corazón (se ha comprobado que es mayor el porcentaje de veces que el niño en brazos es apoyado en el lado izquierdo, cerca del corazón).

Se pueden usar estímulos táctiles para calmar al niño, para despertarle, para atraer su atención. El rostro es la zona del cuerpo más sensible del recién nacido. La sensibilidad se concentra, concretamente, en la zona que rodea la boca. Al principio de la vida extrauterina, el niño se aferra a la realidad a través de los labios. Durante algún tiempo, ellos son el único instrumento de juicio que posee, pero incluso después de adquirir y perfeccionar otros medios de conocimiento (por ejemplo, las manos o los ojos), la boca sigue siendo su herramienta preferida para conocer el mundo que le rodea.

Función de imitación

El recién nacido tiene capacidad de imitar intencionadamente (esto significa que el niño, desde que nace, tiene la posibilidad de recibir informaciones, a las que responde, tras haberlas elaborado, de manera igualmente compleja, en el plano motor).

establece una interacción con el adulto, suscitando en él reacciones y modificando su comportamiento. La influencia es recíproca, y no es posible estudiar el comportamiento del niño aislándolo de la relación con el adulto: solamente dentro de la relación adquieren significado tanto los comportamientos infantiles como los del adulto.

El primer día de vida se caracteriza por una alta variabilidad de las relaciones: el ámbito emocional es oscilante (al parecer, por la necesidad y el temor de la madre de tomar conciencia de la separación), y las primeras «exploraciones» son mutuamente cautas (necesidad de conocimiento recíproco). Se trata de un momento delicado para el recién nacido, que de pronto carece de las que han sido sus referencias estables (por ejemplo, las paredes del útero), y está sometido a estímulos sensoriales nuevos.

En los días siguientes, la relación tiende a regularizarse: los momentos de

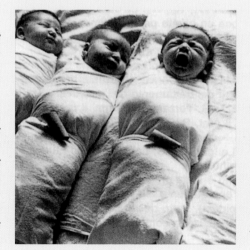

comunicación intensa se vuelven frecuentes (madre e hijo se miran, se tocan, «se hablan»). Desde el primer día se observan signos de aprendizaje: los recién nacidos reaccionan de manera similar en situaciones parecidas.

MODALIDADES DE RELACIÓN

La gama de comportamientos encaminados a establecer una relación con otra persona se denomina «modalidades de relación». En el caso del recién nacido, las modalidades de relación hacen referencia a formarse, crecer, estabilizarse en la relación niño-adulto y con la sociedad de la que el niño forma parte.

El proceso se manifiesta a través de formas de comportamiento muy diversas. Las principales pueden ser el giro de la cabeza y la succión, la sonrisa, el acto de tocar, agarrar y apretar, la vocalización y el llanto.

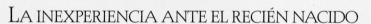

LA INEXPERIENCIA ANTE EL RECIÉN NACIDO

Por la innumerable serie de controles médicos que conlleva actualmente, el embarazo corre el riesgo de ser vivido por la pareja como una especie de larga enfermedad. El nacimiento del niño «cura» del embarazo a la mujer, que ahora debe afrontar la convalecencia, el puerperio. Entre tanto, se «trata como a un enfermo» también al niño: visitas médicas, asignación de número, cartilla, cinta en la muñeca, vestimenta estandarizada, permanencia en la cuna apropiada, gramos, balanza, horarios, gotas de vitaminas, etc. Los padres hablan de su hijo «ingresado» y esperan que pueda «estar bien pronto», contentos de que los pediatras le estén «curando» del nacimiento. En el momento del alta, se entrega a los padres, junto con el niño, un impreso con las cantidades y los horarios de los biberones indicados con precisión

y rigor, a veces incluso con un sello: parecen instrucciones de uso que se han de respetar. Con una planificación tan rigurosa y no explicada (entre otras cosas, porque es injustificable) resulta inevitable sentir la necesidad, una vez en casa, de unas manos expertas, como las del pediatra o la comadrona.

La sensación de reto que tienen los padres da lugar con mucha facilidad a una larga serie de cargas y gastos: la enfermera sabe cambiar al niño y alimentarle, así que optan por pagar a una para que les enseñe a hacerlo; el pediatra sabe velar por su salud, y se le considera indispensable para llevar el inútil cómputo de los gramos de leche; para dar el primer baño al recién nacido es necesaria la comadrona, como si fuera una intervención médica; el farmacéutico se encarga de los alimentos, el vestuario, los juguetes e incluso la almohada, y la industria especializada consigue hacerle crecer más inteligente.

El giro de la cabeza y la succión

La boca y la zona que la rodea son especialmente sensibles: si la piel de esta parte recibe una estimulación táctil, la cabeza se gira en la dirección en que se ha producido la estimulación; y si ésta se mantiene en el mismo punto un rato y después se traslada a otro, la cabeza la sigue. Este movimiento de rotación logra que el niño, una vez colocado cerca del pezón, se gire hacia él, abra la boca al rozarlo y empiece a succionar.

La sonrisa

Durante mucho tiempo se pensó que la sonrisa del niño muy pequeño se debía al aprendizaje. Sin embargo, los datos obtenidos en los últimos años invalidan esta teoría. Las hipótesis actuales más acreditadas son:
- la sonrisa pertenece a la categoría de las acciones no aprendidas;
- los estímulos más eficaces para provocarla provienen de la persona que le cuida con más frecuencia (casi siempre la madre);
- la sonrisa puede ser suscitada por estímulos diversos, pero desde el principio, unos son más eficaces que otros: la voz y el rostro humano (al principio sólo los ojos, posteriormente toda la cara).

La sonrisa es un estímulo social, desde el momento que el adulto responde a la sonrisa del niño de manera cariñosa. De este modo, el recién nacido aprende muy pronto que la sonrisa sirve para prolongar el tiempo de relación con los seres humanos. Por lo tanto, es probable que la función de la sonrisa del niño sea la de aumentar la interacción con el adulto, que de este modo le atiende más y permanece más tiempo cerca de él.

La vocalización

En la vida de relaciones del niño la vocalización (producción de sonidos de tipo vocal) desempeña una función bastante similar a la de la sonrisa. Estas dos reacciones tienen como resultado previsible el hecho de que la otra persona responda de manera sociable y se comprometa en una serie de interacciones con él. Las primeras vocales aparecen en el momento que precede al llanto; posteriormente, los sonidos se disocian de él y empiezan a ser utilizados cuando el niño se encuentra en un estado placentero. Los sonidos, que el niño ha descubierto casualmente, son repetidos con una satisfacción cada vez mayor y con una evidente capacidad de imitación. Si el adulto imita los sonidos del niño, éste los repite a su vez, estableciéndose un intercambio que puede ser considerado un modelo primitivo de conversación.

El llanto

A diferencia de la sonrisa y la vocalización, que normalmente no provocan una reacción adecuada del adulto antes de la tercera semana de vida, el llanto es eficaz desde el nacimiento, y produce el efecto de hacer intervenir al adulto para alimentar, proteger o consolar al niño. Además, mientras que la sonrisa y la vocalización pueden tener lugar sólo cuando hay otras personas cerca, la principal función del llanto es reclamar la proximidad de alguien. De hecho, el adulto hace todo lo posible por detener el llanto del recién nacido y reducir la posibilidad de que se manifieste.

Cada niño llora de una manera determinada, tanto es así que se puede reconocer a un niño por el espectrograma del sonido, que es característico de cada individuo, al igual que las huellas dactilares.

Se pueden identificar las siguientes formas distintas de llanto:
- llanto de hambre: comienza con una intensidad baja y sin un ritmo preciso, y se vuelve gradualmente más intenso y más rítmico;
- llanto de dolor: intenso desde el principio, grito fuerte y prolongado, seguido de una fase de silencio, posteriormente sollozos alternándose con breves inspiraciones;
- llanto de enfado: como en el llanto de hambre, la secuencia temporal es llanto-pausa-inspiración-pausa; la diferencia con el llanto de hambre es el tono bajo y la intensidad constante.

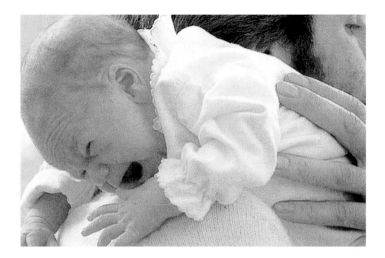

Conviene subrayar, en todo caso, que los padres no deben aprender a tratar a un niño que llora consultando tablas o esquemas, sino disponiéndose a entablar comunicación con el pequeño, esforzándose en entenderle, intentando mantener una relación con él, y no aplicando un protocolo de respuesta.

Inmediatamente después de nacer, el llanto es provocado por una serie de estímulos (frío, hambre, dolor, interrupción del sueño, etc.), sin poderse reconocer en ello un claro significado de reclamo de cercanía de un adulto. El niño aprende pronto que con el llanto consigue que se le acerque una persona, y ya en las primeras semanas aprende a usar un llanto que no está relacionado con el malestar físico, sino con la necesidad de cercanía y atención. A medida que pasan los días, el llanto no sólo se interrumpe al cambiar la situación desfavorable (por ejemplo, alimentando al niño), sino también cuando intervienen otros factores, como el contacto físico (tomarlo en brazos), el ser mecido, la visión y la voz de la persona que le atiende o la succión no alimenticia (pezón, chupete).

LA INTERPRETACIÓN DEL LLANTO EN LA EDAD MEDIA

En la Edad Media, se daban explicaciones tanto «científicas» como morales del llanto del recién nacido. Las primeras consideraban el llanto como el paso repentino del calor húmedo del útero al frío seco del ambiente exterior, y estimaban que era necesario, siempre que fuera moderado, para eliminar el exceso de humedad de la cabeza del niño. "Sin embargo, era necesario procurar hacer cesar el llanto excesivo, fuerte y continuo, al poder causar este, sobre todo en los varones, desgarros, hernia, ombligo prominente". Para hacer cesar el llanto se daban numerosos consejos y recomendaciones: por ejemplo, fármacos somníferos o amuletos mágicos, pero también se aconsejaba mecer al niño y cantarle.

Las explicaciones morales del llanto iban desde considerarlo el grito de dolor de quien se adentra en el desierto, a interpretarlo como la reacción contra la naturaleza que condenaba a la cría del hombre a nacer desnudo (a diferencia de los demás animales), o a considerarlo la única posibilidad que tenía el niño de expresarse dentro de las fajas que le oprimían (y que eran útiles para recordarle que la vida no es otra cosa que una cárcel). Además, el recién nacido lloraba no sólo por sus miserias presentes, sino también por las futuras.

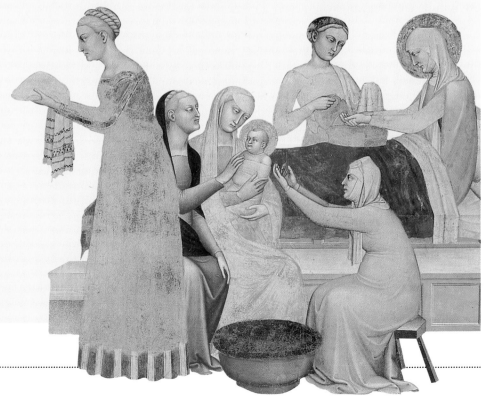

La apariencia del recién nacido

Los niños recién nacidos presentan a menudo «defectos» y malformaciones aparentemente extrañas, pero son fenómenos normales y transitorios que no deben preocupar, no suelen requerir tratamiento médico y tienden a atenuarse con el paso del tiempo, hasta desaparecer.

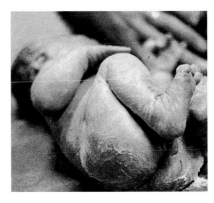

La piel

Al nacer, la piel está cubierta más o menos abundantemente de una capa protectora grasa de color amarillento, que se acumula principalmente a nivel de los pliegues: el barniz caseoso. Tiene la función de proteger la piel del feto en el útero del continuo contacto con el líquido amniótico. Los niños que nacen después del término de la gestación tienen la piel ajada y descamada: este fenómeno se atenúa al cabo de unos días, y la piel adopta su aspecto normal. Los recién nacidos, y en especial los prematuros, pueden presentar una abundante pelusa, generalmente más marcada en la frente, la espalda, los muslos y los hombros, que desaparece espontáneamente transcurridos unos días. Un alto porcentaje de recién nacidos (20%-40%) presenta en la nariz y las mejillas (y a veces en frente y barbilla) pequeños granos blanquecinos más o menos abundantes en la piel. Son pequeños quistes sebáceos que desaparecen al cabo de unas semanas. En el primero o segundo día después del nacimiento, puede aparecer una erupción rojiza extensa y uniforme o pequeñas manchas separadas: también ella desaparece espontáneamente en pocos días. Por acumulaciones temporales de pigmento bajo la piel pueden producirse manchas azuladas principalmente en la espalda y las nalgas: no son cardenales ni un síntoma de trastornos circulatorios, y se atenúan con los años. Son más frecuentes en niños morenos, sobre todo si sus padres son originarios de la zona mediterránea, de Oriente Medio, de la Europa del este o de Asia. En los párpados, las aletas nasales, la frente y la nuca se encuentran a menudo manchas rojas (manchas vasculares) sin importancia: tienden a reducirse y a desaparecer de forma espontánea. El angioma de la frente puede ser muy intenso y acentuarse aún más cuando el niño grita o llora. En algunos casos aparecen formaciones de color rojo oscuro (hemoangioma): el médico controlará su evolución, pero en la mayoría de los casos, después de una fase de crecimiento que dura varios meses, se atrofian naturalmente (un proceso que puede requerir incluso varios años). Sólo si se extienden considerablemente o adoptan un aspecto antiestético podrían plantearse tratamientos precoces.

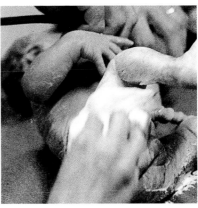

Los ojos

A veces son evidentes pequeños derrames en el blanco de los ojos, inicialmente puntiformes y que tienden a ensancharse con el paso de los días, volviéndose falciformes porque se adaptan a la curvatura del globo ocular. Sólo afectan a la capa más superficial y desaparecen pronto sin consecuencias.

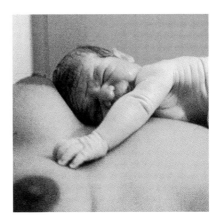

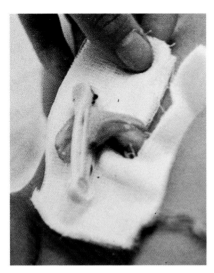

Protección de la herida umbilical.

La cabeza

Debido a la normal adaptación del cráneo al canal del parto (movimiento «en charnela» de las distintas partes que componen la caja craneal), pueden permanecer durante varios días auténticos escalones apreciables al acariciar la cabeza del niño, que desaparecen por un acoplamiento espontáneo.

En la cabeza del niño existen zonas «blandas», puntos en los que los huesos del cráneo no están soldados (y es oportuno que no lo estén, para permitir el crecimiento del estuche craneal a medida que crece el cerebro): la más evidente de estas zonas, la fontanela, se encuentra en la parte anterior de la cabeza. No es peligroso tocarla (sucede al lavar la cabeza o peinar al niño) porque el tejido cerebral está protegido por una membrana resistente.

A consecuencia del parto, se puede producir un derrame de sangre bajo el cuero cabelludo (en el exterior del cráneo), de dimensiones variables, más o menos blando (cefalohematoma); también se puede formar en la parte presentada al nacer, por la compresión que sufre durante el avance por el canal del parto, una acumulación edematosa *(caput succedaneum)*. Ambas tumefacciones tienden a resolverse espontáneamente.

Los genitales

En los primeros días de vida, los genitales externos (tanto de la hembra como del varón) aparecen especialmente voluminosos. La vulva está hinchada y los labios mayores y menores son claramente prominentes. El pene y el escroto son más voluminosos. Es el efecto de las hormonas maternas que han pasado a través de la placenta en los días que preceden al parto. El fenómeno, que recibe el nombre de «crisis genital del recién nacido», se resuelve en el transcurso de unos días. En las niñas, la brusca interrupción de ese aporte hormonal que se produce en el momento del parto puede dar lugar a una pequeña hemorragia similar a la menstruación.

Las mamas

La región mamaria se presenta dura, hinchada y tensa. También este fenómeno es debido al paso de hormonas maternas antes del parto. La hinchazón puede aparecer tanto en los varones como en las hembras. A veces las mamas contienen incluso pequeñas cantidades de leche: no deben ser exprimidas para evitar provocar una infección, ni oprimidas con fajas. La hinchazón desaparece de forma natural a medida que el niño va eliminando las hormonas. Bajo la mama podría persistir un pequeño nódulo.

Las primeras heces

Las heces de las primeras horas de vida son de color negro verdoso y viscosas. En pocos días tienden a ir adoptando las características de los excrementos del niño amamantado por la madre: blandos, amarillos y ácidos.

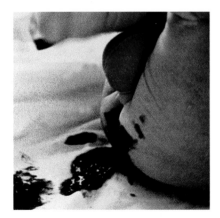

Expulsión del meconio.

La inscripción en el Registro Civil

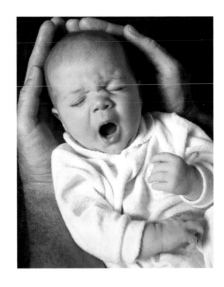

La prueba del nacimiento es la inscripción en el Registro Civil. Dicha inscripción da fe del hecho, fecha, hora, lugar en que acaece, sexo, y en su caso, de la filiación del inscrito (art. 41 LRC). Sólo en los casos de falta de inscripción se admitirían otros medios de prueba.

Están obligados a promover dicha inscripción (art. 43 LRC): la madre; el padre; el pariente más próximo o, en su defecto, cualquier mayor de edad presente en el lugar del alumbramiento; el jefe del establecimiento o el cabeza de familia de la casa en que el nacimiento haya tenido lugar; respecto a los recién nacidos abandonados, quien les haya recogido.

Sin perjuicio de esta obligación, el médico, comadrona o ayudante técnico sanitario que asista al nacimiento debe dar parte escrito del mismo al encargado del Registro Civil.

La inscripción se hará con carácter general en el Registro Municipal del lugar donde se produjo el nacimiento. Si el nacimiento se produjera durante un viaje, el Registro competente será el del lugar en que se dé término al mismo. No obstante, cuando la inscripción se solicite dentro del plazo establecido, podrá realizarse en el Registro Civil Municipal correspondiente al domicilio del progenitor o progenitores legalmente conocidos, siempre que la solicitud sea de común acuerdo.

La declaración de inscripción se debe realizar entre las 24 horas y los ocho días siguientes al nacimiento. El plazo podrá ser ampliado hasta los 30 días cuando se acredite justa causa.

CASOS ESPECIALES

● *Si ambos progenitores son menores de edad y no están emancipados, el hijo debe ser registrado en presencia de los abuelos, o a falta de ambos, de sus tutores. En este caso, los padres menores ejercerán, con la asistencia de sus propios padres, la patria potestad sobre sus hijos.*

● *Existe la posibilidad de que la madre no quiera reconocer al hijo. Sin embargo, la Orden de 10 de noviembre de 1999 sobre el cuestionario para la declaración de nacimiento en el Registro Civil contiene dos innovaciones fundamentales. Por una parte suprime la referencia marginal del cuestionario*

al párrafo segundo del artículo 167 del Reglamento del Registro Civil que establece que «el parte o declaración de los profesionales y personal de establecimientos sanitarios que tengan obligación de guardar secreto no se referirán a la madre contra su voluntad», lo que vulneraba el derecho fundamental del hijo a conocer su identidad biológica; la segunda innovación es la impresión de las huellas dactilares de la madre, para reforzar la identidad biológica del nacido.

En cualquier caso, si la madre no reconoce al nacido, su nombre no constará en ningún documento o cartilla, como garantía de anonimato. El

padre puede también no reconocer al hijo. Un niño que no ha sido reconocido ni por el padre ni por la madre estará en condiciones de ser adoptado.

● *Filiación desconocida: no constando la filiación, el encargado consignará en la inscripción de nacimiento o en otra marginal nombres de uso corriente, con la declaración de que se consignan a efectos de identificar a la persona. Tales nombres serán los usados en las menciones de identidad. El interesado podrá solicitar, al cumplir la mayoría de edad, la supresión en el Registro de estos nombres inscritos a efectos de identificación.*

NACIMIENTO Y TRADICIÓN

Ritos del pasado

En la antigua Grecia, se sumergía en agua al niño desde sus primeras horas de vida. En Esparta, se le sumergía incluso en agua helada o en un barril de vino para que fuera más vigoroso y fuerte. Al quinto o sexto día, el recién nacido recibía la consagración con una ceremonia en la que la madre (o la nodriza), con el niño en brazos, daba una vuelta corriendo alrededor de la habitación totalmente iluminada. En esa ocasión, se celebraba una fiesta con todos los miembros de la familia en la casa paterna, cuya puerta se engalanaba con ramas de olivo si había nacido un varón o con una madeja de lana si el recién nacido era hembra. La fiesta iba seguida, al décimo día desde el nacimiento, de otra ceremonia durante la cual se ponía nombre al niño y el padre reconocía a su hijo como fruto de una unión legítima.

En la antigua Roma, el reconocimiento del niño tenía lugar con un acto solemne: la comadrona debía depositar al niño aún sucio en el suelo para que el contacto con la tierra le estimulara a emitir el primer grito y para que el nuevo ser homenajeara a la Tierra, madre de todos. A continuación, el padre o una persona autorizada por él tomaba en brazos al niño y lo levantaba hacia el cielo. Si se trataba de una hembra, el padre no podía sostenerla en brazos. Tras la elevación, la comadrona sumergía al recién nacido en un barreño con agua y lo limpiaba.

Una vez lavado, se le envolvía en una sábana de lino blanco que debía haber pertenecido al sacerdote, y cuya misión era fortalecer el físico del niño. Posteriormente, se le ponían fajas muy apretadas, y a menudo era inmovilizado con vendas en una cuna. Las vendas solían ser de lana de diferentes colores: los ricos las preferían blancas o púrpuras. Tres días después del nacimiento, se colgaba en la puerta de la

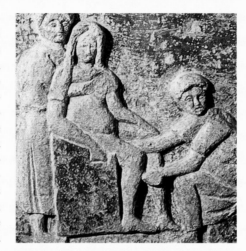

Bajorrelieve de la antigua Roma que muestra un parto.

casa de la madre una corona de laurel, de hiedra, de perejil o de hierbas aromáticas, como la que había escogido la mujer el día de su boda. Esos adornos hacían inviolable la casa de la nueva madre. Antes de marcharse la comadrona tenía lugar la ceremonia de la ablución. Todos aquellos que habían asistido al parto o tocado a la madre se reunían y se lavaban solemnemente las manos. El día de la purificación se ponía nombre al niño, tras haberle cortado un mechón de cabello y habérselo ofrecido a los dioses.

El rito del bautismo

El bautismo es el sacramento que borra el pecado original y hace cristiano al individuo. Suele celebrarse en la iglesia, con la presencia de un sacerdote y dos fieles: el padrino y la madrina. Se moja la cabeza u otra parte del cuerpo del niño con agua, que tiene el significado simbólico de limpiar espiritualmente, mientras se pronuncian las mis-

mas palabras que Cristo ordenó decir a los apóstoles. Luego el sacerdote sopla suavemente sobre la cara del niño para simbolizar la presencia del Espíritu Santo, y tras dibujar la señal de la cruz en su pecho y su frente, le pone sal en los labios, que representa la virtud y la paz espiritual. El bautismo, un rito de iniciación, ha sido siempre un acontecimiento muy importante entre los cristianos porque, aparte de ser un acto religioso, creaba también un acta de estado civil, y durante largo tiempo determinó incluso la existencia jurídica del individuo. Siempre ha constituido una ocasión para reunir a la familia, con festejos que, del siglo XVIII en adelante, han ido prevaleciendo sobre el aspecto religioso. Para los burgueses y los aristócratas, representó también una oportunidad para forjar alianzas estratégicas: se aumentaban los padrinos y las madrinas para que, en caso de necesidad, se ocuparan del niño con gran disponibilidad de medios, honrando a su familia.

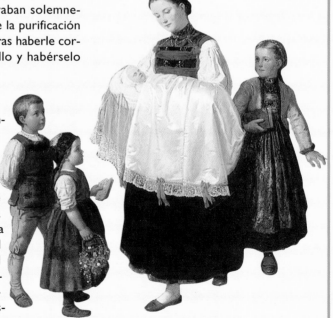

LA LACTANCIA

*La leche materna es el primer
alimento del niño,
y el único que se adapta
perfectamente tanto a su fisiología
(facilidad de digestión, aporte
nutritivo, garantías higiénicas)
como a sus necesidades de relación.*

5

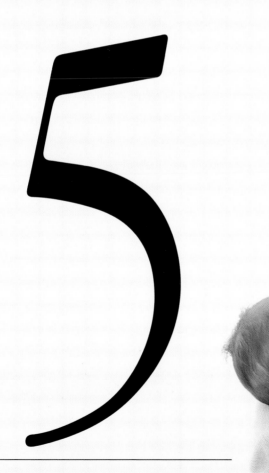

La lactancia natural

Lactancia natural: el mejor comienzo

Al principio de la vida, la leche materna representa la opción mejor y más sencilla para proporcionar una alimentación adecuada y equilibrada en todos sus componentes. Además, si se tiene en cuenta que el momento de alimentarse es siempre (entonces y durante toda la vida) un acto de comunicación y de relación, el pecho materno ofrece, aparte de la leche, la posibilidad de mantener una relación física (calor, contacto de la piel, abrazos, etc.) que no puede ser considerada un complemento de la nutrición, sino un alimento en sí. Con otras palabras, mientras se aplaca la sensación de hambre, se establece una comunicación, un diálogo entre madre e hijo que se compone de muchos mensajes corporales, individuales y llenos de significado.

Pensando en el futuro

Cuando el niño nace, se interrumpe la relación de nutrición directa asegurada por el cordón umbilical. A partir de entonces deberá alimentarse realizando un esfuerzo, e ingerir los nutrientes que deben satisfacer sus necesidades energéticas.

CRISIS Y RECUPERACIÓN DE LA LECHE MATERNA

En el último siglo, la lactancia materna ha disminuido considerablemente en todo el mundo. Sólo desde hace pocos años se asiste, en los países occidentales, a un progresiva recuperación de este hábito. La gran disminución se produjo principalmente durante los años cincuenta y sesenta, con mayor incidencia en los Estados Unidos. El porcentaje de mujeres que daban el pecho a sus hijos descendió en aquellos años del 38% al 18%, y sólo en el 30% de los casos la lactancia se prolongaba más allá de los dos meses. Los motivos que se argumentaban para no optar por la lactancia natural hacían referencia a: problemas en el pecho o el pezón, inconveniencia doméstica o social, cansancio excesivo, enfermedades familiares o escasez de leche. Esta última causa se aducía hasta en el 40% de los casos. Pero hay que retroceder en el tiempo para comprender al menos alguna de las motivaciones culturales y sociales que están en la base de este fenómeno. En la disminución de la frecuencia de la lactancia de pecho influyó decisivamente la entrada de expertos, pediatras y psicólogos en la crianza del niño en los últimos años del siglo pasado. Ellos reivindicaban la lactancia «científica»: alimentación a horas fijas y costumbres severas (dejar llorar al niño, no cogerle en brazos para no viciarle, etc.). Un régimen semejante no podía hacer otra cosa que incitar a abandonar la lactancia natural. Además, la creciente autoridad de

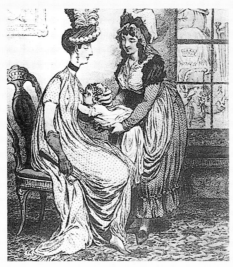

Imagen satírica sobre la lactancia natural: una señora elegante da apresuradamente el pecho a su hijo antes de acudir a una fiesta.

los expertos tendía a infravalorar los conocimientos y las seguridades que tradicionalmente las mujeres tenían sobre la crianza del niño y su alimentación.

El entusiasmo por la ciencia y la técnica era tal que la leche artificial, producida por la industria y recomendada por el personal médico sanitario, pareció representar una «mejora» respecto a la natural (es un claro ejemplo de ello el título del libro editado por Liebig en 1867, *A Food for infants: a complete substitute for that provided by nature* (El alimento infantil: un sustituto completo del proporcionado por la naturaleza). Aquellas primeras leches artificiales eran muy imperfectas aún, muy distintas de la leche materna. Sin embargo, la leche artificial se consideraba «más idónea desde el punto de vista nutricional que la leche materna para las exigencias del recién nacido». Así se comprende el porqué de su gran difusión en las décadas posteriores y el papel fundamental que desempeñó en la eliminación de la práctica de la lactancia de pecho, al menos hasta finales de los años

setenta. En los ochenta, a la vez que mejoraba la preparación y la fórmula de esas leches, se dio más valor a la materna.

Otro importante factor que influyó en la decadencia de la lactancia en el mundo occidental fue el progresivo proceso de «medicalización» del nacimiento. Prácticas hospitalarias tales como separar al niño de la madre durante las primeras horas de vida, las comidas con un horario rígido, el empleo habitual de biberones suplementarios, la imposibilidad para la madre de estar continuamente con su hijo, y otros muchos «impedimentos» a la lactancia contribuyeron ciertamente a reducir su frecuencia.

Hoy día, la publicidad de las leches artificiales está reglamentada por un código redactado por la Organización Mundial de la Salud (OMS), pero que no es adoptado en todos los países: la publicidad de estas leches todavía es muy abundante en las zonas más pobres o en vías de desarrollo. Ya están reconocidas mundialmente las ventajas indiscutibles de la leche materna; la lactancia de pecho está cada vez más aceptada cultural y socialmente, y es incentivada y valorada desde el punto de vista no sólo nutricional, sino también de la relación entre madre e hijo.

Es tarea de la ciencia actual hacer que de las leches artificiales se aprovechen sólo las ventajas en aquellas situaciones en las que la madre no puede dar el pecho a su hijo.

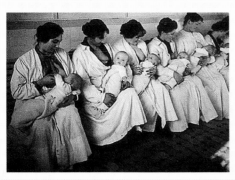

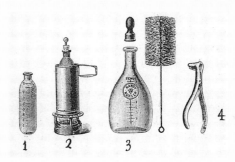

Biberones y calientabiberones de principios del s. XX.

ALIMENTOS PARA LA VIDA

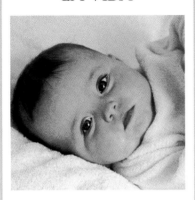

La alimentación cumple una función indispensable de intercambio con el mundo exterior: el organismo debe ingerir los componentes que le permitan vivir, crecer, moverse, renovarse y reproducirse. Esos componentes son esencialmente seis: proteínas, grasas, azúcares, vitaminas, sales minerales y agua.

Proteínas, grasas y azúcares
Deben proporcionar la energía y el material necesarios para que el organismo se mantenga, se renueve y, en la infancia y en la adolescencia, crezca.

Sales minerales y vitaminas
No aportan calorías, pero aseguran el correcto desarrollo de esas funciones a una velocidad acorde con las necesidades del organismo.

Agua
A estos componentes se suma el agua, que llega a constituir el 80% del peso corporal del recién nacido (en el adulto desciende al 50%). El agua es el medio en el que tienen lugar todas las reacciones químicas del organismo, y a través de ella se eliminan los desechos.

La alimentación del bebé no sólo influye en su desarrollo físico, sino también en su salud futura, ya desde las primeras comidas. Con la alimentación se pueden prevenir algunas enfermedades del aparato digestivo y, lo más importante, «condicionar» el organismo para que mantenga un largo estado de buena salud, previniendo la aparición precoz de hipertensión, obesidad, diabetes y su consecuencia más grave, la esclerosis de las arterias del corazón, del cerebro y del riñón.

En el mundo occidental, el mayor riesgo lo constituye una alimentación en exceso o cualitativamente errónea. Además, el desequilibrio entre los componentes dietéticos que aportan energía (proteínas, grasas o azúcares) obliga al organismo a realizar un trabajo de adaptación que puede tener consecuencias negativas con el paso de los años.

Leche: a cada cual la suya

Si se comparan las leches de varias especies de animales se observan diferencias considerables en la calidad y la cantidad de sus componentes. Dichas diferencias responden a exigencias biológicas precisas: cuanto más rápido es el crecimiento de la cría de un animal, mayor es el contenido en proteínas, calcio, fósforo, etc. de la leche de su madre. La composición de la leche de una especie animal influye también en el número de veces al día en que la cría ha de comer: las especies cuya leche

PROTEÍNAS DE LA LECHE Y CRECIMIENTO EN VARIAS ESPECIES		Días para duplicar el peso del nacimiento	Contenido proteico de la leche (g/100 ml)
Hombre		140	0,9
Caballo		60	2,5
Vaca		47	3,4
Cabra		19	2,9
Oveja		10	5,3
Rata		6	8,4
Conejo		6	13,9

es más rica en proteínas amamantan a sus crías con menos frecuencia que las otras. Por ejemplo, mientras que el conejo alimenta a sus crías una sola vez al día, la mujer, cuya leche tiene un contenido en proteínas muy inferior, da el pecho a su hijo mucho más a menudo.

Alimentar a un recién nacido de la especie humana con leches de otros animales es un error: la leche de vaca, por ejemplo, está preparada por la naturaleza para cubrir las necesidades de las crías de la especie bovina, que tienen un crecimiento distinto, mucho más rápido que el nuestro. Sólo la leche materna humana ofrece una total seguridad al niño recién nacido; todas las demás leches pueden ser empleadas como sustituto si se modifican con complicadas técnicas industriales y se adaptan a sus necesidades nutricionales.

La lactancia de pecho es una experiencia del ser humano con una antigüedad de al menos cuatro millones de años. La leche materna es el primer alimento del hombre, la única que se adapta perfectamente tanto a su fisiología (digestión, aporte nutritivo, garantías higiénicas) como a sus necesidades de relación. Aparte de un alimento, la leche materna es un auténtico sistema biológico que se adapta al ritmo de crecimiento del lactante, a la variabilidad de sus necesidades alimentarias y a sus capacidades digestiva y metabólica.

De hecho, la constitución de la leche que produce el pecho materno se modifica con el paso del tiempo, en perfecta concordancia con las exigencias nutricionales del niño que crece. Las modificaciones que sufre hacen referencia principalmente al equilibrio entre sus componentes.

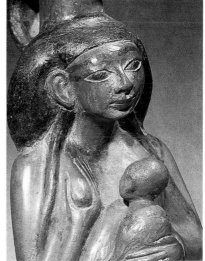

Detalle de vasija egipcia en forma de nodriza amamantando a un niño.

Lactancia: fuente de relación y de conocimiento

El recién nacido, impulsado a succionar por la necesidad fisiológica de ingerir calorías, comienza el proceso de lactancia, y mientras se alimenta entabla las primeras relaciones personales y empieza a conocer, en función de ellas, el mundo que le rodea. En el acto de alimentarlo y en el contacto corporal mientras se alimenta, él percibe que es aceptado y querido. El alimento adquiere de inmediato, tanto para el niño que lo recibe como para el adulto que se lo da, el «valor» de un acto de cariño: un valor que será siempre primordial en las vivencias como individuo más o menos aceptado por los demás.

El gran significado ritual de la invitación a comer está indisolublemente ligado a las primeras experiencias de relación madre-hijo: el alimento es el primer «regalo» que el hijo recibe de su madre. Por eso adquiere unas connotaciones que van más allá de las simplemente nutritivas.

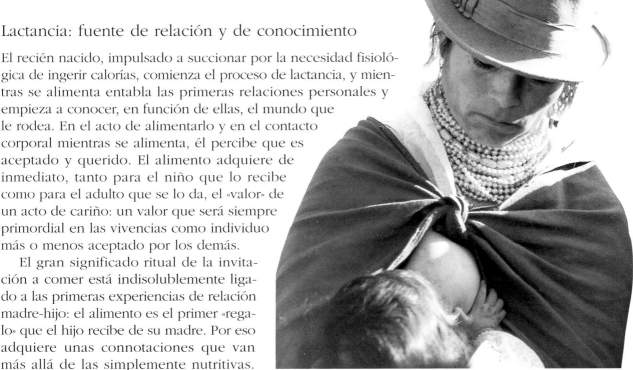

LACTANCIA NATURAL: LAS ASOCIACIONES

La Liga para la Lactancia Materna (Leche League International) y la WABA (World Alliance for Breastfeeding Action, es decir, Alianza Mundial a Favor de la Lactancia de Pecho) son dos organizaciones de voluntariado encaminadas a salvaguardar y promover la lactancia natural.

Liga para la Lactancia Materna
Fue fundada en 1956 por siete mujeres para ayudar a las madres a amamantar a sus hijos. Actualmente opera en 66 países del mundo, incluida

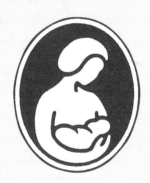

España, y cuenta con asesoras voluntarias y un comité de asesoría científica compuesto por médicos, comadronas y otros profesionales. Los consejos y las ayudas se dan durante conferencias sobre temas específicos y también por teléfono. La Liga ha publicado algunos libros al respecto.

La WABA (World Alliance for Breastfeeding Action)
La WABA trabaja a nivel institucional para que en todos los países del mundo se respete la que se conoce como «Declaración de Innocenti»: un documento específico de protección de la lactancia natural redactado durante la Convención Internacional de las Naciones Unidas.

LLL (La Liga de la Leche)
Es una organización internacional sin ánimo de lucro que etá presente en 60 países. Sus representantes, las monitoras acreditadas de LLL, son madres que han amamantado a sus hijos. Atiende a más de 5.000 madres cada año, y actúan a nivel autonómico.

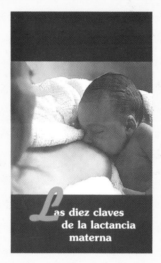

Folleto informativo de una de las asociaciones de la LLL.

Para saber más:
La Leche League International:
http//www.lalecheleague.org
LLL Madrid
http://www.preirinet.org/llli/
WebEspana.html
LLL Cataluña:
http://www.terra.es/personal4/
lllcatalunya
LLL País Vasco:
http://www.laligadelaleche.org
Coordinadora de la LLL: Constance Little, Gran Vía, 44, 2.º izda., 48011 Bilbao. Tel. 944 230 136

Rechazar la comida ofrecida puede equivaler al rechazo expreso de establecer un vínculo: un acto implícitamente «agresivo» para la persona que la ofrece.

El recién nacido obtiene sensaciones placenteras de la estimulación de la mucosa bucal, y es evidente la satisfacción que siente al succionar; tanto es así, que desde tiempos muy antiguos está extendida la práctica de «calmar» al niño dándole un chupete. En torno a la función nutritiva se organiza uno de los más importantes contactos entre el recién nacido y la realidad exterior.

La boca, como instrumento de conocimiento, precede con creces a la mano y los ojos. Durante las primeras fases de desarrollo, la boca posee la mayor capacidad para conocer el mundo exterior: el niño experimenta las cualidades de los objetos llevándoselos a la boca (un gesto que los padres interpretan erróneamente a veces como hambre o dolor de encías). La primera percepción de la realidad se estructura en función de sensaciones bucales: es «bueno» lo que tiene consistencia agradable y puede ser comido; es «malo» lo que no agrada, lo que no puede ser tolerado y, por tanto, acaba siendo escupido.

En esta percepción primordial, una dicotomía de la realidad, se basará el juicio sobre los datos que nuestros sentidos nos hacen percibir del mundo exterior, y permitirá a los individuos hacer distinción entre lo que se puede aceptar y lo que se debe rechazar. Expresiones del tipo «bueno como el pan», «persona sosa» o «no tragar a una persona» dan testimonio, en el ámbito lingüístico, de esta diferenciación.

La conveniencia de la lactancia materna

A pesar de las numerosos estudios realizados, aún hoy se descubren nuevas «ventajas» de carácter biológico de la lactancia natural, tanto para la madre como para el niño, que se traducen principalmente en un crecimiento óptimo, una mejor relación afectiva y la protección contra muchas enfermedades inmediatas o futuras (hoy sabemos, por ejemplo, que la lactancia materna tiene un efecto protector contra la arteriosclerosis).

También tiene notables ventajas «prácticas»: un considerable ahorro y una simplificación total del momento de la comida del bebé (está todo listo, a la temperatura perfecta y sin gérmenes nocivos, en cualquier lugar y sin necesidad de medir, diluir, calentar, lavar, esterilizar, etc.).

Defensas inmunológicas

En el calostro humano se han encontrado varias inmunoglobulinas (anticuerpos contra bacterias y virus). Estas defensas contenidas en la leche tienen importancia por la acción antiinfecciosa que desempeñan a nivel de las mucosas: la leche contiene principalmente inmunoglobulinas A (IgA), unos anticuerpos que desempeñan una auténtica función de «barrera» que impide la entrada de gérmenes (u otras sustancias) a través de las mucosas. Durante la lactancia, la madre está en contacto normalmente con gérmenes, virus, antígenos patógenos, etc.: los mismos organismos con los que, al vivir en idéntico ambiente, el recién nacido también está en contacto. Así pues, la madre se inmuniza contra el mismo «ambiente» patógeno que rodea al niño. Produce anticuerpos contra estos agentes que llegan al tejido glandular mamario y a la leche, y el niño los recibe como defensa de sus mucosas, impidiendo que pasen a través de ellas los virus y gérmenes presentes en el ambiente. La madre es una especie de «fábrica» de anticuerpos en constante producción, que se actualiza continuamente sobre el tipo de defensas que debe enviar en función de los peligros ambientales presentes. Según estudios recientes, este sistema protector funcionaría también contra los agentes alérgenos.

El poder de defensa de la leche materna se refleja en otros factores: en el intestino del niño que toma el pecho se desarrolla el *Bacillus bifidus,* cuya presencia es indispensable para mantener bajo control la proliferación de otras bacterias intestinales.

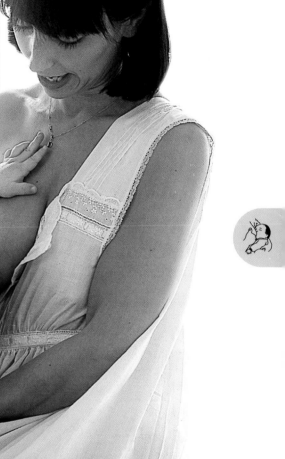

VENTAJAS DE LA LACTANCIA NATURAL

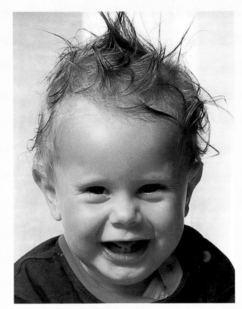

Sustancias esenciales
La leche materna constituye el alimento ideal para los primeros meses de vida del recién nacido porque contiene todas las sustancias esenciales para su correcto desarrollo físico y en las proporciones adecuadas.

Ventajas psicológicas
Dar el pecho ofrece ventajas en el plano psicológico y afectivo, al facilitar la comunicación y la relación entre madre e hijo mediante el contacto físico.

Bienestar físico
El bienestar físico y el placer natural que siente la madre al alimentar con su leche al niño es muy gratificante y produce una sensación de optimismo en ella.

Autorregulación
Permite que el niño regule la cantidad de leche que necesita ingerir.

Refuerzo inmunológico
Reduce considerablemente la posibilidad de que el niño contraiga infecciones y favorece la inmunidad hacia agentes específicos, virus y hongos, gracias a la presencia de anticuerpos.

Flora intestinal
Facilita que se cree una flora intestinal favorable para las funciones digestivas del recién nacido.

Prevención de alergias
Al ser la lactancia de pecho una forma de alimentación específica para cada especie, es difícil que conlleve problemas de alergia (es más, constituye un instrumento de prevención).

Prevención de enfermedades
Ayuda a prevenir en el niño algunas enfermedades que se manifiestan en la edad adulta, como obesidad, hipertensión y arteriosclerosis; en las mujeres, reduce la incidencia de tumores de mama y de ovarios.

Contracciones del útero
La succión del niño en el pezón favorece la contracción del útero materno y la recuperación de su tamaño normal.

Leche siempre «lista»
La leche materna está siempre «lista», a la temperatura idónea y sin gérmenes nocivos; esto permite alimentar al niño en cualquier lugar.

Ahorro económico
La lactancia natural no supone un gasto adicional para la economía familiar, sino un ahorro considerable.

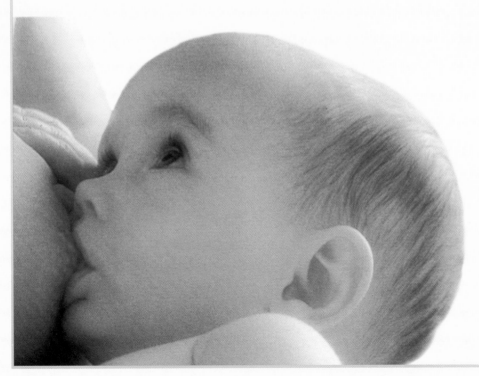

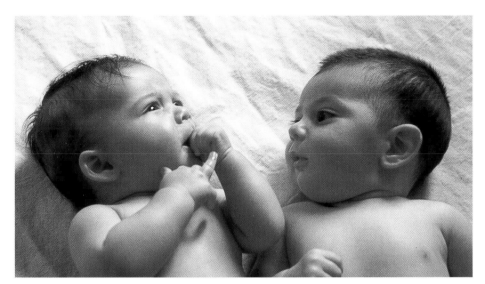

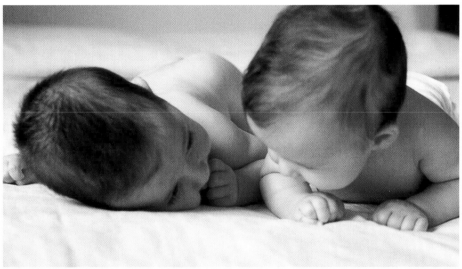

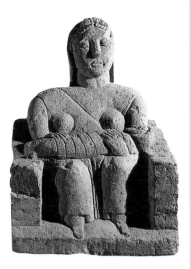

PÉSIMOS CONSEJOS DEL AÑO 100

Sorano de Éfeso (siglo II d.C.) sostenía lo siguiente:

«Darle en los primeros días nada más que un poco de miel convenientemente cocida y, durante otros veinte días, antes de ponerle en el pecho materno, alimentarle con leche de mujer. De hecho, la leche materna, durante 20 días después del nacimiento, es generalmente mala porque a menudo es espesa e indigesta, poco eficaz al provenir de un organismo que ha sufrido y se encuentra en desorden».

Ha habido que esperar hasta nuestra época para asistir a una completa reafirmación científica de las virtudes de la «leche después del parto»: es más, actualmente conocemos su gran valor nutricional. Sin embargo, aún sobrevive la idea de que esa primera leche, el calostro, «sirve de poco».

Arriba, madre con niño (s. IV a.C.).

La leche materna contiene también lisozima, una sustancia con acción antibacteriana. Estos dos últimos factores, sobre todo, contribuyen a que los niños que han tomado el pecho sean menos propensos a padecer infecciones intestinales que los alimentados con leches artificiales.

La presencia de lactoferrina, además, garantiza la inhibición del crecimiento de bacterias y hongos *(Candida albicans)*. Y entre los nutrientes de la leche se encuentran proteínas y lípidos con acción antiinfecciosa y antiinflamatoria. Por último, se ha demostrado la presencia en la leche materna de células «de defensa» específicas (linfocitos, monocitos, etc.) que constituyen un factor de protección más.

Todo esto es lo que se ha podido comprobar hasta hoy, pero la investigación en este campo avanza continuamente, y es probable que se descubran pronto nuevas e insospechadas virtudes de la leche materna.

LA ALIMENTACIÓN DE LA MUJER EN LA LACTANCIA

Calorías necesarias

Una mujer que da el pecho a su hijo necesita aproximadamente 500 kcal más al día que en circunstancias normales.

En realidad, se trata de un complemento modesto, que puede no resultar necesario, ya que la mujer que da el pecho reduce casi siempre su gasto energético con la actividad física. A menudo adquiere un «sobrepeso» en el embarazo, que se elimina posteriormente.

En cualquier caso, si fueran necesarias esas calorías suplementarias, sería preferible distribuirlas a lo largo del día, ya que la lactancia es un proceso que requiere energía de forma continuada.

Proteínas, vitaminas, calcio, fósforo, yodo

Por lo que respecta a las sustancias nutritivas, en la lactancia se produce un mayor empleo de proteínas (40% más, es decir, unos 20 g). También aumenta la necesidad de vitaminas del grupo B, así como de vitaminas A, C, D y E. En cuanto al incremento de calcio, fósforo y yodo, debe equivaler al 50%. Conviene aclarar que la satisfacción de todas estas demandas alimentarias no supone cambios en la dieta normal, siempre que se trate de una dieta equilibrada y variada. Por tanto, no es necesario complementarla con vitaminas (salvo en casos específicos y bajo prescripción médica).

El agua

Las necesidades de agua aumentan ligeramente, pero no es necesario que la madre la beba si no tiene sed. De hecho, como respuesta a la succión del pezón por parte

del niño, el riñón de la madre es capaz de ahorrar agua, reduciendo la cantidad expulsada con la orina.

Así pues, los líquidos deben tomarse sólo cuando se siente sed, y no a la fuerza: se bebe porque se produce leche, y no al contrario. A menudo la mujer cree que producirá más leche si bebe mucho líquido, pero es sólo una sensación emocional, sin fundamento científico.

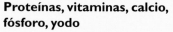

Cebolla, ajo, espárragos y coles

Algunos alimentos, si se ingieren en cantidades abundantes, pueden conferir un sabor distinto a la leche; en realidad, sólo se modifican mínimamente algunas características organolépticas de esta (como el sabor, el olor, el gusto y el color), y no la calidad de su composición.

Puesto que este cambio de sabor podría influir en las ganas de comer del niño, se recomienda no con-

sumir en exceso cebolla, ajo y, sobre todo, espárragos y coles, cuya capacidad «aromatizante» es muy intensa. También hay que tener en cuenta que algunos niños aprecian más que otros esos «cambios» ocasionales del sabor de la leche.

No existen alimentos que favorezcan la producción de leche: la alimentación correcta es lo que propicia que las glándulas mamarias trabajen bien.

Por lo tanto, es inútil (y a veces incluso perjudicial) aventurarse en dietas que, según dicen, hacen aumentar la leche o beber (tal vez a disgusto) grandes cantidades de leche o de cerveza. No hay que olvidar que el exceso de leche puede provocar reacciones de sensibilización en el niño.

El alcohol

La cerveza, que popularmente se ha considerado útil para producir leche, tiene un cierto contenido de alcohol, por lo cual se ha de consumir con moderación.

Conviene subrayar que el alcohol tiene efectos dañinos en el lactante, los cuales dependen de las dosis que consuma la madre.

Es aconsejable reducir la cantidad de vino en las comidas y, sobre todo, evitar el consumo de alcohol de alta graduación (whisky, brandy, ginebra, etc.), así como ingerir vermut y licores llamados «digestivos» (aguardientes y orujos) por la facilidad y la rapidez con que el alcohol pasa a la leche.

Té, café, chocolate

Si se consumen en cantidades excesivas, el té, el café y el chocolate pueden provocar que pasen a la leche sustancias excitantes, con posibles efectos negativos en el niño.

Prevención de alergias

En los primeros meses de vida, el lactante está especialmente expuesto al riesgo de contraer alergias por vía oral. La lactancia materna representa el mejor medio para prevenir las enfermedades debidas a alergias hacia componentes (antígenos) alimentarios. La leche materna proporciona defensas inmunológicas intestinales hacia «antígenos» de la dieta materna (el calostro humano posee, por ejemplo, anticuerpos de las proteínas de la leche de vaca ingerida por la madre).

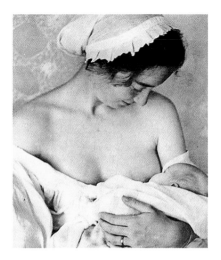

La leche materna, muy completa, permite retrasar el contacto con otros alimentos potencialmente alérgenos hasta que la estructura intestinal del niño haya madurado lo suficiente para admitir variaciones de la dieta (destete).

Prevención de la anemia

Está comprobada la importancia de la lactancia natural para prevenir la anemia por carencia de hierro. Aunque la cantidad de hierro contenida en la leche humana (0,3-0,5 mg/l) es bastante escasa, su absorción y su utilización son tan elevadas que cubren adecuadamente las necesidades de hierro del recién nacido durante los seis primeros meses de vida; posteriormente, los alimentos introducidos después del destete serán los que garanticen el aporte necesario de hierro.

Prevención de las caries

Los niños amamantados por su madre están menos expuestos a las caries dentales que los que han sido alimentados con biberón. Esto no parece tener relación con las diferencias cualitativas existentes entre la leche materna y la leche artificial (entre otras, el contenido en flúor de la leche humana es bajo), sino con la manera de succionar: la tetina, mantenida contra el paladar (y a menudo largo tiempo), favorece el deterioro de los dientes superiores.

Lactancia después del parto

Casi todas las mujeres tienen la posibilidad de dar el pecho a su hijo, siempre que el niño sea acercado precozmente a la mama materna, sin esquemas ni horarios estrictos.

Actualmente sabemos lo perjudicial que era la costumbre (muy popular durante años) de obligar al recién nacido a un periodo de absoluto «reposo» alimentario en sus primeras horas de vida extrauterina. Los niños esperaban muchas horas en la sala nido antes de ser acercados al pecho materno, y entre tanto se les administraba agua y azúcar (solución glucosada). También se decía que «del pecho, después del parto, sólo salían pocas gotas», por lo cual se complementaba la alimentación del niño con leche artificial. Indudablemente, lo más adecuado es acercar cuanto antes al niño al pecho de la madre y evitar «interferencias» artificiales, respetando hechos biológicos que se repiten desde hace millones de años y que aún no conocemos totalmente.

Sin embargo, la organización y los ritmos hospitalarios pueden hacer incómoda la lactancia natural. Pensemos, por ejemplo, en los horarios de lactancia, que se basan generalmente en los turnos de trabajo del personal sanitario, y no en los ritmos alimentarios de cada recién nacido, con el resultado de que los niños comen por imposición, y no por hambre. Para reducir estos inconvenientes, en algunos centros el niño permanece en la misma habitación que la madre.

En cualquier caso, aunque el ambiente y los ritmos hospitalarios sean algunas veces un obstáculo para el comienzo normal de la secreción de leche, el trastorno que ocasionan a la alimentación es fácilmente subsanable: la permanencia en el hospital es muy corta (tan sólo unos cuantos días), por lo cual es posible, una vez abandonado el centro, ocuparse de la lactancia del hijo con la debida libertad y tranquilidad.

Inicio de la secreción de leche

Durante el embarazo, algunas hormonas (producidas por la placenta y la hipófisis) inducen grandes cambios en el pecho: la mujer aprecia un aumento de volumen de las mamas, que a la palpación pueden presentar nódulos dispersos. La piel que las cubre también aparece tersa, la areola se vuelve más oscura y amplia, y el pezón se engrosa. Después del parto, una hormona producida por la hipófisis (la prolactina) empieza a estimular el tejido glandular de la mama, y comienza la producción de leche.

El calostro, la primera leche

La leche segregada por el pecho materno en los primeros cinco o seis días después del parto se llama calostro. Es un alimento más espeso y amarillento que la leche posterior, contiene más proteínas, y es más pobre en grasas y azúcares.

Por su composición química, teniendo en cuenta el alto contenido proteico y de sales minerales, el calostro es el alimento idóneo para la reanudación del crecimiento inmediatamente después de nacer, momento en que se puede producir una ligera pérdida de peso.

El característico color amarillo es debido a la abundante presencia de caroteno (precursor de la vitamina A). Respecto a la leche posterior, contiene menos caseína (lo cual hace que sea más adecuado para el recién nacido), y son significativamente elevados sus niveles de cinc, un metal indispensable para el desarrollo y el crecimiento.

En el calostro se encuentran altos niveles de anticuerpos (útiles para proteger al recién nacido contra algunos agentes infecciosos). Desarrolla una importante acción laxante para expulsar las primeras heces, que son especialmente densas y viscosas.

La cantidad de calostro segregada por la mujer en un día oscila entre los 80 y los 150 ml. En los primeros tres o cuatro días de vida del recién nacido, que transcurren generalmente en el hospital, es probable que no se alcance una producción de leche visiblemente abundante: es algo fisiológico (es decir, normal, que no precisa complementos con leche artificial) que las cantidades sean reducidas. Es más, esta relativa insuficiencia de leche es precisamente lo que hace que el niño sea «voraz» a la hora de mamar y estimule la secreción con enérgicas succiones, que son, en definitiva, las que activan el buen funcionamiento de las glándulas mamarias.

La lactancia precoz, inmediatamente después del parto, aparte de asegurar al recién nacido el aporte del calostro, favorece la contracción del útero de la madre, previniendo posibles hemorragias.

CAMBIOS EN EL PECHO DURANTE EL EMBARAZO

Durante la gestación, las glándulas productoras de leche (1) se multiplican. También aumenta la cantidad de conductos (2) por los que pasa la leche a los senos galactóforos, donde se acumula para salir después, bajo el efecto de la succión ejercida por el niño, por las desembocaduras (3) situadas alrededor de la areola y en el pezón.

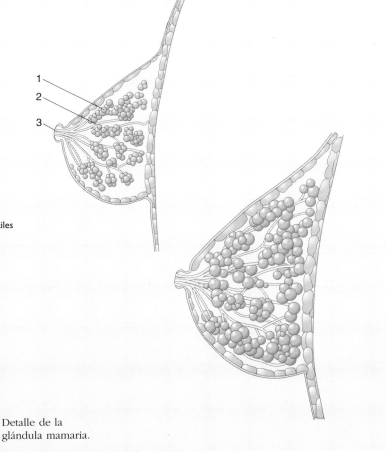

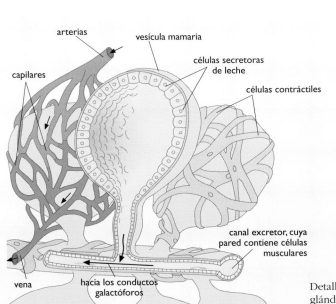

Detalle de la glándula mamaria.

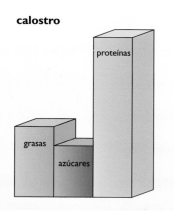

calostro

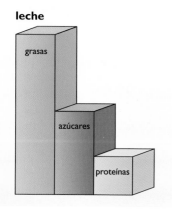

leche

Comparación entre la composición del calostro, arriba, y de la leche madura, abajo: el primero es rico en proteínas y anticuerpos, y la segunda, en grasas y azúcares.

La subida de la leche

La composición del calostro va cambiando gradualmente hasta convertirse en leche materna, pasando por un estadio llamado «leche de transición», en el que disminuye su contenido de proteínas y sales minerales, mientras que aumenta el de grasas. Esta es la fase que se denomina «subida de la leche»: los pechos se vuelven turgentes, congestionados y calientes, y a menudo duelen. Este fenómeno se suele producir entre el tercer y el quinto día (aunque puede tardar un poco más).

La leche empieza a ser segregada en abundancia, incluso en cantidades superiores a las que el niño necesita.

El fenómeno de la subida de la leche y el mantenimiento de su producción se deben a la acción de una hormona hipofisaria (la prolactina). Dicha hormona empieza a actuar durante el embarazo, haciendo proliferar las glándulas mamarias y preparando el pecho para la producción de leche. Sin embargo, hasta el momento del parto, algunas hormonas producidas por la placenta impiden que dé comienzo la secreción de leche. Con el parto, y la consiguiente expulsión de la placenta, cesa el efecto inhibidor de esas hormonas. Es entonces cuando la prolactina puede actuar estimulando el pecho a producir leche. Con la succión, el recién nacido provoca un reflejo nervioso que asegura una continua y abundante producción de esta y de otras hormonas que favorecen el paso de la leche del tejido glandular a los conductos galactóforos, de donde el recién nacido puede extraerla con facilidad.

Posteriormente, la «demanda» del niño será la que regule la producción y el flujo de leche. Cuanto más succione y estimule el niño el pezón, mayor será la liberación de hormonas que activen la producción de leche. La cantidad de leche producida cada día aumenta progresivamente durante el pri-

DEL CALOSTRO A LA LECHE MADURA			
análisis en gramos 100g/ml	calostro	leche materna de transición	leche materna madura
Proteínas	2,7	1,6	0,9-1,1
Lípidos	2,9	3,4	3,5-3,8
Carbohidratos	5,3	6,4	7
Minerales	0,31	0,27	0,2
Agua			88
Calorías			60-65

mer mes de lactancia y después se estabiliza, del 1.º al 6.º mes, entre 600 y 900 gramos en 24 horas.

Este fenómeno de inicio de la secreción no se manifiesta siempre con tanta abundancia y de manera que la mujer lo advierta; de hecho, la sensación de «subida» puede no percibirse, y el incremento de las cantidades de leche puede producirse de forma gradual y progresiva. El tamaño del pecho no influye en la cantidad de leche que produce: un pecho pequeño es capaz de producir dosis abundantes, más que suficientes para el niño.

LA LECHE MADURA

La leche materna es un compuesto bioquímico altamente complejo, en el que cada componente interactúa con los demás, y en el que la concentración de los distintos elementos nutritivos varía de una mujer a otra (y en la misma, de semana a semana, de día a día y de toma a toma); por lo tanto, cuando hablamos de leche madura y de su composición nos referimos a una estructura «intermedia» (pensemos que en ciertas mujeres se ha observado incluso una diferencia, pequeña y no persistente, entre la composición de la leche de la mama derecha y la de la izquierda).

Las proteínas están constituidas por caseína, lactoalbúmina y lactoglobulina: contienen en equilibrio biológico todos los aminoácidos esenciales para el crecimiento. Las grasas (lípidos) se encuentran en emulsión en la leche, bajo forma de gotas de tamaño pequeño y mediano. Aproximadamente el 50% de los ácidos grasos lo constituyen ácidos grasos saturados. Los azúcares (carbohidratos) están representados principalmente por lactosa.

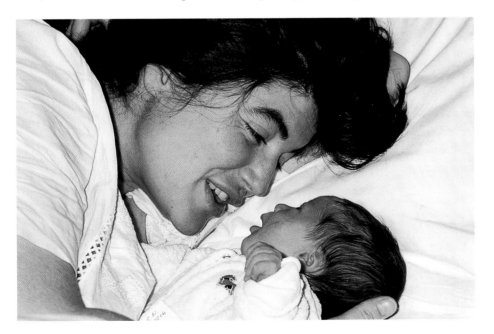

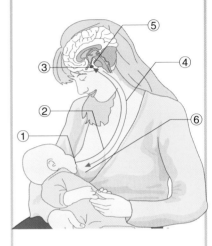

COMIENZO
Y MANTENIMIENTO
DE LA PRODUCCIÓN
DE LECHE

① succión
② reflejo nervioso
③ prolactina
④ producción de leche
⑤ oxitocina
⑥ conductos galactóforos

La succión del recién nacido provoca un reflejo nervioso que induce a la hipófisis a segregar una hormona llamada prolactina. La prolactina estimula las células glandulares a producir leche.

La succión del pezón, junto con estímulos externos (como el llanto del niño), provoca también que el hipotálamo y la hipófisis liberen una hormona llamada oxitocina.

La oxitocina estimula las células que rodean la glándula mamaria, lo que hace pasar la leche de la vesícula glandular a los conductos galactóforos.

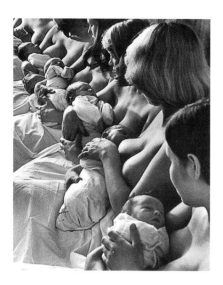

El análisis de la leche: una prueba innecesaria

Los conocimientos actuales sobre la «variabilidad» de la composición de la leche materna nos permiten afirmar que la costumbre de hacer analizar la leche para saber si es «nutritiva» y «buena» es totalmente innecesaria. Los diferentes resultados que puede arrojar este tipo de análisis no derivan de diferencias «cualitativas» de las leches, sino de los distintos métodos de recogida de la muestra enviada a analizar. Además, las pequeñas diferencias detectables no tienen significado alguno en la práctica.

Por ejemplo, si se envía a analizar la primera leche que sale al amamantar al niño, se considerará que la leche es «pobre» en grasas, y al contrario si la muestra se recoge al final. Para tomar una muestra teóricamente correcta se deberían recoger pequeñas dosis de leche cada vez que se da el pecho, al principio y al final: haciendo esto, todos los resultados serían favorables.

La edad de la madre también influye en la composición de la leche (aunque esto no tiene consecuencias en el crecimiento del niño) y en la cantidad producida: algunos estudios han demostrado que una mujer de 20 años produce más cantidad de leche (y con una concentración más elevada en grasas) que una de 30 años o más.

Las diferencias de composición de la leche entre una mujer y otra no alteran el valor de la leche materna: la leche de la madre garantiza siempre el mejor crecimiento posible, al menos en los primeros seis meses de vida.

La necesidad de beber

La leche materna contiene exactamente la cantidad de agua que necesita el niño (la fórmula de esta leche ha sido sometida a «controles de calidad» durante varios miles de años). Así pues, el niño amamantado por la madre no necesita beber agua, pues ya la ingiere al mamar (aproximadamente el 88% de la leche es agua).

Son una excepción los casos en los que se produce un consumo o una pérdida de agua «extraordinarios», como sucede en presencia de fiebre, vómitos, diarrea o sudoración abundante.

Es inútil, e incluso perjudicial, dar al niño bebidas de otro tipo (tisanas, infusiones y demás) porque interfieren en la regularidad del ritmo hambre-saciedad (debido, en parte, al estado de dilatación gástrica) y pueden contener moléculas no previstas en la «milenaria» alimentación natural del recién nacido y, por tanto, perjudiciales.

Lactancia y vitamina D

Los niveles de vitamina D hallados en la leche materna resultan bajos. Para que el recién nacido no corra riesgos de carencias vitamínicas y de raquitismo, debe llevar desde los primeros días una vida sana y al aire libre, exponiéndose suficientemente y con regularidad a la luz del sol, incluso en invierno.

LACTANCIA Y CONTRACEPCIÓN

La elección de un método anticonceptivo después del parto y durante la lactancia plantea algunos problemas de difícil solución: el anticonceptivo escogido no debe influir en la producción de leche, ni llegar al niño a través de ella, y su acción debe tener en cuenta que los órganos reproductores han sido fuertemente modificados por el embarazo.

La lactancia de pecho conlleva la inhibición de la ovulación y, por tanto, constituye una forma de contracepción, siempre que se dé exclusivamente el pecho al niño (sin complemento alguno) y de forma continuada (es decir, incluso por la noche). Sólo en ese caso, los niveles de prolactina permanecen constantes y suficientemente altos para inhibir la ovulación.

Pero este método sólo es bastante seguro en las diez primeras semanas después del parto. El efecto anticonceptivo natural de la lactancia de pecho ha permitido siempre un mínimo y conveniente distanciamiento entre dos embarazos seguidos, pero la falta de seguridad que conlleva la imposibilidad de predecir con certeza la fecha de reaparición de un ciclo fértil hace que sean preferibles otros métodos contraceptivos más fiables.

El empleo de dispositivos intrauterinos está contraindicado por dos motivos: después del parto, el útero tiene una consistencia muy laxa y una pared más delgada, por lo que existe el riesgo de que el objeto la perfore. Además, el cuello del útero no está totalmente cerrado aún, y esto aumenta la probabilidad de expulsión espontánea del dispositivo que se haya introducido.

El diafragma tampoco es fiable. Cada mujer debe utilizar una medida precisa de diafragma: lo bastante grande para evitar que se mueva una vez colocado, pero no tanto como para comprimir el uréter, causando dolor y provocando posibles infecciones. La medida de la vagina cambia a lo largo de la vida de la mujer, por lo cual es importante controlar cada dos o tres años que el diafragma utilizado tiene el diámetro adecuado. En los primeros meses después del parto, la vagina y el cuello del útero se modifican tanto y tan rápidamente que es imposible determinar una medida estable del diafragma; en realidad, sería necesaria una serie excesiva de visitas al médico para ajustarlo, con los trastornos que esto ocasiona, incluso en el aspecto económico.

La contracepción hormonal a base de estrógenos (píldora) está desaconsejada porque estas hormonas provocan en la madre una reducción de la capacidad de producir leche. Además, los estrógenos pasan a la leche, y aún no sabemos si esto tiene efectos colaterales que puedan manifestarse a la larga en el niño. Por tanto, lo más prudente es evitar este método anticonceptivo durante el periodo de lactancia.

Sin embargo, existe un contraceptivo hormonal que parece adecuado precisamente para esta etapa de la vida de la mujer. Se trata de un preparado a base de progesterona llamado «minipíldora». Es un método poco extendido porque ofrece menos garantías anticonceptivas que la píldora (la inhibición de la ovulación que provoca no es completa). Pero si se tiene en cuenta que durante el periodo de lactancia natural la fertilidad es muy escasa, y que el tipo de hormona presente en este fármaco no influye en la producción de leche ni en su calidad, se entiende que este método pueda ser la mejor opción durante la lactancia.

Otro instrumento adecuado para complementar la contracepción natural ofrecida por la lactancia de pecho puede ser el anticonceptivo mecánico masculino (el preservativo), un método bastante seguro y sin contraindicaciones.

Cartel publicado por el Museo de la Historia de la Contracepción de Toronto, que ilustra numerosos métodos anticonceptivos a lo largo de la historia.

LAS HECES DEL NIÑO QUE TOMA EL PECHO

El meconio

Las primeras heces del recién nacido (meconio) son de color verde oscuro, casi negro, y muy viscosas. A partir del 3.º-4.º día, las deposiciones van adoptando un color más claro y una textura cremosa y blanda, a veces casi líquida, hasta volverse de color mostaza («amarillo oro»). Esta coloración no es constante; puede variar hasta convertirse en un evidente tono verde al exponer las heces al aire.

Frecuencia de las deposiciones

En los primeros días de vida, debido a un reflejo gastrointestinal, el niño puede hacer de vientre incluso cada vez que come; este reflejo se atenúa posteriormente, y el número de deposiciones desciende generalmente a 4-5 al día.

También pueden pasar algunos días (3-5) entre una deposición y otra, lo cual no debe preocupar ni ser considerado «estreñimiento» (vocablo que se refiere exclusivamente a la emisión de heces muy compactas y secas, y no a la frecuencia con que son expulsadas). En realidad se trata de un efecto de acumulación en el recto debido a la inmadurez del esfínter anal, que no «siente» el estímulo para abrirse (teniendo en cuenta, entre otros factores, el escaso efecto de «empuje» provocado por este tipo de heces, tan blandas y líquidas).

Se recomienda esperar a que la evacuación sea espontánea, aunque se produzca al cabo de varios días, sin recurrir a la estimulación local (enemas, supositorios, tallos de perejil con aceite, etc.). La espera no ocasiona perjuicios al niño, ya que las heces del lactante de pecho no adquieren jamás la consistencia y la dureza típicas del estreñimiento. Además, le permite adquirir poco a poco una imprescindible experiencia: aprender a empujar con los músculos idóneos, y no con todo el cuerpo, cerrando los puños, como hace al principio.

Cuando el niño se pone rojo

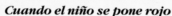

Los padres se preocupan a menudo al ver a su hijo apretando, contrayendo todo el cuerpo, con la cara enrojecida, y piensan que el niño tiene dificultades para evacuar.

En realidad, el problema es más simple y trivial: el recién nacido no está «entrenado» todavía, no ha llegado a identificar los músculos necesarios para la evacuación, y los usa todos indistintamente. Debemos darle tiempo para practicar, sin preocupaciones infundadas e intervenciones curativas inútiles: no padece ninguna enfermedad, sólo es su inexperiencia.

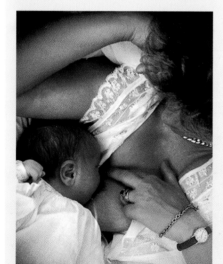

Si persisten condiciones ambientales desfavorables, causa de una escasa exposición a la luz, hay que complementar la lactancia con vitamina D en gotas.

Se calcula que la necesidad diaria de vitamina D es de aproximadamente 400 U.L., y se ha demostrado experimentalmente que en los lactantes de edad inferior a los seis meses es suficiente la exposición a la luz solar durante 30 minutos a la semana si están cubiertos sólo con el pañal, o durante dos horas a la semana si sólo se exponen las manos y la cabeza (que en un lactante constituye el 15-20% de la superficie corporal), para mantener el nivel de vitamina D por encima de los niveles mínimos necesarios para prevenir el raquitismo.

En el niño de mayor edad, el aporte vitamínico adecuado durante el periodo invernal suele estar garantizado por las reservas de vitamina D acumuladas en el tejido adiposo durante el verano.

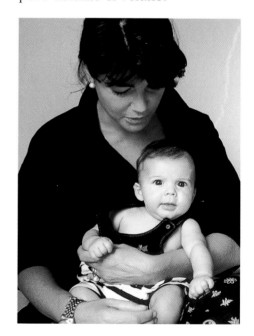

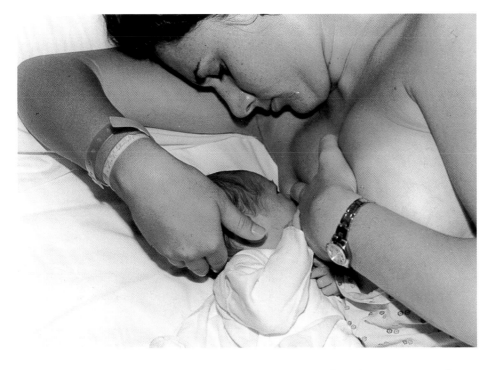

Una exposición regular a la luz permite evitar la administración de vitamina D y que los padres se sientan ante una especie de patología. En efecto, administrar al niño gotas de vitaminas todos los días durante meses y meses puede dar la sensación de que está en tratamiento, como si estuviera enfermo, cuando está sano y bien alimentado. Aunque los médicos no consideran una terapia la administración de vitaminas, sino un «suplemento», no podemos olvidar que se trata de una interpretación muy técnica y alejada del sentir general. En otras palabras, el padre que «dosifica gotas de un frasco comprado con receta médica en la farmacia» puede sentir que está administrando un medicamento a su hijo, y no complementando su alimentación.

Si el niño ha nacido prematuramente, es siempre necesario el aporte extra de vitamina D, incluso cuando es amamantado por la madre y lleva una vida sana al aire libre. Eso no basta para cubrir las necesidades especialmente altas de un organismo en rápido crecimiento como es el de los niños prematuros. El aporte de esta vitamina (junto con otras: A, C, etc.) es indispensable cuando el niño se alimenta con leche artificial.

Por tanto, podemos decir que no son necesarios complementos vitamínicos si la lactancia es natural y el niño ha nacido a término, siempre que los padres tengan presente la importancia de la vida al aire libre y le expongan a la luz solar con regularidad en todas las estaciones.

El ama de cría

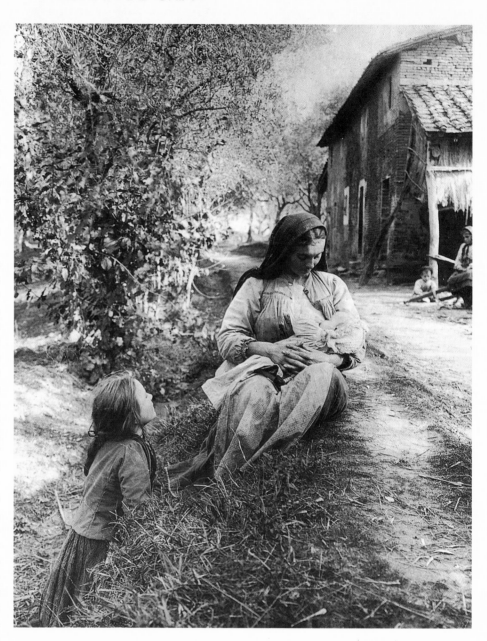

Hasta hace poco tiempo se ha mantenido la costumbre de entregar el niño a una mujer distinta de su madre. Esta práctica ha sido habitual a lo largo de la historia desde la antigua Roma (en esta época, las nodrizas ofrecían sus servicios junto a la columna «lactaria»).

Entregar el niño a una nodriza estaba justificado principalmente por dos razones: la madre estaba demasiado débil para dar el pecho a su hijo (o no tenía leche suficiente), y había que respetar la prescripción médica de no dar al recién nacido la primera leche, el calostro, que se consideraba nociva.

Los testimonios que documentan esta práctica, más o menos extendida según la época (pero siempre considerada absolutamente «normal»), son muy numerosos. Las recomendaciones para escoger a la nodriza fueron transmitidas de generación en generación, desde la época romana hasta el siglo XVIII. La lactancia era tarea de la mujer, pero encargarse de buscar a la persona adecuada para dar el pecho era misión del hombre: se trataba de un contrato entre hombres, según el cual el marido del ama de cría se comprometía a dar buena leche al niño que le entregaba el padre en persona.

En los *Libros de familia,* de Leon Battista Alberti (1404-1472), se recomendaba a los padres: «Nos conviene pensar mucho antes de encontrar buena nodriza, buscarla con antelación para tenerla a tiempo, averiguar que no está enferma ni es desaliñada, y poner especial atención en que esté limpia y libre de esos vicios y esas manchas que infectan y corrompen la leche y la sangre; y que no sea portadora de escándalo ni vergüenza. Sería largo contar los esfuerzos que debemos hacer y el tiempo que debemos emplear nosotros, los padres, antes de encontrar al ama de cría que nos conviene, buena y honrada».

La elección debía basarse, además de en estos criterios, en otros requisitos: por ejemplo, era mejor que el hijo de la nodriza fuera varón, y preferible que fuera morena a pelirroja o rubia (rasgos físicos que se consideraban un reflejo de sus cualidades morales).

La primera regulación oficial del trabajo de las nodrizas se remonta a 1350. En ella se fija incluso el salario: las amas de cría que ejercían la profesión en su casa cobraban la mitad que las que se desplazaban.

Sin embargo, no todos estaban de acuerdo con esta práctica. Muchos eclesiásticos opinaban que entregar el niño a una nodriza significaba para la madre llevar una vida moralmente inaceptable. En el aspecto sanitario, eran evidentes los riesgos que corría el niño cuando era amamantado por una nodriza sin escrúpulos (podía llegar incluso a «subarrendar» el niño a otra, y hacerse cargo de un segundo niño).

San Bernardino de Siena, al predicar durante la Cuaresma de 1427 en la plaza del Campo de Siena, advirtió:

«Pobre de la madre que entregue a su hijo a un ama de cría para embriagarse del vicio de la carne [la mujer que amamantaba a un niño debía abstenerse de mantener relaciones sexuales]. En efecto, puede dejar a su hijo en manos de una mujer sucia que se lo devuelva con costumbres reprobables, al haberle alimentado de su pésima sangre. La leche transmite al lactante toda su posible perversidad, al igual que una vid que es trasplantada de su lugar de origen, en vez de un vino dulce y claro, da un vino turbio. Puesto que el niño se imbuye de las condiciones de la mujer que le alimenta, puede suceder lo que le pasó a un hombre de Verona, que ganó un potro con una apuesta, hizo que lo amamantara una cabra, y se encontró con un caballo que saltaba y hacía las mismas locuras que su nodriza».

Hasta el siglo XVII, entregar el lactante a un ama de cría fue costumbre propia de la clase aristocrática. Casi todas las familias nobles o reales contrataban a una nodriza fija. Después esta práctica empezó a interesar a otros estratos de la sociedad, hasta el punto de que, en el siglo XVIII, la mayor parte de la sociedad urbana amamantaba a sus hijos con nodrizas.

Dice Giuseppe Antonio Costantini en sus cartas: «Amamantar estando flaca da mal color y hace débil lo que debe ser consistente. ¡Y es un trastorno muy grande! ¿Cómo se puede disfrutar de una diversión, ir al teatro, a la ópera, al baile, a una tertulia, y estar fuera de casa hasta el amanecer? [...] Amamantar es una tarea de villana, y no de mujer ciudadana».

Durante el siglo XIX, la entrega de los hijos a nodrizas «externas» se extendió a amplios sectores de trabajadores urbanos, debido al creciente empleo de mano de obra femenina, que impedía a las mujeres cuidar de su prole.

Según una encuesta realizada a principios del siglo XX, más del 40% de los niños nacidos eran entregados a amas de cría.

En un tratado de puericultura de 1937 se puede leer:

«Todavía persiste la costumbre de recurrir a una nodriza campesina para que amamante a un niño de la inclusa o de una familia particular o vaya a su casa a darle el pecho. Se distinguen dos tipos de crianza venal o retribuida: a domicilio (es decir, en casa de la criatura) y a distancia (en casa de la nodriza). La lactancia venal a domicilio es la forma más inmoral de crianza por una nodriza, ya que la madre es apartada de su casa, sus hijos y su marido en favor de otra madre, que a menudo desatiende sus deberes por vanidad, por egoísmo o por seguir una moda».

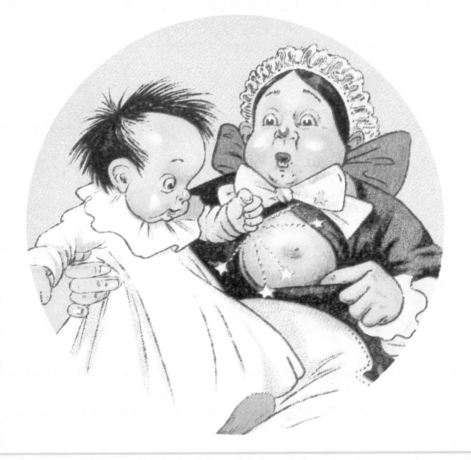

La «búsqueda del pecho»: la succión

El niño, al ser acercado al pecho materno, realiza unos movimientos de «búsqueda»: gira la cabeza de un lado a otro, estimulado por el contacto de su mejilla y sus labios con el seno (esta reacción es habitual en otras especies animales y constituye la fase del comportamiento alimentario de preparación a la succión). Cuando roza el pezón, el niño dirige instintivamente la cabeza y la boca hacia el lugar de donde proviene el estímulo (cuando se guía al niño hacia el pecho, es importante recordar que hay que tocarle por la parte hacia la cual debe girarse, y no «empujarle» desde el lado opuesto, ya que ofrecerá resistencia e intentará girar la cabeza hacia el lado estimulado) y comienza la succión.

El niño succiona el pezón apoyando los labios en la areola: el cierre es casi hermético, favorecido por la presencia de pliegues en la parte interior de los labios. Al mover la barbilla hacia abajo, dichos pliegues provocan una depresión que hace fluir la leche por los conductos galactóforos del pecho materno. Inmediatamente después, la lengua del niño se eleva hacia el paladar, comprimiendo la zona que rodea el pezón y haciendo que la leche llegue a su boca.

Tras un cierto número de succiones (entre tres y cinco por término medio), la leche contenida en la boca es deglutida. Inicialmente, la sucesión de movimientos de succión es precipitada, pero se va regularizando hasta volverse rítmica. El ritmo respiratorio del niño se sincroniza con el de las succiones/degluciones. Junto con la leche, es normal que el niño tra-

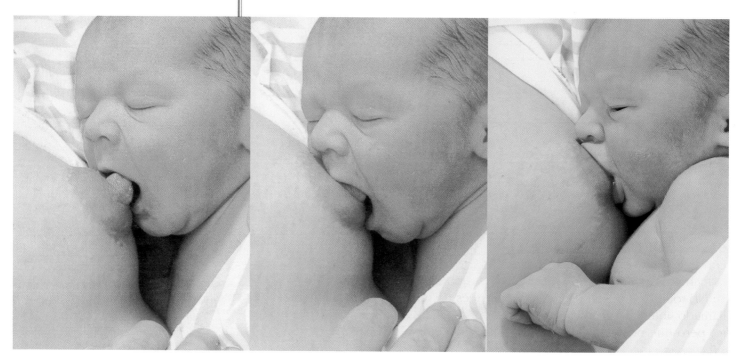

gue aire. En síntesis, podríamos describir con tres acciones la manera de alimentarse del niño con el pecho materno: succiona, exprime y deglute.

Conformaciones particulares del pecho (por ejemplo, un pezón poco pronunciado) pueden hacer más difícil la succión, pero no imposible: en tales casos, es necesario que la madre dirija con su mano la introducción de la areola en la boca del niño. En definitiva, se trata de suplir el pezón, que sirve fundamentalmente de «reclamo» hacia el pecho para poder succionarlo después: lo fundamental para que la leche salga al succionar es la compresión de los conductos que rodean la areola, que el niño puede ejercer aunque el pezón sea poco prominente.

LAS TOMAS: RITMOS, CANTIDADES Y HORARIOS

En los primeros días de lactancia, las tomas son generalmente cortas, de pocos minutos, porque la cantidad de leche producida es menor. Con el aumento de la secreción, las tomas se van alargando hasta estabilizarse en una duración media de veinte minutos. Este tiempo varía en cada niño: algunos han vaciado el pecho en los primeros diez minutos, y otros se apartan repetidas veces de él, y sus tomas pueden durar media hora. Por tanto, no es posible decir cuánto tiempo debe durar cada toma: la duración de las comidas será establecida por la experiencia que cada niño y cada madre adquieran juntos.

Prolongar demasiado las tomas, más allá de media hora, puede ocasionar problemas en algunos casos, debido a la excesiva prolongación del traumatismo en el pecho (con el riesgo de aparición de grietas), y a la mayor dificultad que tiene el niño para encontrar una regularidad en el ritmo alimentario, que debe alternarse con adecuadas pausas de reposo.

El establecimiento de un ritmo de tomas más regular y previsible es también una necesidad para la madre porque le permite organizar mejor su tiempo.

Sucede lo mismo al determinar las horas de las tomas y su número a lo largo del día. No se pueden dar indicaciones exactas acerca del número de comidas y del tiempo entre una y otra, y mucho menos bajo forma de octavilla o de prospecto.

Casi todos los recién nacidos precisan siete comidas, pero algunos pueden necesitar ocho, y otros seis o incluso cinco. Depende mucho del peso del niño al nacer y también de su manera de succionar, de la regularidad de la secreción láctea y de factores emocionales y afectivos relacionados con el acto de la succión. Los tiempos de vaciado gástrico y digestión de la leche materna resultan también muy variables.

No todos los recién nacidos son capaces de guardar inmediatamente el llamado «intervalo nocturno», una pausa esencial para que descanse el adulto, pero que no puede ser impuesta estrictamente al niño desde el principio. Saltarse una toma durante la noche sólo puede ser fruto de una pau-

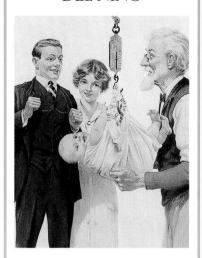

FIARSE DEL NIÑO

El comienzo y el mantenimiento de una adecuada secreción de leche dependen principalmente de la succión ejercida por el niño en el pezón de la madre cada vez que se le acerca al pecho. Esto significa que un recién nacido que se engancha al pezón pronto y con un ritmo frecuente es una buena garantía para la producción de leche.

La cantidad de leche necesaria varía de un recién nacido a otro y está en función del peso corporal, de la edad y del ritmo de crecimiento de cada lactante. La dosis de leche no es siempre igual en todas las tomas, pudiendo variar considerablemente a lo largo del día.

La cantidad de leche que ingiere el niño cada vez que toma el pecho no puede ser «prescrita» con indicaciones matemáticas: un lactante sano sabe de forma natural cuánta debe ingerir en cada toma.

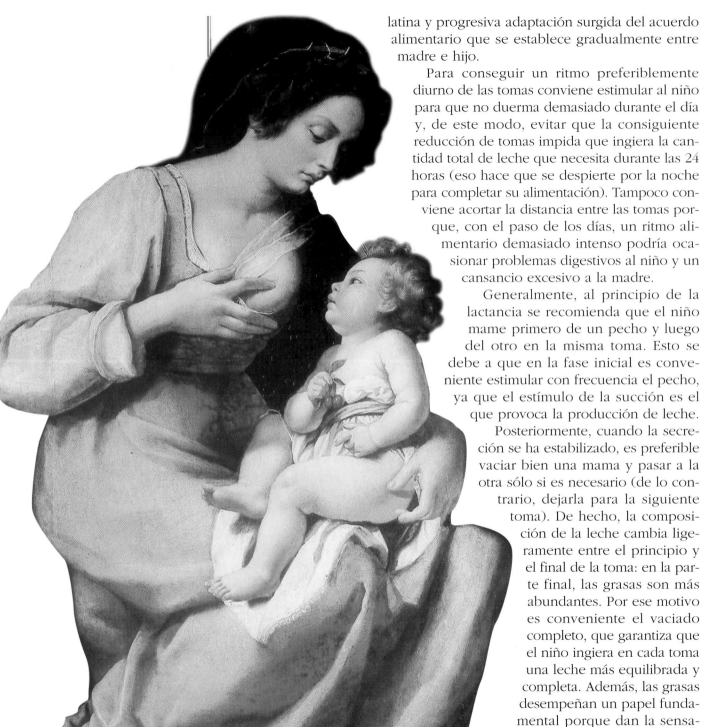

latina y progresiva adaptación surgida del acuerdo alimentario que se establece gradualmente entre madre e hijo.

Para conseguir un ritmo preferiblemente diurno de las tomas conviene estimular al niño para que no duerma demasiado durante el día y, de este modo, evitar que la consiguiente reducción de tomas impida que ingiera la cantidad total de leche que necesita durante las 24 horas (eso hace que se despierte por la noche para completar su alimentación). Tampoco conviene acortar la distancia entre las tomas porque, con el paso de los días, un ritmo alimentario demasiado intenso podría ocasionar problemas digestivos al niño y un cansancio excesivo a la madre.

Generalmente, al principio de la lactancia se recomienda que el niño mame primero de un pecho y luego del otro en la misma toma. Esto se debe a que en la fase inicial es conveniente estimular con frecuencia el pecho, ya que el estímulo de la succión es el que provoca la producción de leche. Posteriormente, cuando la secreción se ha estabilizado, es preferible vaciar bien una mama y pasar a la otra sólo si es necesario (de lo contrario, dejarla para la siguiente toma). De hecho, la composición de la leche cambia ligeramente entre el principio y el final de la toma: en la parte final, las grasas son más abundantes. Por ese motivo es conveniente el vaciado completo, que garantiza que el niño ingiera en cada toma una leche más equilibrada y completa. Además, las grasas desempeñan un papel fundamental porque dan la sensación de saciedad al final de la toma.

Tampoco se pueden dar indicaciones matemáticas pre-

POSTURAS PARA DAR EL PECHO

No existe una postura ideal para dar el pecho: por tanto, conviene que cada mujer utilice la que le resulte más cómoda en cada ocasión.

La más típica es la postura sentada con el niño en brazos. Apoyar la espalda tiene la ventaja de relajar los músculos dorsales, cuya contracción durante la toma puede llegar a ser dolorosa. El empleo de un escabel para apoyar los pies permite relajar también la musculatura abdominal. Los primeros días después del parto, para las tomas de la noche la mujer prefiere a menudo dar el pecho tumbada en la cama, con el niño al lado.

Es aconsejable variar las posturas del niño durante una toma, o de una toma a otra, ya que esto hace que la presión de succión se ejerza en puntos distintos de la areola, permitiendo que descansen las otras zonas.

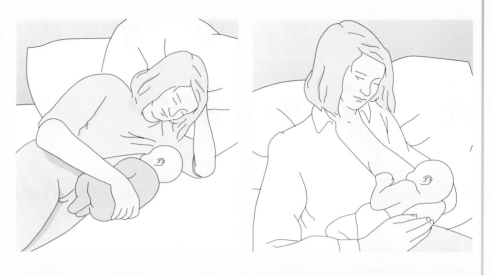

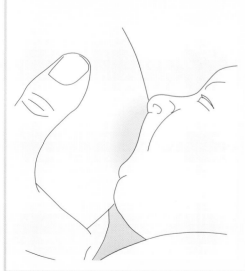

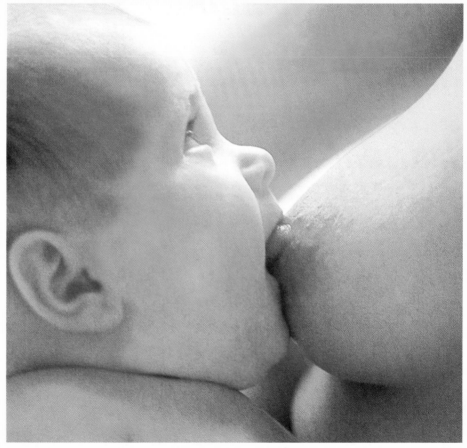

cisas sobre la cantidad de leche que ingiere el niño en cada toma: un lactante sano sabe perfectamente cuánta leche debe tomar en cada ocasión. Y la cantidad de leche que ingiere en cada toma no es siempre igual, sino que varía a lo largo del transcurso del día. El niño sano ingiere diariamente la cantidad de leche idónea para cubrir sus necesidades de calorías, en función de su peso corporal.

Es imposible regular desde fuera el alimento aportado al niño, ya que su autorregulación natural es lo que determina las cantidades que este necesita en cada toma.

Lactancia con horario, lactancia a discreción

En la lactancia establecida con horario, el recién nacido es alimentado con independencia de que lo pida o no, por lo que su alimentación está regulada exclusivamente por el adulto, que a veces «obliga» al niño a comer sin que sienta hambre. Esto no ayuda al establecimiento de esa importante comunicación entre madre e hijo que hace que el llanto del niño o su petición de comida, sin importar cómo la formule, sea reconocida e interpretada por el adulto, que podrá finalmente responder a la demanda ofreciéndole la leche.

El malestar provocado por el hambre es una de las primeras motivaciones que impulsan al recién nacido a entablar una relación con el adulto y a establecer un modelo según el cual podrá organizar posteriormente todos los demás impulsos. Se trata de un modelo basado en la confianza en obtener una respuesta satisfactoria a las peticiones manifestadas.

Cuando se amamanta al recién nacido sin que él lo haya pedido, el hecho de saciar el hambre deja de poseer su valor comunicativo. Aunque el niño agradezca y acepte el ofrecimiento de comida, echa en falta esa relación basada en el mecanismo de petición-respuesta. En definitiva, tanto el niño como el progenitor sufren y aplican un horario preestablecido desde fuera, sin comunicación entre ellos, es decir, sin «hablarse».

Indudablemente, es necesario alcanzar una regularidad en el horario de las tomas para que la madre pueda organizar su vida social y su tiempo, pero esta regularidad sólo es fruto de una ini-

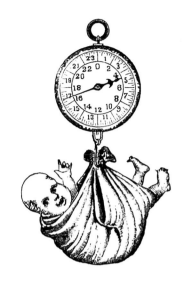

cial experimentación entre los dos, que conduce al establecimiento de un «acuerdo» en función de las exigencias de cada uno de ellos.

El mecanismo de la lactancia con horario alivia en los padres la angustia y el temor a no ser capaces de comprender las manifestaciones del niño, poco diferenciadas a esa edad tan temprana. El niño pequeño, sobre todo en los primeros meses, no tiene un repertorio de signos muy extenso: el llanto puede expresar diversas realidades psicológicas y físicas, puede ser expresión de angustia, de dolor, de incomodidad, o simplemente fruto de nuevas «experiencias».

En la alimentación establecida con un horario predeterminado, la madre se queda tranquila porque la aplicación de una tabla alimenticia le garantiza que están cubiertas las necesidades de su hijo desde el punto de vista nutricional. Sin embargo, los padres que son capaces de adoptar una alimentación a discreción, aunque aparentemente resulta menos tranquilizadora y parece más desordenada, obtienen la ventaja de conseguir el abandono de todo automatismo y de interpretaciones simplificadas, que indudablemente limitan las necesidades del niño, y a largo plazo logran una mayor seguridad en ellos mismo y en las decisiones tomadas.

De hecho, no se puede dar leche al recién nacido cada vez que este llora. Esta actitud, por otra parte, hace necesario que se desarrolle una mayor capacidad de observación y de discernimiento por parte de los padres para poder conocer en cada ocasión el origen y la causa del llanto: esto es muy positivo porque constituye un medio para comunicarse y relacionarse con el hijo.

EL PESO

La práctica habitual de pesar al niño antes y después de cada toma para comprobar que la dosis de leche ingerida corresponde a la indicada por el médico es inútil y puede causar ansiedades infundadas. También resulta innecesario verificar la regularidad del crecimiento diariamente, ya que el aumento de peso no es constante y, además, el instrumento empleado (el peso infantil) no tiene la sensibilidad ni la precisión suficientes para apreciar esos pocos gramos que desearíamos detectar.

El crecimiento del recién nacido sólo puede ser evaluado en un periodo de tiempo más largo, de al menos siete o diez días. Sabemos que un lactante, en los primeros meses, aumenta de peso aproximadamente 150-200 gramos a la semana. En caso de registrarse grandes variaciones respecto a esta media, conviene comunicárselo al pediatra para que decida si es necesario o no variar el tipo de alimentación del niño.

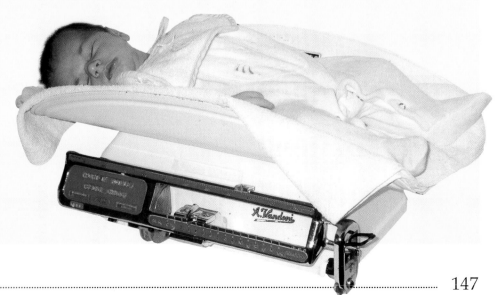

LACTANCIA DE GEMELOS

La lactancia «múltiple» es una circunstancia especial: dar el pecho a gemelos constituye una tarea complicada, pero no imposible.

En teoría, el pecho puede producir una cantidad de leche suficiente para alimentar a ambos. De hecho, la estimulación es el «doble» de lo normal: esto hace que la producción de leche, bajo esa intensa estimulación neurohormonal, sea especialmente abundante (es posible alcanzar una producción de más de un litro al día en el primer mes, y hasta dos litros en los meses siguientes). La dificultad de sostener una doble lactancia la constituye, en realidad, el compromiso que supone para la madre. Una posible solución es amamantar a los dos niños a la vez, lo cual no resulta fácil porque no siempre sienten hambre al mismo tiempo. La madre de gemelos debe complementar con frecuencia la alimentación de sus hijos con leche artificial, alternando el pecho con biberones.

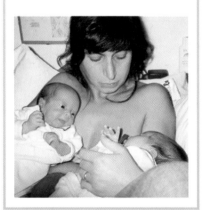

FÁRMACOS Y LACTANCIA

Casi todos los fármacos que toma la madre pasan a la leche, donde alcanzan concentraciones muy inferiores a las que tienen en el plasma materno; tanto es así que las pequeñas dosis de medicamento que el niño puede recibir a través de la leche, en general, no llegan a tener un efecto «farmacológico» y, por tanto, no representan un peligro para el niño.

Sin embargo, en algunos casos, estos fármacos pueden ser perjudiciales, aunque se administren en dosis bajas: es indispensable que la madre que da el pecho no tome ningún fármaco sin prescripción médica (incluidos los medicamentos llamados «alternativos», de los que no se han estudiado los posibles efectos tóxicos). En este terreno, los conocimientos médicos no son todavía suficientes, por lo cual conviene ser muy prudentes en el uso de fármacos durante la lactancia.

Son muchos los factores que influyen en el paso de ciertos fármacos a la leche: la dosis, la frecuencia y la vía de administración del producto a la madre, la cantidad de leche ingerida por el niño a lo largo del día, el tiempo transcurrido entre el momento de amamantar al niño y la toma del fármaco, así como las características del medicamento.

En la eventual toxicidad inciden también las características metabólicas del niño y sus funciones hepática, renal, etc. (por ejemplo, la retención de un fármaco durante un tiempo prolongado puede tener, a largo plazo, efectos tóxicos por acumulación, aunque se tome en pequeñas dosis). En cualquier caso, hay pocos fármacos que obliguen a suspender la lactancia natural.

COTRAINDICACIONES Y COMPLICACIONES DE LA LACTANCIA

Las contraindicaciones propiamente dichas de la lactancia natural son pocas y se limitan a casos de enfermedades muy graves que afecten a la madre o al niño (tumores, cardiopatías graves, malformaciones importantes). En cambio, las situaciones de dolencia transitoria de la madre, como la gripe y otras enfermedades de caracter infeccioso, no requieren la interrupción de la lactancia.

Problemas específicos, como la miopía o la presencia de numerosas caries dentales, se consideraron durante mucho tiempo impedimentos para dar el pecho; sin embargo, todavía no se ha demostrado la relación entre la lactancia y un posible empeoramiento de la miopía. Así pues, las mujeres miopes pueden dar el pecho libremente, sometiéndose a revisiones de la vista por prudencia. En lo referente a las caries, se recomienda acudir al odontólogo con regularidad.

Algunas patologías que se consideraban también un impedimento para la lactancia natural (grietas, mastitis, abscesos, etc.) son totalmente compatibles con ella; es innegable que suponen una molestia, pero que se pue-

TABACO, ALCOHOL Y OTRAS DROGAS

Tabaco y alcohol

El alcohol y la nicotina son sustancias tóxicas para el niño al pasar a la leche. Los riesgos a los que está expuesto el lactante cuando la madre fuma derivan tanto del hecho de permanecer en un ambiente lleno de humo (con todos los efectos negativos del fumador pasivo) como del paso a la leche de cantidades más o menos abundantes de nicotina (con efectos perjudiciales diversos según el número de cigarrillos fumados).

Entre los muchos efectos negativos que tiene el tabaco en el organismo de la madre hay uno que afecta especialmente a la lactancia: reduce la producción y la emisión de leche.

No es posible indicar (porque se desconoce) una «dosis límite»: beber y fumar perjudican siempre la salud, pero los efectos tóxicos no se aprecian por una pequeña cantidad de vino tomada en las comidas o por un cigarrillo ocasional fumado durante el día.

Cada persona tiene sus propias motivaciones para beber alcohol y fumar, y casi siempre es ineficaz «prescribir» el abandono de ciertos hábitos dañinos. En general, es más efectivo proporcionar una información correcta y no «alarmista», acompañada de la búsqueda de soluciones personales menos perjudiciales para el organismo.

A menudo, el embarazo y la lactancia constituyen una buena ocasión para encontrar la fuerza de voluntad suficiente para interrumpir o reducir estas nocivas dependencias. Para algunas madres es el mejor motivo para dejar de beber o fumar.

Otras drogas

El problema de la lactancia natural es especialmente complejo cuando la madre consume drogas duras. Ya en el embarazo, el uso de estas sustancias repercute claramente en la salud del niño, que puede presentar al nacer síntomas de dependencia, por lo que ha de ser tratado con especial atención y una terapia de desintoxicación apropiada.

La lactancia materna puede no suponer un riesgo para el niño sólo si la madre suspende el consumo de estas sustancias.

A la dificultad de escoger el tipo de lactancia a adoptar se suma con frecuencia la aparición de patologías infecciosas vinculadas a la toxicomanía, como la hepatitis C y el SIDA. Si la madre es portadora del virus de la hepatitis C (VHC +), ello no parece ser un impedimento para la lactancia, ya que el porcentaje de riesgo de transmisión de la enfermedad al hijo es mínimo. Por el contrario, ser portadora del virus del SIDA (VIH +) excluye totalmente la posibilidad de amamantar sin peligro al niño.

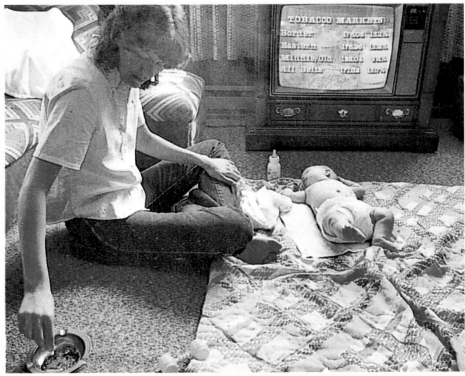

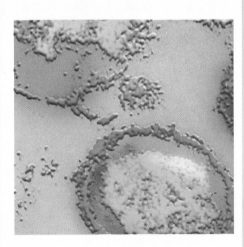

Arriba, el virus del SIDA (Síndrome de Inmunodeficiencia Adquirida), muy débil al aire libre, puede ser transmitido por vía sexual, a través de la sangre o de la madre encinta al feto durante el embarazo.

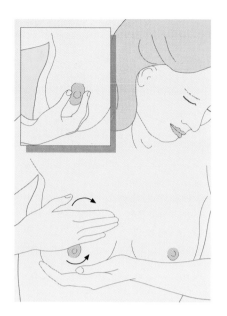

El masaje en la areola y el pezón puede ayudar a proteger el pecho.

de soportar adoptando algunas medidas, y constituyen, como máximo, un impedimento momentáneo. En todos estos casos conviene dirigirse al médico para que los síntomas percibidos por la mujer sean encuadrados correctamente en un diagnóstico concreto.

La obstrucción mamaria

Unos días después del parto, cuando es más evidente la producción de leche, puede producirse un molesto aumento de volumen de una o de las dos mamas, con endurecimiento y dolor a la palpación. El trastorno puede resolverse en pocos días con una frecuente succión por parte del niño para facilitar el vaciado completo del pecho. Para ello puede ser útil la aplicación en las mamas de compresas calientes y húmedas antes de cada toma. En algunos casos se recomienda el empleo de medios mecánicos (sacaleches) para extraer un poco de leche antes de la toma y facilitar así la succión al niño al ofrecerle un pecho menos duro y tenso. En raras ocasiones es necesario recurrir a fármacos específicos.

La mastitis

En un pequeño porcentaje de casos puede suceder que, a raíz de una obstrucción mamaria que no se ha resuelto, o por obturación de los conductos galactóforos, se produzca un proceso infeccioso en el pecho (mastitis)

Prevenir las grietas

Hacer que el niño tome el pecho de manera correcta
Debe ejercer presión en la zona que rodea la areola, y no tirar del pezón.

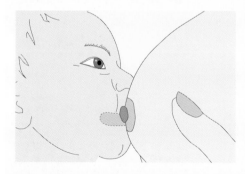

Evitar las tomas prolongadas
Así se evita la acción de maceramiento que ejerce a largo plazo la saliva del niño.

Secar los pezones
Limpiar los pezones al final de cada toma, y mantenerlos secos entre una toma y otra.

Rozadura traumática
Proteger los pezones de la rozadura traumática producida por las prendas de vestir (utilizando sujetador y/o cazoletas absorbentes protectoras).

Evitar traumatismos y la limpieza con alcohol
Evitar gimnasias preparatorias del pezón que lo traumaticen, y el empleo de alcohol, que daña la piel, para limpiarlo; puede ser beneficioso aplicar lanolina pura masajeando suavemente la zona.

No a los jabones agresivos
Evitar lavar el pecho con jabones agresivos para la piel con excesiva frecuencia. La piel que cubre el pecho no alberga gérmenes peligrosos.

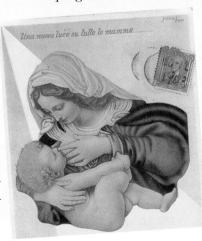

que, en circunstancias aún más raras, puede dar lugar a la formación de uno o varios abscesos.

La aparición de la infección va acompañada de síntomas generales (malestar, fiebre, agotamiento intenso) y locales (dolor, hinchazón, enrojecimiento de la mama).

En este caso también es importante conseguir que el niño vacíe el pecho regularmente y con frecuencia. Por lo tanto, no es necesario interrumpir la lactancia, ni siquiera con el pecho afectado por el absceso.

Se recurre al empleo de antibióticos, elegidos teniendo en cuenta tres factores: el tipo de gérmenes que causan más a menudo la mastitis, la capacidad de los fármacos de pasar a la leche y la tolerancia a ellos por parte del niño. La lactancia se ha de suspender temporalmente sólo cuando es necesario intervenir el absceso quirúrgicamente.

Las grietas

Se trata de heridas (fisuras) que pueden formarse en el pezón o en la areola después de unos días de dar el pecho al niño, y resultan especialmente dolorosas en ese momento.

En la formación de las grietas influye, aparte de determinados factores individuales relacionados con las características de la piel, un modo de amamantar incorrecto. El pezón es herido por la boca del niño, sobre todo al principio y al final de la toma. Al ponerse al bebé en el pecho, conviene que la mujer, ayudándose con los dedos, comprima ligeramente la zona que rodea el pezón para facilitar su entrada en la boca del niño; finalizada la toma, la separación se facilita introduciendo un dedo entre los labios del lactante.

Las tomas demasiado largas favorecen la aparición de grietas porque se prolonga la acción traumática en el pezón y la zona que lo rodea, y porque la larga permanencia en contacto con la leche y la saliva hace que se maceren los tejidos, que se vuelven así fácilmente agrietables.

En algunos casos las grietas se forman a consecuencia de las llamadas «maniobras de preparación» del pecho: hay personas que aconsejan, antes del parto, preparar el pezón con repetidos ejercicios de estiramiento o aplicaciones locales de alcohol. Sin embargo, el resultado de estas maniobras puede ser el deterioro de los tejidos, al hacer que estén más sujetos a estropearse bajo la intensa y prolongada acción del niño.

La prevención y el tratamiento de las grietas se basa principalmente en establecer una duración de las tomas adecuada (no conviene rebasar la media hora) y en la correcta técnica de lactancia; también es muy importante la higiene del pecho, que debe mantenerse siempre seco (se pueden utilizar cazoletas absorbentes para subsanar el problema de la leche que rebosa entre las tomas).

La areola y el pezón pueden mejorar con la aplicación mediante masaje de una crema grasa (lanolina pura). En algunos casos es necesaria la aplicación local de fármacos.

DONAR LA LECHE MATERNA

Las mujeres que amamantan y que tienen leche en abundancia pueden donarla en los centros de recogida pertinentes: los bancos de leche humana. Estas instituciones existen en muchas clínicas y hospitales pediátricos del mundo: son centros encargados de la recogida y conservación de la leche ofrecida por mujeres donantes: una especie de «amas de cría» de nuestra época.

En algunos casos, el centro realiza también la recogida de leche en el domicilio de la donante, enviando a especialistas para efectuar la extracción automáticamente con aparatos especiales. La leche donada es analizada y sometida a tratamientos que garantizan su idoneidad higiénica.

El banco de leche asegura la distribución gratuita de leche a los recién nacidos que no puedan recibir otra alimentación. En determinadas patologías, disponer de leche humana representa una garantía de supervivencia del recién nacido.

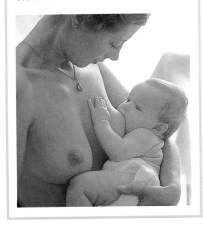

CIENCIA ANTIGUA Y VIEJAS CREENCIAS POPULARES

La lactancia en la Edad Media

En la Edad Media se creía que la leche se formaba nada más interrumpirse el ciclo menstrual (considerado una consecuencia de los excesos alimentarios). La desaparición de la menstruación con el embarazo significaba que empezaban a acumularse las sustancias nutritivas que permitirían posteriormente la lactancia.

También se pensaba que el feto, al crecer y moverse dentro de la cavidad uterina, comprimía la carne de la madre provocando la llamada «secreción grasa», que se licuaría más tarde en la mama. Ya estaba clara la importancia del estado nutricional de la madre: «La mujer encinta no debe pasar hambre porque esto perjudica a la madre y al feto, y obstaculiza la posible lactancia» (Arib Ibn Said, pediatra del siglo X).

La convicción de que la leche materna era muy valiosa para el desarrollo del recién nacido estaba muy extendida: «Si el semen tiene la virtud natural de crear semejanzas del cuerpo y de la mente, la leche posee propiedades análogas... Nada más que la leche materna contribuye a influir en los comportamientos y en los caracteres del niño» (Aulo Gellio).

Sin embargo,

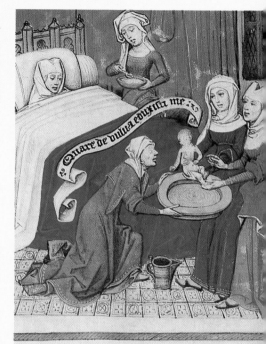

siguiendo las enseñanzas de épocas anteriores, se afirmaba que el niño no debía ser alimentado en sus primeros dos días de vida, ya que el calostro no era aconsejable.

Decía Aristóteles: «El calostro es para el recién nacido un alimento infecto, que puede provocar convulsiones y epilepsia». El término «calostración» fue empleado para indicar todas las enfermedades infantiles causadas por haber tomado la primera leche o haber quedado pegada a las paredes intestinales del niño la «materia del calostro» por insuficiencia de purgas.

Estas ideas predominaron durante siglos, e incluso en el siglo XI, en la Escuela de Medicina de Salerno se enseñaba: «El niño debe ser amamantado sólo después de reponerse de la perturbación del parto; la nodriza debe sacarse la primera leche y tirarla, ya que está corrompida por la perturbación del alumbramiento». El calostro, por su supuesta nocividad, se llamaba también «leche de bruja» o «leche del diablo».

En los tratados medievales más «avanzados», este ayuno prescrito al recién nacido se suavizaba en parte, y se recomendaba suministrarle una bebida a base de miel cocida, disuelta en agua y tibia (parecido a la actual solución glucosada). En cambio, existen miniaturas medievales en las que parece que el recién nacido es amamantado nada más nacer.

La Virgen de la leche, *escultura de Nino Pisano.*

Nacimiento, miniatura de Loyset Liédet, 1462.

El calostro perjudica…

La primera leche materna, el calostro, es perjudicial porque procede de una mujer que acaba de sufrir.

Es difícil de digerir, produce lombrices y provoca dolores y diarrea.

Es tan nocivo que conviene extraerlo y tirarlo al fuego.

Causa ictericia en el recién nacido.

… el calostro beneficia

Posee virtudes antitóxicas.

Contiene hierro y aporta fuerza vital.

Hace dormir bien al recién nacido.

Si es ingerido por la madre, favorece la subida de la leche.

Aplicado externamente, sirve para curar las otitis.

Es útil para el tratamiento de la conjuntivitis, así como para limpiar los ojos del recién nacido.

Para «hacer leche»…

Ingerir fragmentos de ubres de animales.

Comerse la placenta, enterrarla o tirarla en agua corriente. Hacer comer a la puérpera tres grandes piojos introducidos en el pan sin que se dé cuenta.

Llevar colgadas del cuello «piedras de la leche»: ágata, calcedonia, coral blanco, selenita.

Acudir a las «fuentes y grutas lecheras» (el agua de estas fuentes, abundantes en muchos países, tenía propiedades galactógenas no sólo para la mujer, sino también para el ganado que la bebía).

Machacar coral en un mortero y beberlo antes de dar el pecho.

Llamar al padrino o a la madrina (según el sexo del recién nacido) para que entregue a la puérpera una moneda e imponga bendiciones al niño: la leche será abundante.

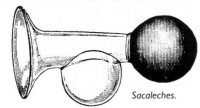

Sacaleches.

… para no «perder» la leche

Evitar ser visitada por una mujer con la menstruación. De producirse la visita, las dos mujeres deben tomar juntas una sopa.

Conviene que la mujer, en los primeros 40 días después del parto, no traspase los límites de su población. Si se ve obligada a hacerlo, debe someterse a una alimentación abundante y especialmente nutritiva. En los 40 días siguientes, la mujer que da el pecho debe evitar dirigir la mirada lejos: la leche, fermentada y coagulada, podría verterse sobre alguna planta o matorral con espinas en pleno campo.

Evitar que los restos de comida de la madre o la nodriza sean ingeridos por otra mujer o por animales que amamantan: la leche les sería «arrebatada». Si un gato come en el plato de una mujer que da el pecho, para que no se le retire la leche la mujer ha de comer en el plato del gato.

Si dos mujeres que dan el pecho beben del mismo vaso, la leche pasará de la que la posee más a la que produce poca, o perderá la leche la que haya bebido primero.

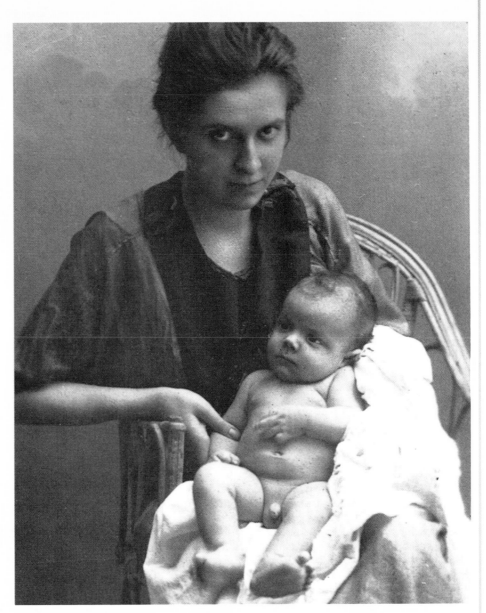

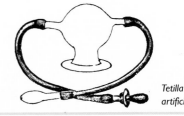

Tetilla artificial.

EL BIBERÓN

COMPLEMENTAR Y SUSTITUIR LA LECHE MATERNA

Cuando la lactancia natural no es posible o no se desea, el niño puede ser alimentado con leches artificiales, llamadas «maternizadas», que se obtienen modificando tanto cuantitativa como cualitativamente la leche de vaca para volverla lo más parecida posible a la de la mujer.

Con el paso de los siglos, los descubrimientos sobre la composición de la leche materna hicieron que las leches sustitutivas fueran cada vez más adecuadas para garantizar un correcto crecimiento del niño, y hoy día, gracias a los avances tecnológicos y a mayores conocimientos, se han alcanzado excelentes niveles de calidad. En cualquier caso, se trata de productos en constante mejora, sometidos a revisiones periódicas efectuadas en función de los continuos descubrimientos sobre las características y la composición de la leche humana.

Por desgracia, la lactancia artificial no ofrece las garantías de «protección» características de la leche materna (anticuerpos, refuerzo contra las alergias, etc.), ni facilita

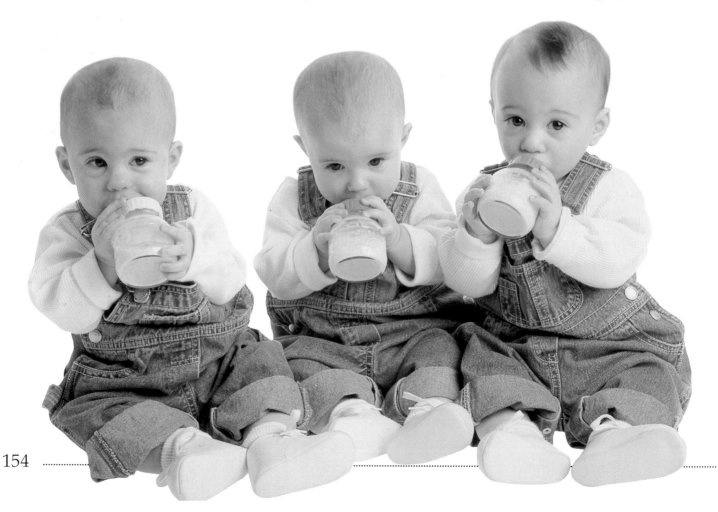

el establecimiento de esa relación que se entabla espontáneamente durante la lactancia materna. En la actualidad, recurrir al biberón no conlleva ansiedades ni sentimientos de culpa, ya que siempre es posible garantizar al niño un crecimiento correcto y una excelente relación, pese al inconveniente biológico de ser alimentado de un modo artificial.

A menudo, la lactancia artificial es de tipo mixto: la alimentación del niño incluye los dos tipos de leche, materna y artificial, o la toma de pecho se complementa con una dosis de leche artificial. Este tipo de lactancia tiene la ventaja de garantizar la estimulación del pecho en todas las tomas, lo cual facilita también la retirada paulatina de la leche.

La lactancia mixta alterna, en la que se intercalan los biberones con tomas de pecho, permite calcular la dosis de leche a suministrar con el biberón más fácilmente, sin tener que pesar al niño (una operación, por otra parte, poco precisa y significativa) para evaluar cuánta leche ha ingerido cada vez que toma el pecho.

Leches artificiales

Las leches artificiales se denominan también «leches en polvo» porque esta fue su presentación inicial y durante mucho tiempo, aunque hayan sufrido posteriores cambios de formato (actualmente se venden incluso líquidas). Las leches artificiales líquidas (antaño reservadas sólo a usos hospitalarios) ya están preparadas (sólo hay que calentarlas) y tienen una composición más estable; su único inconveniente es que el periodo de caducidad es más limitado, debido a las posibles alteraciones de calidad vinculadas a la esterilización. Su empleo se está extendiendo, pero el producto más empleado actualmente en Europa sigue siendo la leche en polvo.

Los diversos tipos

Hay varios tipos de leches artificiales en el comercio. Los principales son:

Leches adaptadas: las más empleadas. Su composición es lo más parecida posible a la leche materna, tanto cualitativa como cuantitativamente. Los hidratos de carbono que contienen están constituidos en su mayoría por lactosa (como en la leche materna), y el resto por glucosa y/o maltodextrinas. Estas leches representan, en circunstancias normales, la alternativa más válida para los primeros meses de lactancia.

Leches de continuación: desde el 5.°-6.° mes de vida, sustituyen a las leches adaptadas. Su contenido es más rico en minerales, vitaminas, carbohidratos y ácidos grasos esenciales, de acuerdo con las nuevas exigencias nutricionales del niño, que ya ha madurado la digestión, la absorción intestinal, la función renal, etc.

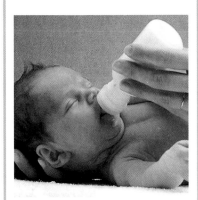

LAS HECES DEL NIÑO ALIMENTADO CON BIBERÓN

Con la ingestión de leche artificial, las heces semilíquidas que el niño expulsa cuando toma únicamente el pecho se vuelven más sólidas, llegando a ser compactas cuando la alimentación es exclusivamente artificial.

El cambio de aspecto de las heces al introducir leche artificial en la alimentación del recién nacido es totalmente normal y no debe interpretarse en ningún caso como estreñimiento.

La frecuencia de las deposiciones disminuye; en general, se producen una sola vez en todo el día. El color adquiere tonos ocre-mostaza.

Con las leches artificiales es posible (algo que nunca ocurre con la leche materna) que las heces se vuelvan demasiado duras y secas, hasta derivar en un auténtico estreñimiento: en tales casos es conveniente revisar la alimentación del niño.

Leches de soja: se emplean en casos de recién nacidos que sufren intolerancia a la leche de vaca. Se trata de fórmulas en las que el contenido proteico está constituido exclusivamente por proteínas de la soja. Carecen de lactosa y sacarosa. Las grasas son una mezcla de aceites vegetales.

Leches H.A. (leches hipoalergénicas): las proteínas de origen bovino son sometidas a una fragmentación más o menos completa (hidrólisis por aminoácidos y peptonas) con el objetivo de eliminar gran parte de su capacidad para provocar intolerancias. Las leches hipoalergénicas se suministran a niños con antecedentes familiares de alergia, pero aún no se ha confirmado su efectivo poder de prevención.

Para hacer frente a situaciones alimentarias particulares, existen otros muchos tipos de leches, llamadas «especiales» (parcialmente adaptadas, acidificadas, antirreflujo, hidrolizadas, con escaso contenido de lactosa, etc.).

Cómo se fabrica la leche artificial

Las «adaptaciones» efectuadas por la industria para transformar la leche de vaca son:
➤ Modificaciones del contenido cuantitativo y cualitativo de las proteínas.

La leche de vaca se diluye (con suero de leche desmineralizada) para reducir su concentración proteica (demasiado elevada en la leche de vaca) y evitar que el riñón del niño realice un esfuerzo excesivo. También se

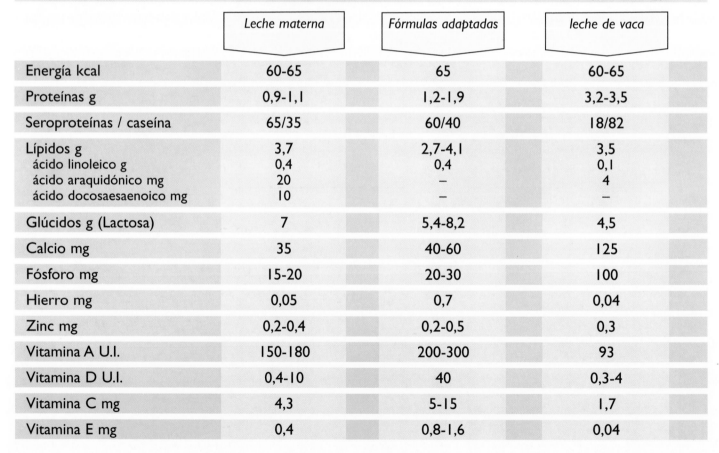

COMPARACIÓN ENTRE LECHE MATERNA, FÓRMULAS ADAPTADAS Y LECHE DE VACA (POR 100g)	Leche materna	Fórmulas adaptadas	leche de vaca
Energía kcal	60-65	65	60-65
Proteínas g	0,9-1,1	1,2-1,9	3,2-3,5
Seroproteínas / caseína	65/35	60/40	18/82
Lípidos g	3,7	2,7-4,1	3,5
ácido linoleico g	0,4	0,4	0,1
ácido araquidónico mg	20	–	4
ácido docosaesaenoico mg	10	–	–
Glúcidos g (Lactosa)	7	5,4-8,2	4,5
Calcio mg	35	40-60	125
Fósforo mg	15-20	20-30	100
Hierro mg	0,05	0,7	0,04
Zinc mg	0,2-0,4	0,2-0,5	0,3
Vitamina A U.I.	150-180	200-300	93
Vitamina D U.I.	0,4-10	40	0,3-4
Vitamina C mg	4,3	5-15	1,7
Vitamina E mg	0,4	0,8-1,6	0,04

reduce el contenido de caseína, consiguiendo que el equilibrio entre los distintos aminoácidos sea más similar al materno. En cualquier caso, aunque se reduzca su cantidad, la caseína de la leche de vaca es distinta de la humana. Y aunque esté diluida, en la leche adaptada está presente una proteína (la betalactoglobulina), que es responsable de la mayoría de los fenómenos alérgicos que pueden surgir. Algunas seroproteínas contenidas en la leche de mujer, no nutritivas pero muy importantes por su función protectora (lactoferrina, lisozima, inmunoglobulinas), no existen en la de vaca, incluso después de la adaptación.

➤ Modificaciones de la calidad de las grasas.

Una parte de la grasa es sustituida por aceites vegetales. Desde el punto de vista cuantitativo, las grasas contenidas en la leche de vaca y en la de la mujer son equivalentes. Por el contrario, difieren enormemente en cuanto a la proporción de los distintos componentes (ácidos grasos saturados, insaturados, etc.). La adición de una mezcla de aceites vegetales ricos en ácidos grasos polisaturados corrige en parte estas diferencias.

➤ Adición de hidratos de carbono.

Sirve para que la leche adaptada alcance una distribución calórica porcentual más parecida a la de la leche materna. Se añade principalmente lactosa porque la leche de vaca contiene casi la mitad de esta sustancia que la leche humana.

➤ Reducción de la cantidad de minerales.

La leche de vaca contiene abundantes cantidades de calcio, fósforo y otros minerales. La dilución que se lleva a cabo para reducir el contenido de caseína reduce también la cantidad de estos minerales. El contenido de hierro es bajo tanto en la leche humana como en la vacuna, pero en esta última es menor la cantidad absorbible. Sólo algunas leches adaptadas están complementadas con hierro (existe el riesgo de que el hierro libre favorezca el desarrollo de infecciones intestinales).

A estas adaptaciones se suman otras referentes a las sales, las vitaminas, etc., cuya finalidad es conseguir una fórmula lo más parecida posible a la de la leche materna.

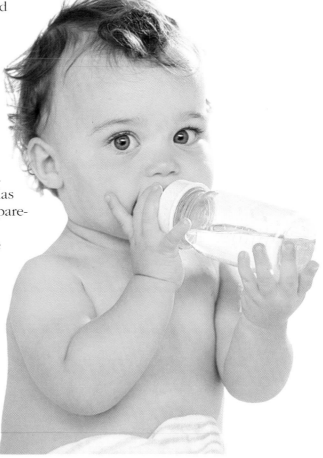

Un comité de expertos de la ESPGAN (Sociedad Europea de Gastroenterología y Nutrición) proporciona indicaciones periódicas para que la formulación de las leches artificiales sea correcta y constantemente actualizada.

Aunque estas adaptaciones se consiguen recurriendo a sofisticadas tecnologías, la «humanización» que se obtiene de la leche de vaca es siempre aproximada. De hecho, en la leche materna existen numerosas sustancias menores cuya función se desconoce aún, y es probable que haya algunas que no sabemos siquiera que existen. En todo caso, con las leches actuales se han alcanzado importantes resultados, y garantizan al niño que no se alimenta con leche materna un crecimiento adecuado y un metabolismo normal.

NATURAL Y ARTIFICIAL: EL RIESGO DE EQUIVOCARSE

Todas las especies de mamíferos tienen su propia leche para alimentar a sus crías hasta el destete. Sólo el hombre escapa a esta regla, y se ha organizado para nutrir a sus hijos con leches de otras especies.

El empleo de leche «sustitutiva» es muy antiguo, como demuestran algunos hallazgos arqueológicos del antiguo Egipto. Además, no eran raros los casos en que seres humanos lactaban de animales: es célebre la leyenda de Rómulo y Remo, amamantados por una loba.

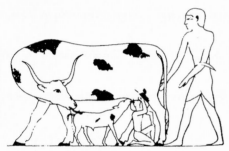

Antigua imagen de una vaca amamantando a un niño y a su ternero.

La costumbre de poner al niño en las mamas de una cabra si faltaba la leche materna ha sido habitual casi hasta nuestros días: según la revista *Higiene de la*

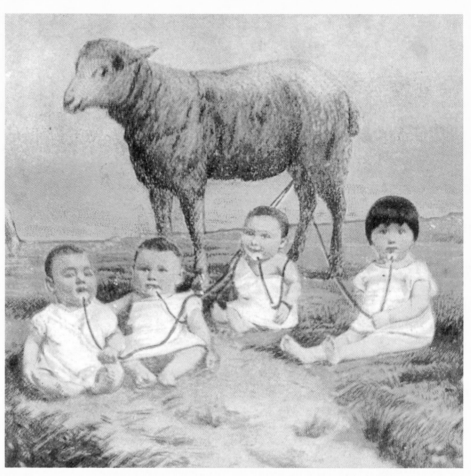

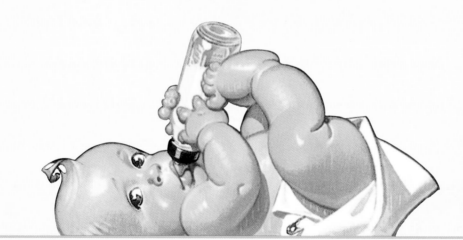

madre y del niño (Milán, 1906), «La cabra se domestica y se educa, llegando a encariñarse con el pequeño, y tiene el pezón más adecuado. Al poco tiempo, la cabra acudirá por sí misma a los gritos de la criatura humana y se colocará de manera que esta pueda mamar fácilmente y sin peligro».

El avance de los conocimientos de química ha permitido analizar y comparar los componentes de los distintos tipos de leche empleados durante siglos en sustitución de la materna: vaca, burra, cabra y oveja.

La leche más parecida a la humana ha resultado ser la de burra.

Según recientes descubrimientos, ese «parecido» es muy relativo porque la leche humana posee cualidades inmunológicas y bio-específicas únicas. La diferencia es aún más evidente en las leches de cabra, de vaca y de oveja, por lo cual es imposible usarlas «tal como son» en el primer año de vida sin que el niño sufra daños y corra riesgos, conocidos hoy día y demostrados.

Los primeros intentos de producir una leche sustitutiva para el hombre, pese a la mayor afinidad de la leche de burra con la humana, partieron de la transformación de la leche de vaca, debido a la abundancia y accesibilidad de este animal.

En los siglos pasados, la decisión de recurrir a estas leches «no tratadas» era inevitable porque no había soluciones alternativas. Sin embargo, utilizarlas actualmente, como invitan a hacer algunos movimientos naturistas, significa exponer intencionada e inconscientemente al niño a perjuicios y riesgos inútiles, sólo justificados por modas, creencias y escasos conocimientos. Se vende como «opción natural» y «retorno a la naturaleza» lo que, en realidad, es un inconsciente desprecio hacia muchos años de estudios y conocimientos adquiridos con el esfuerzo de miles de investigadores.

También es un pueril rechazo de los datos históricos que han demostrado las grandes ventajas que ha supuesto para el niño la constante mejora de la fórmula de las leches artificiales.

Lo realmente natural es respetar las reglas biológicas impuestas hace millones de años, y no utilizar la leche de vaca o de cabra, que sólo es adecuada para terneros y cabritillos.

La única leche prevista para el hombre por la naturaleza es la de la mujer: en caso de faltar, la sustitución más natural actualmente se encuentra en las farmacias.

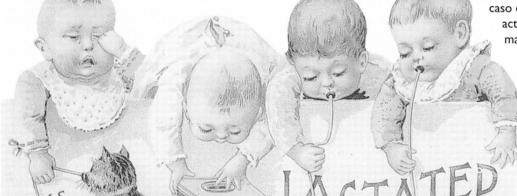

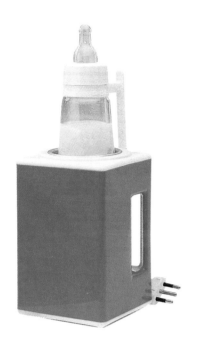

PREPARAR EL BIBERÓN

Las leches en polvo deben diluirse con agua al 13% (es decir, en cada 100 ml de agua se disuelven 13 gramos de polvo). Los paquetes suelen incluir un medidor (con capacidad de 4,5 gramos), que se ha de llenar hasta el borde, sin apelmazar el polvo. En el biberón se añade una medida de polvo por cada 30 ml de agua. En la preparación del biberón se permite un cierto margen de variación, ya que es difícil dosificar matemáticamente la concentración. Los pequeños errores que se pueden cometer no tienen ningún efecto, pero es importante ajustarse todo lo posible a las dosis de polvo indicadas para evitar al niño un aporte nutritivo inadecuado.

Se cierra el biberón y se agita hasta que el polvo se haya disuelto totalmente, y luego se calienta al baño María o en un calientabiberones (está desaconsejado el uso del microondas debido al alto riesgo de quemar al niño, ya que el biberón puede parecer sólo templado, pero la leche que contiene puede estar a una temperatura elevada). También se podría dar el biberón a temperatura ambiente, pero no hay que olvidar que la leche materna está a una temperatura próxima a los 37 °C, por lo cual es lógico calentar la leche artificial para que se asemeje más a la natural.

EL AGUJERO DE LA TETINA

Aunque pueda parecer poco lógico, las tetinas que se comercializan no tienen un orificio calculado y controlado, por lo que no dejan pasar la cantidad correcta de leche. De hecho, algunas la dejan pasar con excesiva rapidez, y el niño come demasiado y muy deprisa, lo que le obliga a regurgitar con frecuencia. Otras no tienen una abertura suficiente y requieren un gran esfuerzo del niño, que acaba poniéndose nervioso, llorando y rechazando el biberón, o incluso durmiéndose mucho antes de terminar de comer.

Para comprobar que el agujero es adecuado hay que volcar el biberón lleno: por la tetina debería salir la leche gota a gota, y no en un hilo continuo. Para adaptar el agujero de la tetina se venden «perforadores» especiales (siempre se puede recurrir en casa a instrumentos corrientes, como agujas o clavos calientes, aunque producen un olor desagradable al quemar la goma).

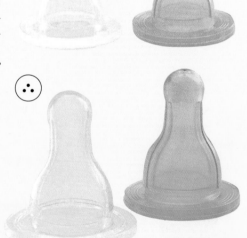

Calcular la cantidad

El principio de la autorregulación debe tenerse siempre presente, incluso cuando el niño es alimentado con biberón. Sin embargo, en la lactancia artificial resulta útil, para orientarse en la preparación del biberón, que los padres conozcan la cantidad «teórica» de leche en cada toma, aunque se trata de una cantidad que el niño no debe ingerir entera necesariamente. A diferencia de lo que ocurre en la lactancia materna, el intervalo digestivo es más regular y previsible: al menos dos horas y media o tres entre una toma y otra.

El niño necesita aproximadamente 100 calorías (al día) por cada kilo de peso, y para asegurar ese aporte se necesitan unos 160 gramos de leche. Así pues, para saber cuánta leche hay que preparar para una toma, basta hacer este sencillo cálculo: peso del niño por 160, dividido por el número de tomas diarias; el resultado es la dosis de cada toma. La cifra que se obtiene indica la cantidad de agua a la que hay que añadir el polvo (obviamente, la dosis final es superior a la calculada). Por ejemplo, en el caso de un niño que pesa 4.500 g y come seis veces al día: (4,5 x 160) : 6 = 120 (esta es la cantidad de agua, en gramos, a la que se añade la leche en polvo, en una proporción de una medida por cada 30 g de agua en cada toma).

CUIDADO CON LAS BOTELLAS

A menudo se utilizan en casa las botellas vacías de agua mineral para guardar otras sustancias (soluciones de ácido bórico, líquidos esterilizadores o fotográficos, etc.), algunas de las cuales son incoloras e inodoras. Se corre el peligro de confundirlas con agua y usarlas para diluir la leche (un accidente que, aunque parezca mentira, se ha repetido demasiadas veces ya). Es importante quitar siempre la etiqueta original e indicar con claridad el nuevo contenido de la botella, que se ha de mantener fuera del alcance de los niños y lejos de alimentos y bebidas.

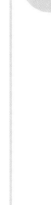

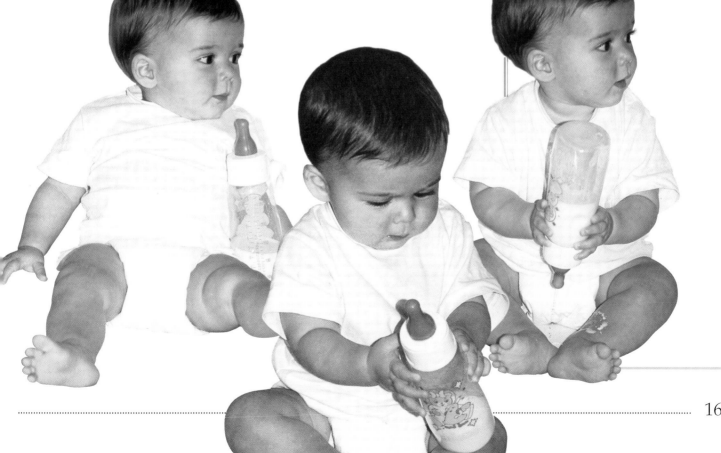

CÓMO PREPARAR Y DAR EL BIBERÓN

Primer paso: preparar el biberón

1. Las leches artificiales en polvo deben disolverse en agua, por lo que es necesario medir la cantidad de producto a añadir, que suele corresponder al 13%, es decir, 13 g en 100 ml (las pequeñas variaciones en la dosificación son irrelevantes). Para ello, los envases de leche en polvo contienen un medidor de 4,5 g que se llena hasta el borde sin presionar (puede nivelarse el polvo con la ayuda de un cuchillo).

2. Hervir el agua y entibiarla (usar agua con bajo contenido de minerales, incluso del grifo) y verterla en el biberón.

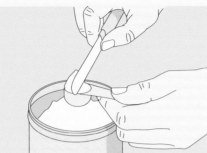

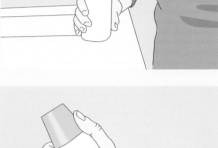

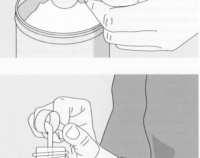

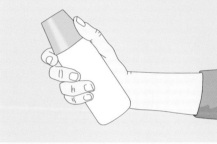

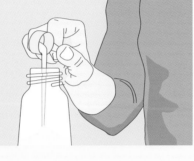

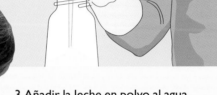

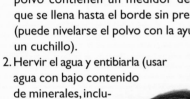

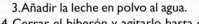

3. Añadir la leche en polvo al agua.

4. Cerrar el biberón y agitarlo hasta que los polvos se hayan disuelto.

Conviene preparar la leche en el momento de dar el biberón. Si es indispensable prepararla con antelación, hay que guardarla en el frigorífico (donde no puede permanecer por un tiempo superior a las 24 horas).

Cuando es necesario preparar el biberón fuera de casa, puede ser preferible llevar el agua caliente en un termo y añadir la leche en polvo en el momento, antes que transportarla ya mezclada.

Segundo paso: dar el biberón

Al igual que para dar el pecho, para dar el biberón no existe una postura única o idónea, y la preferible es la que resulte más cómoda para el niño y la persona que le alimenta en cada ocasión. Sólo es importante procurar que el biberón, a medida que se vacía, mantenga una inclinación suficiente para que la tetina esté siempre llena de leche y el niño trague menos aire. Los biberones actuales han sido estudiados para reducir al mínimo la ingestión de aire durante la toma.

Para hacer que el niño ejerza más presión y succione con más energía, puede ser útil agarrar con fuerza el biberón y tirar ligeramente de él. Es muy importante evitar que el niño chupe con la tetina vacía ya que tragaría aire, de modo que se debe mantener el biberón siempre con una cierta inclinación para que el líquido llene por completo la tetina. Si el niño no se irrita,

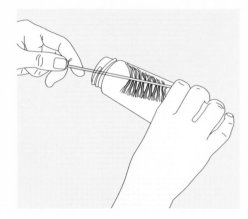
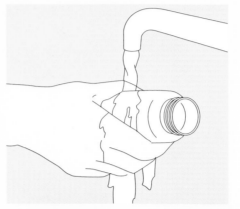
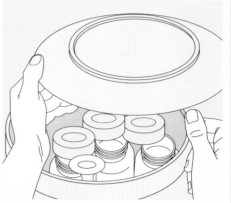

conviene parar de vez en cuando para que tome aliento. Haciendo esto, se cansa menos, la toma tiene una duración más adecuada (15-20 minutos, más o menos lo mismo que dura una toma de pecho) y se puede eliminar en la mitad de la toma el aire que ingiere el niño inevitablemente (reduciendo de este modo las molestias vinculadas a una excesiva dilatación gástrica al final de cada comida).

Tercer paso: asegurar la higiene

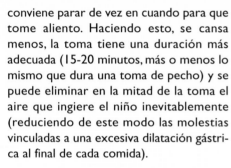

1. Lavar bien el biberón y aclararlo repetidamente para eliminar por completo los restos de jabón. Lavar y restregar también la tetina de goma. Es preferible lavar el biberón inmediatamente después de usarlo para evitar que queden pegados a las paredes restos de leche que serían más difíciles de eliminar una vez secos.
2. Al abrir el envase de la leche, evitar tocar el polvo con las manos. Volver a cerrar herméticamente el paquete después. Guardarlo en un sitio fresco (no en el frigorífico) y seco.

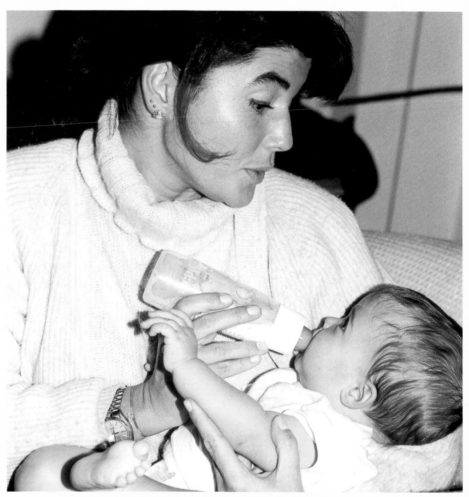

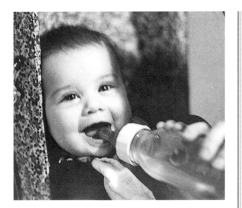

Mientras que el niño que toma el pecho no está sometido a un control estricto de la cantidad de leche ingerida con las tomas, el lactante alimentado con biberón sufre a menudo presiones porque no agota la cantidad de leche preparada. Esto es un error de quien le da de comer, pues lo somete seriamente el riesgo de ser alimentado en exceso e incurrir en un perjudicial sobrepeso o en un obstinado rechazo de la comida.

El agua

Todas las aguas potables contienen sales minerales disueltas: si la cantidad de sales es abundante se llaman aguas «duras», y si es escasa se denominan «blandas» u oligominerales. También existen formas intermedias, llamadas «mediominerales».

Las aguas duras se venden sólo embotelladas: si se distribuyesen mediante acueducto, por la gran cantidad de sales de calcio que contienen, provocarían demasiadas incrustaciones en las conducciones y los aparatos domésticos. Las aguas duras, en su mayoría, se emplean con fines terapéuticos, aunque algunas se venden como agua de mesa.

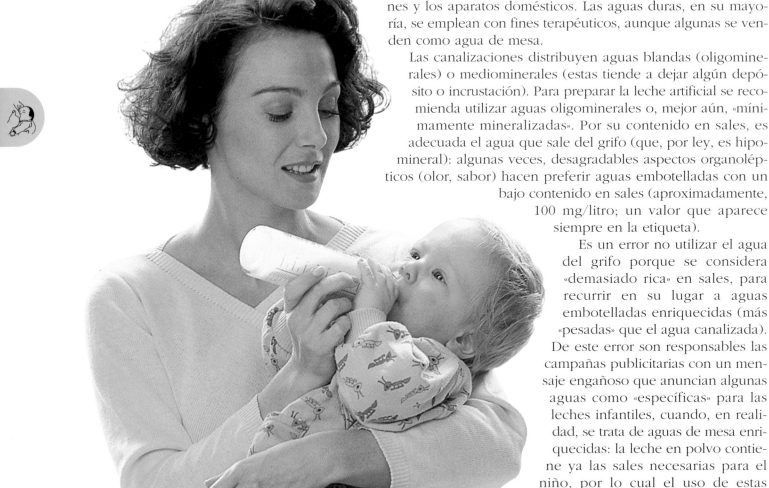

Las canalizaciones distribuyen aguas blandas (oligominerales) o mediominerales (estas tiende a dejar algún depósito o incrustación). Para preparar la leche artificial se recomienda utilizar aguas oligominerales o, mejor aún, «mínimamente mineralizadas». Por su contenido en sales, es adecuada el agua que sale del grifo (que, por ley, es hipomineral): algunas veces, desagradables aspectos organolépticos (olor, sabor) hacen preferir aguas embotelladas con un bajo contenido en sales (aproximadamente, 100 mg/litro; un valor que aparece siempre en la etiqueta).

Es un error no utilizar el agua del grifo porque se considera «demasiado rica» en sales, para recurrir en su lugar a aguas embotelladas enriquecidas (más «pesadas» que el agua canalizada). De este error son responsables las campañas publicitarias con un mensaje engañoso que anuncian algunas aguas como «específicas» para las leches infantiles, cuando, en realidad, se trata de aguas de mesa enriquecidas: la leche en polvo contiene ya las sales necesarias para el niño, por lo cual el uso de estas aguas altera su composición.

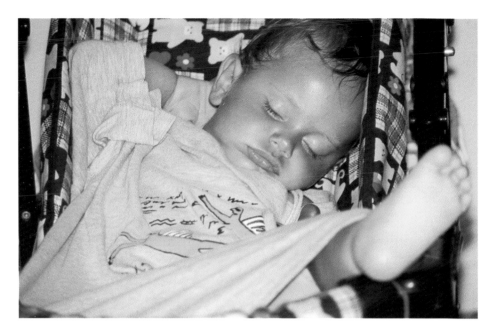

La atención al tipo de agua que se ha de utilizar sólo es importante durante el periodo de lactancia del recién nacido: a partir de los seis meses no hay que preocuparse.

La higiene

Para garantizar la higiene al preparar la leche, basta seguir las indicaciones de la página 163.

Cuando no sea posible respetarlas, conviene esterilizar el biberón y la tetina, una operación que se puede realizar «con calor» (hirviéndolos durante 20 minutos) o «con frío» (sumergiéndolos en soluciones especiales comercializadas).

En cierto sentido estos sistemas son preferibles porque es importante que se cree un ambiente más casero y menos sanitario en torno al momento de alimentar al niño: nutrirle no es darle una medicina, y el biberón no es una «jeringuilla» para suministrar un «líquido curativo», sino un vaso adaptado a los recién nacidos.

La carga bacteriana normalmente presente en el entorno que rodea al niño (en los juguetes, en las sábanas, en las manos de los adultos que están en contacto con él, en la ropa, etc.) es parte integrante del ambiente que debe ser «conocido» por el recién nacido y contra el cual debe desarrollar defensas apropiadas (defensas inmunológicas).

Por este motivo, la presencia normal (casi siempre escasa) de gérmenes en el biberón no es perjudicial; sin embargo, es muy importante que esos gérmenes no tengan la oportunidad de multiplicarse exageradamente debido a condiciones favorables (como las creadas por los restos de leche en las paredes o la permanencia de esta en un lugar cálido).

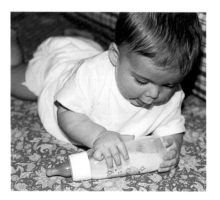

Molestias después de la toma

Hipo

Depende de una brusca, a menudo rítmica, contracción del diafragma, es decir, del músculo situado entre la base del tórax y el abdomen, y va acompañado de un sonido peculiar, debido al paso de aire a la laringe. En los lactantes, este fenómeno se produce por la estimulación de terminaciones nerviosas a raíz de la dilatación gástrica. Para interrumpirlo, suele bastar con hacer beber al niño un poco de agua. En cualquier caso, se trata de un fenómeno que se resuelve espontáneamente y no provoca daños.

Regurgitaciones y eructos

La regurgitación consiste en una emisión no violenta de aire y leche al final de la toma. Es un fenómeno frecuente y normal, que se produce en los lactantes al término de la comida, y se debe a la ingestión de aire junto con la leche, que provoca una excesiva dilatación del estómago.

En general, el aire es eliminado a través del eructo: para facilitarlo, es

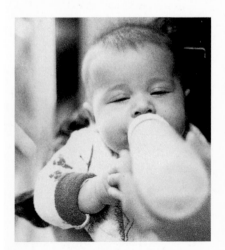

útil mantener al niño en posición vertical después de la toma, pero sólo unos minutos (tampoco es indispensable que eructe).

Cuando el aire expulsado se mezcla con la leche, se produce la «regurgitación». Para reducir la posibilidad de que esto suceda, conviene evitar «agitar» al niño y acostarle inmediatamente después de comer. En caso de hacerlo, es aconsejable tumbar al pequeño sobre el costado o boca abajo para que no se trague las posibles regurgitaciones de leche. La regurgitación es un fenómeno normal y fisiológico, que no es síntoma de trastornos gástricos en el niño y no compromete su crecimiento.

Reflujo y vómito

El fenómeno del reflujo, en cambio, es consecuencia de una inmadurez del aparato digestivo, que en determinadas ocasiones puede provocar trastornos importantes.

Se diferencia de la regurgitación en que es mucho más frecuente y abundante a lo largo del día; está constituido por leche ya parcialmente digerida y determina en el niño claros síntomas de molestia por la irritación del esófago. Para evitar el reflujo puede ser necesario recurrir a fármacos y revisar la alimentación del recién nacido.

Otro trastorno alimentario que puede presentarse en el lactante es el vómito. Consiste en una emisión violenta de una gran cantidad de leche, y puede ser consecuencia de diversas alteraciones, infecciosas y funcionales, del aparato digestivo. Si los episodios de vómito se repiten, deben ser evaluados por el médico.

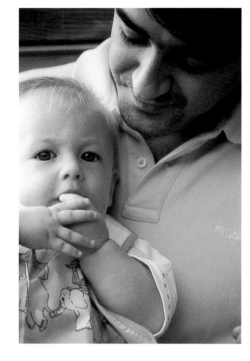

Si los padres siguen el consejo de preparar la leche en el momento en que al niño le corresponde la toma, o la guardan en el frigorífico en caso de espera, y lavan bien el biberón inmediatamente después de usarlo se evita que en la leche proliferen bacterias potencialmente peligrosas.

Son muy distintas las precauciones que se deben tomar cuando el recién nacido está en una sala nido. Es importante tener en cuenta que en esta sala los gérmenes no suelen ser los habituales de una casa, sino los propios de un hospital. Además, no hay que olvidar que el niño está en unas condiciones de convivencia (compartiendo una misma habitación con muchos otros recién nacidos) que propician el contagio y las epidemias: en esos ambientes es indispensable esterilizar los objetos empleados para alimentar a los recién nacidos.

Dar el biberón: un momento entrañable

Es importante seguir los consejos que permiten evitar la esterilización del biberón: en el inevitable clima antinatural que provoca la lactancia con leche artificial, es necesario humanizar todo lo posible los procedimientos. Las industrias de la alimentación para la infancia trabajan para «adaptar» la leche, para que sea mínima la diferencia con la que sale del pecho materno, y obtienen magníficos resultados. Pero es igual de importante preocuparse de adaptar la «manera» de suministrar esa leche a las necesidades de relación del niño, para que alimentarle con biberón se parezca cada vez menos a una «terapia médica», evitando convertir a las madres en enfermeras, rodeadas de esterilizadores, termómetros, pinzas, polvos, medidores, dosis, horarios y pesos.

Es necesario y posible hacer que el niño viva, aunque se alimente con leche artificial, esa intensa comunicación que se establece en cada toma, cuando es cogido en el regazo de quien le alimenta, haciéndole sentir el contacto con la piel (tan importante en la época neonatal), proporcionándole calor, intimidad, etc.

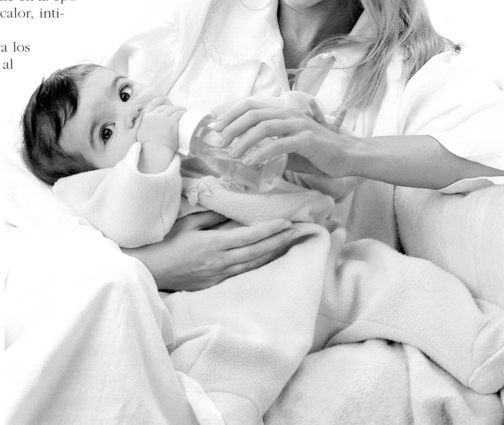

Actualmente se han resuelto ya los problemas biológicos vinculados al empleo de leches artificiales, y el verdadero riesgo que se corre con este tipo de alimentación no es la carencia de algunos elementos típicos de la leche materna, sino el hecho de no ofrecer junto con la comida ese indispensable conjunto de mensajes y relaciones que hacen que la nutrición en esa etapa de la vida sea realmente «completa».

En otras palabras: cuanto más se cuidan todos los aspectos (los nutricionales y también los afectivos y de contacto físico) del lactante, menos «desventajoso» resulta para él alimentarse con leche artificial.

La difusión del biberón en la era moderna

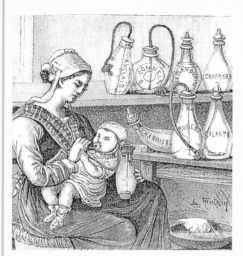

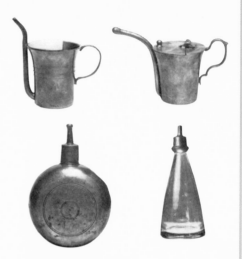

En los primeros años del siglo XX, la lactancia artificial resultaba aún muy peligrosa, debido a la dificultad de conservación de la leche animal, con la consiguiente contaminación del producto, que provocaba graves trastornos gastrointestinales en el lactante.

Los riesgos de esta forma de alimentación se incrementaban por el empleo de biberones antihigiénicos e inadecuados, como los llamados «biberones de tubo» (en la imagen de la derecha), que no permitían limpiar bien sus tubos de vidrio o de goma y sus juntas. A veces, el «biberón» llevaba incorporado en su extremo un pezón de vaca o una fina piel con pequeños orificios: evidentemente, la higiene de estos materiales era más que discutible.

Los casos de mortalidad vinculados con el empleo de este objeto fueron tantos que a principios del siglo XX los colectivos de pediatras y puericultores solicitaron su prohibición por ley.

Los riesgos de infección que entrañaba el uso de leches artificiales fueron eliminados con la introducción de las técnicas de esterilización y, sobre todo, con la mejora de las condiciones generales de higiene, tratamiento y, sobre todo, conservación de los alimentos.

A principios de la era moderna, la lactancia artificial no estaba tan extendida como en nuestra época. Se recurría a ella como último intento de salvar la vida del niño cuando la madre moría en el parto, estaba gravemente enferma o se mostraba incapaz de alimentarle con su leche y no tenía medios para pagar a un ama de cría. En las inclusas se recurría con más frecuencia a este tipo de alimentación cuando, por la creciente afluencia de expósitos y la penuria económica, las pocas nodrizas internas resultaban insuficientes para satisfacer las necesidades de la institución.

A principios del siglo XIX, la lactancia en el pecho materno se prolongaba, especialmente entre las clases populares, al menos hasta cumplir un año el niño.

A finales de ese mismo siglo, la expansión de las actividades manufactureras, de las fábricas y del trabajo a domicilio provocaron un empleo cada vez mayor de la mano de obra femenina. La lactancia de los hijos se convirtió en una carga a menudo gravosa en las familias pobres (que eran la mayoría de la población); así se instauró la tendencia a reducir la duración de la lactancia materna y a recurrir masivamente a la lactancia mixta.

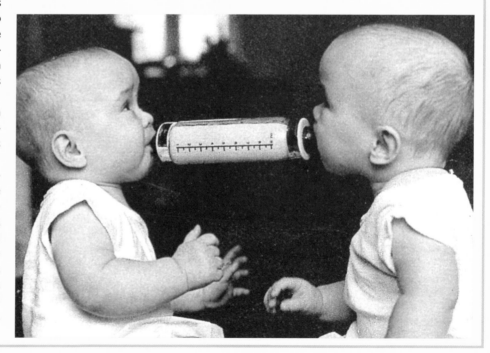

EL DESTETE

La etapa de la alimentación en la que se pasa de una dieta láctea a una mixta es un momento transitorio que llevará al niño a modificar sus hábitos alimenticios para adoptar la dieta del adulto.

6

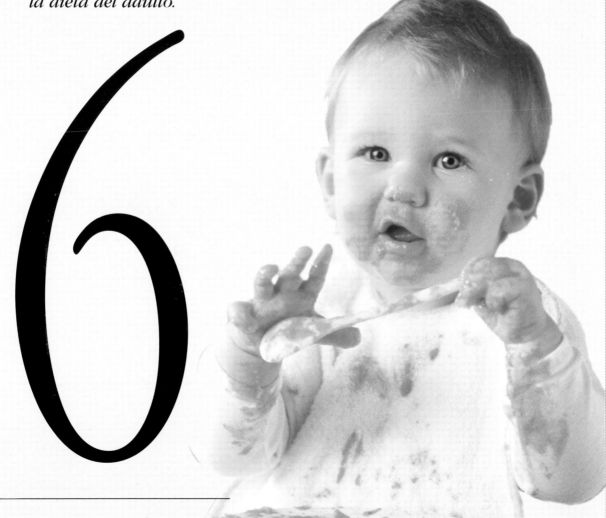

EL DESTETE: UNA ETAPA FUNDAMENTAL DE LA ALIMENTACIÓN

El destete representa no sólo una etapa fundamental en la evolución del lactante, sino también un momento importante de su desarrollo físico y sensorial: una experiencia tan básica y significativa como aprender a estar sentado o a caminar. En ese momento se adquieren nuevos hábitos alimenticios, en los que se basarán los posteriores, por lo cual resulta determinante para la salud del individuo. Es esencial que el niño, en la fase de destete, adquiera hábitos alimenticios correctos, en beneficio de su salud inmediata y futura. Es necesario afrontar esta etapa gradualmente y con flexibilidad, respetando las características personales del niño y su ambiente. Aplicar reglas nutricionales sin tener en cuenta que existe una individualidad en la alimentación, de la que no se debe prescindir, puede hacer que esta etapa se llene de obstáculos, dificultades y frustraciones para el niño y para quien le cuida. Incluso los conocimientos médicos, que podrían imponerse como algo indiscutible, están sujetos a componentes históricos y «de opinión», como confirman los continuos cambios de las indicaciones nutricionales a medida que avanzan los conocimientos científicos. Es

lógico poner en práctica las últimas novedades, pero también lo es no fiarse de ellas a la ligera y, sobre todo, sin un criterio propio. Así pues, se deberían evitar las indicaciones «exactas» en lo referente a las fechas, los pesos, los alimentos, aunque esto pueda disgustar a quienes esperan del experto instrucciones precisas a seguir. Sería un error delegar en el pediatra la labor de averiguar cómo aplicar al niño los conocimientos científicos sobre la alimentación precisamente en un momento (el destete) en el que los padres tienen un gran compromiso de comunicación con el niño.

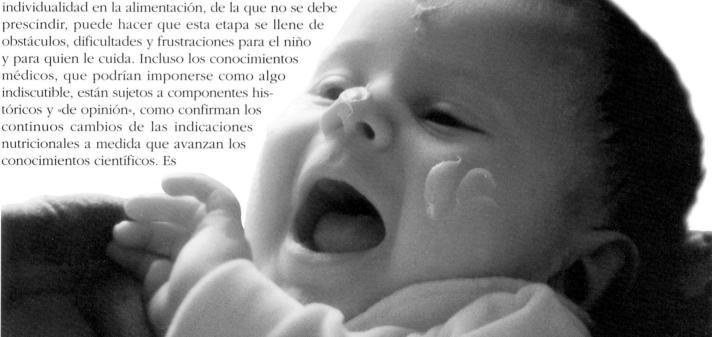

Cuándo comenzar

Actualmente se recomienda comenzar el destete en el periodo comprendido entre el 5.° y el 6.° mes de vida (en cualquier caso, no antes del final del quinto mes). Antes de esa época, no sólo es absurdo suministrar al niño alimentos distintos de la leche, sino que puede ser perjudicial. Esperar hasta la edad idónea para iniciar el destete no hace correr riesgos de carencias al niño: tanto la leche materna como las leches artificiales pueden proporcionar la energía y el aporte nutritivo necesarios para el niño durante el primer año.

Los riesgos de un destete precoz

Si se desteta al niño antes de las fechas aconsejadas, se corren dos riesgos fundamentalmente: el sobrepeso por exceso de aporte calórico y, sobre todo, la posibilidad de desarrollar intolerancias y alergias. La leche materna, aparte de proteger de determinadas infecciones, previene también las alergias, lo cual es una gran ventaja, especialmente para los niños con predisposición familiar a padecerlas (atópicos). El lactante contrae alergias por la peculiar «permeabilidad» de su intestino. Grandes proteínas pueden traspasar la barrera intestinal, sensibilizando al niño (que será alérgico a ellas posteriormente). El destete precoz conlleva un contacto anticipado con alimentos distintos de la leche materna, como la fruta, los cereales y los huevos: la permeabilidad intestinal característica de las primeras épocas de la vida puede facilitar el desarrollo de alergias e intolerancia hacia esas sustancias. Al parecer, el «cierre intestinal», es decir, la drástica reducción de absorción de macromoléculas (posibles antígenos alérgenos) se produce al tercero-cuarto mes de vida. Ese es uno de los motivos para no comenzar el destete antes de finalizar el quinto mes; también es conveniente posponer a fases sucesivas del destete la introducción de ciertos alimentos cuyo poder alergeno se conoce de antemano (como el pescado, la yema y, sobre todo, la clara de huevo, que se toman a partir del año). La leche de vaca pura es una de las sustancias más alergenas para el niño pequeño: se recomienda retrasarla en la dieta hasta el final del primer año. Desde el momento en que las leches artificiales son derivados industriales de la leche de vaca hay que considerar con detenimiento la conveniencia de complementar o sustituir la leche materna por leche artificial en los primeros meses de vida.

Algunas ideas sobre el destete

No forzar las etapas

Las etapas del destete difieren de un niño a otro, por lo que se han de recorrer de manera distinta. Las posibilidades de elección del niño aumentan con el destete, y sus preferencias son un válido criterio-guía.

Introducir poco a poco nuevos alimentos

La introducción de alimentos distintos debe ser gradual, tanto en la cantidad como en la variedad.

Respetar los gustos del niño

Los alimentos son numerosos: comidas con diferente olor y sabor, o preparadas de otra manera, proporcionan los mismos principios nutritivos. No está justificado que se imponga un determinado alimento que el niño rechaza.

Pensar sólo en la salud

Es preferible introducir cambios alimentarios cuando el niño goza de buena salud.

Favorecer la manipulación de los alimentos

Hacia los 6-8 meses, el niño empieza a tener cierto control de sus manos. Mientras come, se siente atraído por la comida, y tocarla y manipularla forma parte de su necesidad de conocer de qué se trata y qué se puede hacer con ella. Son experiencias que hay que facilitar, y no deben ser obstaculizadas por temor a que se ensucie o tire la comida, ya que eso le ayuda a asumir un papel más activo y autónomo.

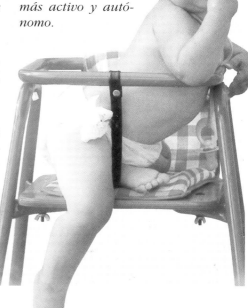

SALUD, RECURSOS Y DESARROLLO DEMOGRÁFICO

«El primer deseo de cualquier hombre es asegurar a sus hijos un nivel de vida mejor que el suyo. Pero esta aspiración no puede cumplirse en las sociedades donde los hombres viven para sobrevivir. Sólo después de superar este nivel, su principal preocupación pasa de la provisión de alimentos para su familia a la búsqueda de mejores oportunidades para sus hijos: es entonces cuando empieza a emerger el deseo de familias más reducidas».

Yusuf Alí Eraj

«La familia numerosa es el síntoma de una enfermedad, la miseria, infligida por culpas ajenas. Se cree que la pobreza numerosa se cura interviniendo en el número de pobres (la consecuencia), y no en la pobreza de numerosos individuos (la causa)».

Giulio A. Maccacaro

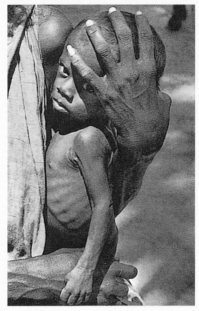

Numerosas campañas nos muestran la realidad de los países en vías de desarrollo, pidiendo nuestra colaboración para mejorar sus condiciones de vida.

Cada hora aumenta el número de niños a alimentar: los recursos alimentarios de la Tierra no son inagotables; por el momento, el hombre ha conseguido siempre crear otros nuevos (y, probablemente, lo seguirá haciendo). Pero hay un dato cierto: la producción mundial de alimentos se ha incrementado constantemente, al igual que ha aumentado su desigual distribución entre las poblaciones. En definitiva, el problema de un equilibrio entre población del mundo y recursos disponibles existe, pero no es el verdadero problema (como algunas previsiones pesimistas dieron a entender años atrás): la auténtica amenaza para el futuro de la humanidad es la persistencia y la acentuación del desequilibrio en la distribución de los recursos entre las naciones y entre los hombres (con lo que este fenómeno conlleva en cuanto a contaminación, explotación de los recursos, guerras, etc.).

Se sigue diciendo que la superpoblación es la causa principal de la pobreza de los países subdesarrollados: entonces se recomienda (cuando no se impone) el control de la natalidad, presentándolo como el antídoto contra la miseria. Sin embargo, hay que tener en cuenta que sólo la generalización del bienestar, eficaz y duradera a lo largo de varias generaciones, puede contener el crecimiento demográfico.

Cuando se afronta el problema de la distribución de alimentos, el consumo energético y la planificación demográfica debemos hacer varias cuentas. Por ejemplo, si bien es cierto que los habitantes de la India son tres veces más numerosos que los norteamericanos, también es verdad que un norteamericano consume lo mismo que 25 indios. Así pues, teniendo en cuenta el gasto energético, aparte del número de habitantes de los respectivos países, es como si los norteamericanos fueran ocho veces más numerosos que los indios.

La planificación familiar reduce los embarazos precoces, tardíos o demasiado seguidos, lo cual conlleva mujeres más sanas, y por consiguiente, niños más sanos. A su vez, una reducción de la mortalidad infantil provoca un descenso de los nacimientos: desaparece la necesidad de traer más hijos al mundo para garantizar que sobreviva alguno.

Aunque sabemos que el desarrollo económico, con sus ventajas (como la enseñanza y los cuidados médicos), es el verdadero instrumento para la planificación demográfica, en el momento actual los defensores de esta teoría se sienten «fracasados». Decepcionados por el escaso compromiso y los modestos resultados obtenidos en las ayudas al desarrollo de los pueblos con dificultades, han llegado a la conclusión de que el único instrumento que ofrece alguna posi-

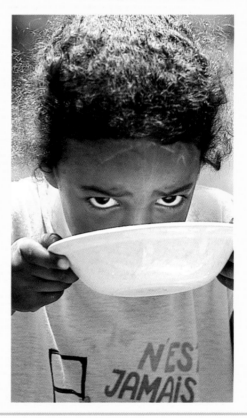

bilidad de obtener resultados en la planificación familiar es el anticonceptivo.

Así pues, los conceptos se invierten dramáticamente: en lugar de promover un mundo más justo para tener también uno menos poblado, se promueve uno menos poblado, esperando conseguir también uno más justo. España, junto con Italia, tiene el índice de natalidad más bajo del mundo. El índice de fertilidad, es decir, el número de hijos que traen al mundo las españolas, ha descendido a 1,15 hijos por mujer, muy por debajo de lo necesario para reemplazar a las personas que fallecen. Esto significa que, de seguir esta tendencia demográfica, España va a tener un crecimiento negativo durante los próximos 50 años y que la población de España va a decrecer hasta cerca de los 30 millones de personas (siempre y cuando los niveles de inmigración continúen como ahora).

Nunca había sucedido que el crecimiento se detuviera a causa de una persistente insuficiencia de nacimientos que sustituyeran la generación de los padres.

En el pasado, las numerosas y largas guerras o las epidemias de peste de los siglos XIV y XVII elevaron el índice de mortalidad hasta provocar la estancación o la reducción de la población. También se registró un descenso a consecuencia de la emigración; por ejemplo, en España, tras la Segunda Guerra Mundial, la precaria situación económica española y la necesidad de mano de obra en Europa propiciaron el éxodo de españoles hacia Suiza, Francia y Alemania.

En España, el primer censo moderno se realizó en 1857, y permitió saber que hasta 1910 la población española aumentó un 94%, aunque no en todas partes igual. En general, el norte pierde población mientras que el sur la gana, y el centro, excepto Madrid, pierde, mientras que la costa gana. En la posguerra y en los años del *boom* económico, el número medio de hijos por mujer ascendió a 2,7. A finales de los años sesenta comenzó un claro descenso de la natalidad. Ya se había observado anteriormente una tendencia a reducirse el índice de fertilidad de una generación a la siguiente. Pero en los últimos años, se ha reforzado

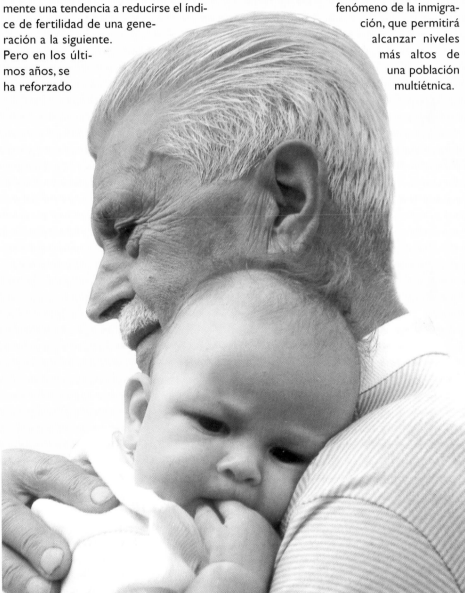

hasta tal punto, que alcanza niveles jamás registrados (1,2 hijos por mujer).

Resulta difícil hacer previsiones para el futuro. Es probable que para paliar los desequilibrios demográficos (reducción y envejecimiento de la población) intervenga, con un papel cada vez más determinante, el fenómeno de la inmigración, que permitirá alcanzar niveles más altos de una población multiétnica.

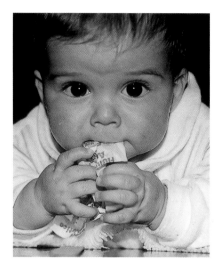

Cuándo dejar el pecho

La opción que se considera más válida actualmente es realizar un destete complementario, y no suplementario. Esto significa que la leche materna sigue siendo el alimento principal (incluso durante el destete), y los alimentos sólidos representan un complemento y no un sustituto. Durante el destete, los alimentos sólidos introducidos no deberían llegar a constituir más del 50% del aporte calórico. El niño debería tomar diariamente medio litro de leche (bien sea materna o artificial).

El pecho materno produce leche cualitativamente válida durante mucho tiempo, y no debe preocupar que, trascurridos seis meses, del pecho salga una leche «aguada», aparentemente inadecuada. También es cierto que el niño, próximo a cumplir un año, desarrolla modalidades de alimentación y necesidades de autonomía y experimentación que pueden verse obstaculizadas al prolongarse la lactancia de pecho. Es probable que en el pasado, con ritmos de organización social muy distintos, tuviera significados positivos y protectores la costumbre de dar el pecho al niño incluso después de cumplir un año. En el tipo de vida social de hoy día se advierte el riesgo de que esa prolongación de la lactancia de pecho contribuya a entorpecer el crecimiento autónomo del niño y la necesaria evolución del papel de los padres.

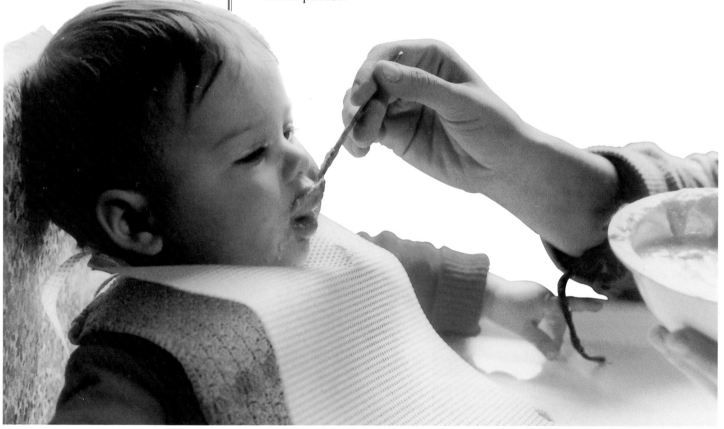

LAS PRIMERAS PAPILLAS

Si se empieza el destete en la época recomendada, se puede afirmar que es indiferente el orden con que se decida dar a probar (y de comer) al niño alimentos diversos, recordando siempre que es preferible retrasar la introducción de los más susceptibles de provocar alergias. Muchas de las indicaciones que se suelen dar están más relacionadas con las costumbres y los hábitos alimenticios que con precisos conceptos dietético-nutricionales. Lo confirma de forma indirecta el hecho de que las primeras comidas no lácteas sean, según la zona geográfica, caldos vegetales, papillas de cereales o platos de elaboración más compleja.

Es esencial tener en cuenta los gustos y las preferencias manifestados por el niño, que en ningún caso deberá someterse a una secuencia estricta (como pretenden algunos pediatras) para ingerir las comidas. Puede haber alimentos que no le agraden al principio por su sabor o su textura; en tal caso, lo mejor es no ofrecérselos hasta otro momento, esperando a que cambien sus gustos. Conviene recordar también que el destete, inicialmente, debe servir para complementar (y no para reemplazar) la leche, y a medida que avanza, para dar paso a una alimentación completa y equilibrada tanto en nutrientes como en sustancias energéticas: elementos que no puede garantizar la leche a los niños mayores de un año.

Por lo que respecta al número de comidas, los estudios realizados hasta hoy demuestran que, a cualquier edad, el fraccionamiento de la dieta en comidas frecuentes es mejor que consumir la misma cantidad de alimentos en menos comidas más abundantes. En general, el niño llega a la época de los primeros alimentos sólidos con un ritmo de cuatro-cinco comidas al día, una frecuencia que debe mantenerse durante la primera fase del destete. Después del año, el niño suele alimentarse al mismo ritmo que el adulto: desayuno, comida, merienda y cena.

Papillas de cereales

Las primeras papillas para iniciar el destete son las preparadas con harinas de cereales y leche. Los cereales más utilizados en la alimentación del niño son el arroz, el trigo, el maíz, la avena y el centeno. Los granos de cereal son sometidos a procesos industriales, como la molienda, la criba, el tueste, etc., y se consiguen una serie de alimentos típicos del destete: harinas, sémolas, copos, galletas y pastas alimenticias (del trigo, según el tipo y la técnica de molienda, se obtiene cerca de una veintena de productos).

Actualmente, es raro recurrir a la preparación casera de las papillas: principalmente se emplean harinas «precocinadas» que requieren pocos minutos de cocción.

En todo caso, empezar a tomar papillas supone introducir también la leche de vaca (aunque esté adaptada), cuya ingestión, como hemos dicho, no es recomendable antes del primer año de vida. Algunas de estas harinas están

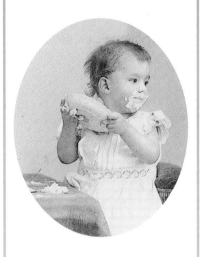

UNA VIEJA RECETA: LA PAPILLA DE HARINA

Primero hay que tostar la harina para «dextrinizarla», es decir, para reducir las grandes moléculas de almidón a moléculas más pequeñas, «dextrinas», más fáciles de descomponer por las enzimas digestivas. Para ello se calienta la harina en seco (en el horno o en sartén) a fuego lento hasta que adopte un ligero color pardo (sin llegar a oscurecerse, porque la harina adquirirá entonces un sabor amargo), y se deja enfriar. Después se disuelve en agua fría, y se hierve a fuego lento durante 10-15 minutos (añadiendo agua para reponer la parte evaporada). Al final de la cocción se añade la leche (sólo al final, para evitar que el calor altere sus componentes).

Si se desea utilizar esta receta, conviene recurrir al empleo de leches artificiales apropiadas para la edad del niño.

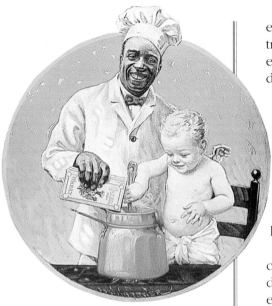

enriquecidas con vitaminas, hierro y sales minerales. Su sabor puede ser transformado industrialmente al añadirle fruta. Se preparan disolviéndolas en agua caliente, pues están constituidas por uno o varios tipos de harina de cereal mezcladas con leche en polvo.

Las primeras sopas

El destete puede comenzar con la elaboración de sopas o purés de verduras para las comidas, que también suelen utilizarse en la fase siguiente a la introducción de las primeras harinas (a partir del sexto mes). En general, es preferible empezar con caldos vegetales para no acostumbrar al niño a sabores demasiado dulces y evitar introducir precozmente la leche de vaca.

Desde hace tiempo, podemos encontrar en el comercio pastas enriquecidas con gluten, huevo, hortalizas, etc., y preparaciones ya listas que pueden resultar útiles en circunstancias especiales (bien sean limitaciones ambientales o de tiempo disponible), al reducir el trabajo que conlleva la pre-

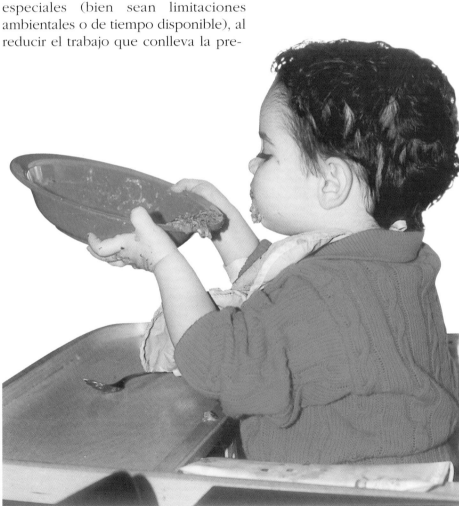

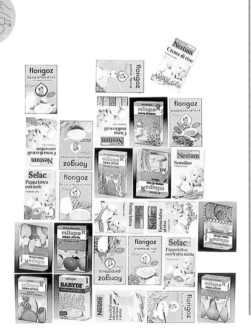

paración del puré. Si se respetan las fases de destete y se tienen en cuenta las necesidades nutricionales del niño según su edad, no es preciso recurrir a comidas especiales (preparados infantiles), salvo en casos concretos.

Después del puré de verduras, se introduce en la dieta la fruta fresca.

Al avanzar el destete, se aumenta el aporte calórico y se varían las procedencias de los distintos nutrientes (grasas, proteínas, hidratos de carbono) introduciendo legumbres, carnes (cordero, conejo, pollo y pavo), pescado, huevo (una yema a la semana), etc.

Las técnicas de elaboración de la comida varían también, y se empieza a acostumbrar al niño a que pruebe todos los alimentos por separado, hasta llegar, aproximadamente alrededor del año, a un modelo de organización de la comida totalmente equiparable al del adulto, tanto en la forma (primer plato, segundo plato, postre, etc.) como en la sustancia (tipo de alimentos y su elaboración en la cocina).

A la hora de confeccionar un menú hay que tener siempre en cuenta que ningún alimento puede considerarse «completo» o «perfecto», es decir, que ningún alimento contiene todas las sustancias adecuadas para satisfacer nuestras necesidades nutritivas. Por eso conviene que la alimentación sea lo más variada posible. La diversidad de elecciones, aparte de servir para satisfacer el placer de la mesa, reduce el riesgo de desequilibrios metabólicos y la posibilidad de introducir en dosis significativas sustancias extrañas eventualmente presentes en los alimentos.

EL PURÉ DE VERDURAS

Para cocinar el puré de verduras primero se prepara un caldo vegetal con verduras frescas de temporada. A veces se recomienda evitar algunas de ellas, como la col o la cebolla, pero en realidad no existen motivos de tipo nutricional para hacerlo. El único problema es que su sabor podría no agradar al niño, pero es una valoración subjetiva y propia sólo de algunos lugares. Al niño no tienen por qué desagradarle ciertos aromas más intensos derivados de algunas hortalizas.

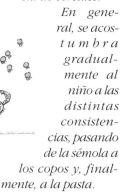

El caldo se prepara cociendo las verduras a fuego lento durante una hora, después de lavarlas bien, trocearlas y ponerlas en agua sin sal. Según algunos especialistas, una cocción hecha a la máxima temperatura y en el menor tiempo posible (por ejemplo, en la olla a presión) es preferible porque se considera la más adecuada para conservar parte de las vitaminas. El caldo que se obtiene proporciona un aporte calórico prácticamente nulo,

pero es rico en sales (principalmente de potasio) y oligoelementos que se desprenden al cocer las verduras.

Después se le añade una parte de las verduras trituradas (un par de cucharadas, que corresponden a unos 30-40 g), que aportan al compuesto más vitaminas, calcio, fibra, una cantidad modesta de proteínas y, sobre todo, hidratos de carbono.

El aporte calórico se incrementa agregando al puré de verduras dos cucharaditas de aceite de oliva virgen extra o, para aumentar el aporte de poliinsaturados, una cucharadita de aceite de oliva virgen y una de aceite de girasol (unos 6 g en total) y queso parmesano rallado (dos cucharaditas, unos 10 g). A ese puré claro se le añaden cereales (30-40 g): se pueden usar harinas de arroz, maíz, trigo, avena y cebada o una mezcla de cereales.

En general, se acostumbra gradualmente al niño a las distintas consistencias, pasando de la sémola a los copos y, finalmente, a la pasta.

DEMASIADO PRONTO...

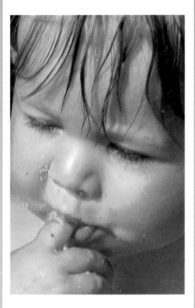

Las técnicas de homogeneización de los alimentos fueron introducidas por primera vez en Estados Unidos, en 1930. Nacidos como productos dietéticos especiales, indicados en algunas patologías digestivas, con el tiempo terminaron siendo habituales en la alimentación del niño, tanto es así que desde los años sesenta han representado la alimentación básica para el destete. Una de las principales causas de que se adelante la edad de destete han sido los productos homogeneizados: la publicidad masiva con que fueron dados a conocer hizo que se destetara a los niños ya al segundo o tercer mes de vida. Hoy su consumo ha disminuido, pero aún persisten los erróneos conceptos que condujeron a introducirlos en la alimentación infantil.

Homogeneizados y liofilizados

Los homogeneizados (ya sean de carne, hortalizas o fruta) son productos alimenticios listos para el consumo, envasados en recipientes esterilizados y herméticamente cerrados, a partir de nutrientes oportunamente controlados y sometidos a un proceso de homogeneización que los hace fáciles de ingerir y de digerir.

El procedimiento tecnológico empleado para preparar estos productos consiste en reducir la materia prima en partículas micronizadas, sin que haya pérdida de sustancias nutritivas. Dicha fragmentación aumenta la superficie expuesta a las enzimas y a los jugos digestivos, siendo más sencilla su digestión. La facilidad para digerir el alimento que se consigue al fragmentarlo permite suministrar al niño comidas a una edad a la que no podría digerirlas fácilmente. Y este es precisamente el error: para incorporar antes

un alimento se le somete a una especie de «predigestión» industrial. Es mucho más lógico y respetuoso con los tiempos de maduración del niño darle ese alimento cuando sus estructuras estén preparadas para digerirlo, sin la ayuda de «digestiones mecánicas».

El empleo de estos preparados resulta útil ocasionalmente, cuando se tiene que preparar la comida del niño en un ambiente inadecuado o no se dispone de tiempo (o de ganas) para cocinar. Desde esta perspectiva, es evidente que no se trata de «productos alimenticios para niños», sino de «productos para adultos que tienen niños y no disponen de tiempo para prepararles la comida».

Lo mismo sucede con los liofilizados, que sólo se diferencian de los homogeneizados en el aspecto «estructural»: la primera fase del procedimiento tecnológico para la elaboración del liofilizado es equiparable a la que se usa para homogeneizar; la etapa siguiente consiste en la deshidratación.

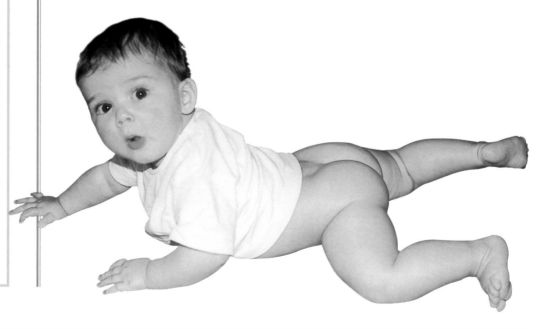

COMER SIENDO NIÑOS, COMER SIENDO ADULTOS

El proceso del destete lleva gradualmente al niño de una alimentación únicamente láctea a una tan variada como la del adulto. Cuando concluye la fase de descubrimiento de la comida (al menos en sus aspectos fundamentales, y eso se suele producir al año o un poco más), deja de ser necesario tener precauciones específicas con el niño. La cocina es única, y los principios alimentarios a seguir para los adultos y los niños son los mismos. La diferencia es el aporte calórico: el organismo en crecimiento necesita más calorías que el del adulto.

Los errores de los adultos: una base para la educación de los niños

El destete del niño podría representar una buena ocasión para que los adultos corrigieran sus errores y adoptaran una alimentación más sana, ya que, después del primer año, no hay una alimentación de niños y una de adultos, sino una adecuada para el organismo humano. Cuando el niño ha cumplido un año, su comida debe basarse en los mismos principios nutricionales que la de los adultos.

Lo importante es la calidad de la alimentación infantil, y que el niño aprenda desde el principio comportamientos alimentarios correctos. Ciertamente, es más difícil para un adulto corregir los desequilibrios de su alimentación que para un niño aprender a comer correctamente. Por tanto, conviene analizar los principales defectos de la alimentación del adulto en la sociedad industrializada y, teniendo como objetivo la eliminación de esos errores, plantearse la educación alimentaria del niño con el fin de que, en el futuro, sea un adulto capaz de descubrir el placer de comer mejor.

➤ Excesivo aporte energético
Los hábitos de vida que se han creado en las sociedades industrializadas han modificado las necesidades energéticas del hombre: se ha reducido considerablemente el gasto energético por el trabajo y la vida cotidiana en general (calefacción en las casas, medios de transporte). La mayoría de los adultos y niños lleva una vida demasiado poco activa en el plano motor.

Se calcula que en este tipo de sociedad, por término medio, el aporte de energía con la alimentación es aproximadamente un 30% superior al necesario. Si se ingiere más energía de la que se consume, el exceso se acumula en el cuerpo bajo forma de grasa, determinando un aumento de peso. El sobrepeso y la obesidad consiguientes son los principales causantes de numerosas enferme-

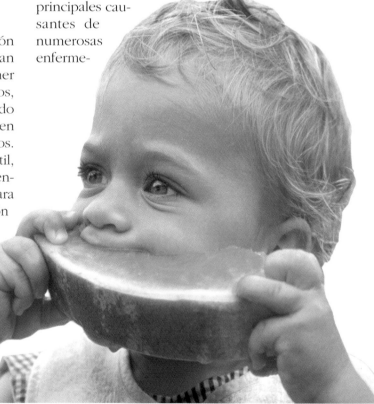

Modas, «retorno a la naturaleza» y dietas alternativas

En los países industrializados, vivimos una época de gran disponibilidad y abundancia de alimentos. Esto ha sido posible gracias a un sistema de producción agrícola que ha revolucionado los sistemas tradicionales, junto con unos métodos de almacenamiento y transformación industrial de los alimentos que han introducido en el mercado cantidades prácticamente ilimitadas de productos para el consumidor. Vivimos en una sociedad de excedentes alimentarios, en la cual tiene a menudo más valor el envoltorio (el *packaging*) que el producto en sí.

En general, se piensa que la alimentación del pasado era mejor porque los productos eran más naturales, genuinos y nutritivos, pero eso no es cierto. Las poblaciones que nos han precedido tuvieron que enfrentarse a la escasez de alimentos disponibles, al problema de conservarlos correctamente y a la poca variedad de comidas, que no les aseguraban la diversidad de nutrientes necesaria.

Por tanto, sin tener en cuenta los datos históricos, en una época de abundancia alimentaria como la nuestra se ha cedido a la tentación de «redescubrir» inexistentes valores «genuinos» del pasado, ensalzados por campañas publicitarias para las cuales se inventan lugares míticos (que jamás han existido) donde los molinos eran blancos, la naturaleza era siempre pura y los hombres recogían los frutos de la tierra con alegría. En los últimos años, el abundante empleo de pesticidas, herbicidas, conservantes, aditivos, etc., ha despertado en el consumidor una gran desconfianza hacia todos los alimentos que se encuentran en tiendas y supermercados.

La búsqueda de alimentos más «genuinos» ha producido una serie de propuestas «alternativas» a la producción industrial. Junto con organizaciones para la defensa del consumidor, ha surgido un «mercado alternativo», una producción biológica acorde con las distintas dietas (macrobiótica, vegetariana, frugívora, etc.).

Seguramente, podemos compartir muchas consideraciones en las que se basa esta tendencia, que conducen a rechazar los aspectos más perjudiciales para la salud de la producción alimentaria agroindustrial. En cambio, lo que no compartimos son los aspectos menos objetivos, es decir, aquellos que se convierten en «moda» para diferenciarse de la generalidad y publicitan sin dejar lugar a dudas las virtudes saludables atribuidas a dietas especiales (sin comprobación, demostración o base científica). Dichas dietas, a veces pobres o carentes de algunos nutrientes, o demasiado ricas en otros, son especialmente peligrosas para la población infantil. Consideremos, por ejemplo, la opción de la dieta vegetariana estricta. Nuestro organismo necesita aproximadamente 40 sustancias nutritivas distintas. Si se elige una dieta sin carne, pero que incluya productos lácteos y huevos, los aportes nutricionales están garantizados. Con la dieta vegetariana estricta, por el contrario, al excluirse todo alimento de origen animal, es fácil incurrir en carencias proteicas en caso de no aumentarse el consumo combinado de cereales y legumbres (por ejemplo, trigo, arroz o cebada con garbanzos, alubias o lentejas). Además, se corre el riesgo de que falten nutrientes fundamentales, como la vitamina B_{12}, indispensable para la síntesis de la mielina (la vaina que envuelve los nervios) y la salud de las células. El sistema nervioso infantil es especialmente sensible a su carencia: los niños sin vitamina B_{12} pueden presentar retrasos incluso graves en su desarrollo mental.

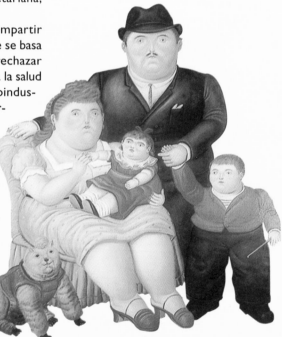

Arriba, Mujer con carro de la compra, *escultura de Duane Hanson, 1970; abajo,* Familia, *Botero, 1989.*

dades e inciden sensiblemente en los índices de mortalidad. Un peso estable, dentro de los límites normales, contribuye a vivir mejor y más tiempo; por el contrario, el exceso de peso o la delgadez extrema son potenciales factores de riesgo.

Los estudios realizados demuestran que la costumbre de sobrealimentarse se crea ya en la infancia: un dato que contrasta con la extendida preocupación de los padres porque sus hijos no comen bastante.

➤ Consumo excesivo de grasas (lípidos)

Es uno de los aspectos en los que radica el excesivo aporte energético: de hecho, las grasas son las sustancias nutritivas que, en igualdad de cantidades, tienen el valor energético más alto (9 kcal por gramo). Las grasas de origen animal (ricas en grasas saturadas) son las más perjudiciales, ya que favorecen el ascenso del nivel de colesterol en sangre. Enfermedades como la arteriosclerosis o la cardiopatía coronaria están estrechamente ligadas a los altos niveles de colesterol.

Aparte de reducir el consumo general de grasas, es necesario hacer prevalecer en la dieta las de origen vegetal, como el aceite de oliva virgen extra (rico en grasas monoinsaturadas) y los de semillas (ricos en poliinsaturados): maíz, girasol, soja, etc.

Por tanto, prevenir la arteriosclerosis con la alimentación significa emplear como grasas de aliño principalmente el aceite de oliva virgen extra y, en parte, los aceites «de una sola semilla» (hay que evitar los aceites de semillas diversas), y reducir el aporte de carnes, leche, queso, mantequilla y productos de

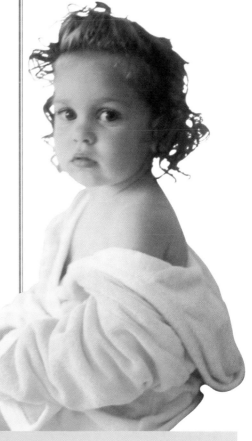

UNOS CUANTOS NÚMEROS

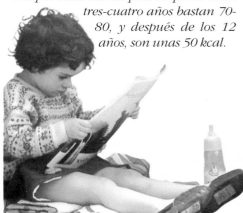

En el primer año de vida, el organismo necesita aproximadamente 100-110 kcal al día por cada kilo de peso corporal. A los tres-cuatro años bastan 70-80, y después de los 12 años, son unas 50 kcal.

En los seis primeros meses de vida, las calorías introducidas se reparten de la siguiente manera:

a) el 55% de las calorías aportadas sirve para el funcionamiento de los distintos órganos y aparatos (necesidad energética básica: metabolismo basal);

b) el 15% sirve para la actividad motora (actividad física muscular) y el mantenimiento de la temperatura corporal (termorregulación);

c) el 20% es para el crecimiento;

d) el 10% se pierde y no se utiliza (pérdida con excreciones, heces y orina).

Para que el peso del niño aumente un gramo son necesarias unas siete calorías. Además del aporte energético adicional

para el crecimiento, hay que tener en cuenta también algunas diferencias en la distribución del aporte calórico entre los diferentes principios nutritivos:

- los lípidos (grasas), que en el lactante proporcionan el 45-50% de las calorías, tras el destete deben aportar el 35%, que irá disminuyendo hasta algo menos del 30%, como en el adulto;

- en cambio, al aumentar la edad, se incrementa la demanda de glúcidos (azúcares): del 45% de las calorías aportadas al lactante, se llega al 60% en el adulto;

- el aporte calórico de las proteínas es prácticamente igual a todas las edades: en torno al 10%.

pastelería que contengan aceite de coco y de palma (ricos en grasas saturadas). Al mismo tiempo, es conveniente incrementar el consumo de pescado, rico en grasas poliinsaturadas. Es preferible reducir el consumo de leche antes que tomar leches parcial o totalmente desnatadas: no sólo porque al hacerlo se ingieren productos menos valiosos cualitativamente en el aspecto nutricional (por ejemplo, una reducción de las vitaminas liposolubles provocada por el proceso de desnatado), sino también porque la producción de alimentos desnatados conlleva una acumulación de mantequilla, que es reintroducida en el mercado a través de campañas publicitarias que incitan a la gente a consumirla más de lo necesario.

A menudo, ese excedente es ingerido inconscientemente por los usuarios de comedores colectivos (restaurantes, hamburgueserías, piz-

zerías, etc.), o se vende a países subdesarrollados, donde la población está menos «protegida», incluso en lo que a información alimentaria se refiere.

➤ Aporte proteico excesivo, con consumo de proteínas animales principalmente

El excesivo consumo de proteínas constituye uno de los principales problemas de malnutrición de nuestra población. Una alimentación demasiado rica en proteínas, sin importar su procedencia, es muy perjudicial para el organismo (sobre todo para el hígado y los riñones); además, el exceso de proteínas de origen animal determina inevitablemente un mayor consumo de grasas animales (que, como ya sabemos, son más dañinas para el organismo). La creencia (antigua pero muy presente todavía) de

LA DESNUTRICIÓN: UNA REALIDAD MUNDIAL

En la actualidad siguen muriendo casi dos millones de niños al año por falta de vacunación, tres millones por enfermedades intestinales y un millón a causa de la malaria.

En el ámbito de la alimentación, la situación no es mejor: un tercio de los niños africanos y la mitad de los del sur de Asia están desnutridos. Muchos de esos niños no morirán de hambre; sin embargo, por la falta de una alimentación adecuada sufrirán deficiencias en su cuerpo y a menudo en sus facultades intelectivas, o tendrán propensión a contraer infecciones, daños en el sistema nervioso o déficit orgánicos.

Para muchos de esos niños el drama de la alimentación comenzó ya antes de nacer, debido al estado de desnutrición de la madre durante el embarazo, con terribles consecuencias ya evidentes en el momento del nacimiento.

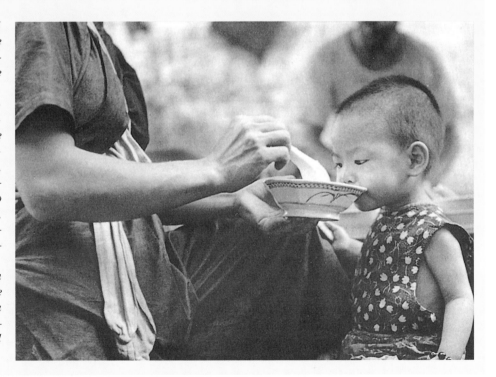

que el niño, para crecer, tiene que comer filetes de carne no sólo es errónea, sino que puede perjudicar al niño y obstaculizar su sano crecimiento.

Tampoco es recomendable la dieta rigurosamente vegetariana, ni para los adultos ni, especialmente, para los niños, los adolescentes y las mujeres embarazadas o que dan el pecho, ya que se considera incompleta y puede dar lugar a importantes carencias nutricionales. Sin embargo, tiene ventajas demostradas si incluye, aparte de vegetales, leche y huevo.

➤ Consumo excesivo de azúcares (hidratos de carbono)
Los azúcares «simples» más comunes en nuestra alimentación son la sacarosa (azúcar de mesa), la lactosa de la leche y la fructosa de la fruta. Son azúcares de rápida absorción, que proporcionan una energía inmediata, pero que si se toman en exceso no son consumidos y se transforman en grasas que se depositan en el organismo. Aparte del sobrepeso (y todas sus consecuencias), las caries y la diabetes están relacionadas con el consumo excesivo de azúcares simples, y no con otros tipos de azúcares. Por ejemplo, es necesario incrementar el consumo de los azúcares llamados «complejos»: al ser absorbidos más despacio, proporcionan calorías mejor utilizables, y su excedente no se transforma en grasas de depósito. El almidón (contenido en los cereales, las legumbres y las patatas) debe ser uno de los principales componentes de nuestra alimentación. En un régimen alimenticio equilibrado, los hidratos de carbono deben representar la principal fuente de calorías en nuestra alimentación (algo más del 60%). En cambio, los azúcares simples (dulces, caramelos, refrescos, fruta, miel) no deberían superar el 10-15% del total de carbohidratos introducidos: 10 gramos al día de estos azúcares, añadidos a los de la dieta normal, provocan en un año un aumento de peso de dos kilogramos y medio.

➤ Consumo excesivo de sal
Nuestro consumo normal (una media de 10-15 gramos al día) es muy superior al que necesita nuestro organismo (unos 3 gramos). El hecho de no reducir la sal (cloruro sódico) en la dieta se debe a que las comidas no saben igual, pero al ser una cuestión de gusto, tiene fácil solución acostumbrando y educando el paladar del niño desde el principio. El verdadero problema lo constituye la presencia de grandes cantidades de sodio en muchos alimentos transformados, precocinados o en conserva: cantidades que pueden llegar a ser 50 veces superiores al contenido natural del alimento, pero que el gusto no percibe por efecto de algunas reacciones químicas entre el sodio y el propio alimento.

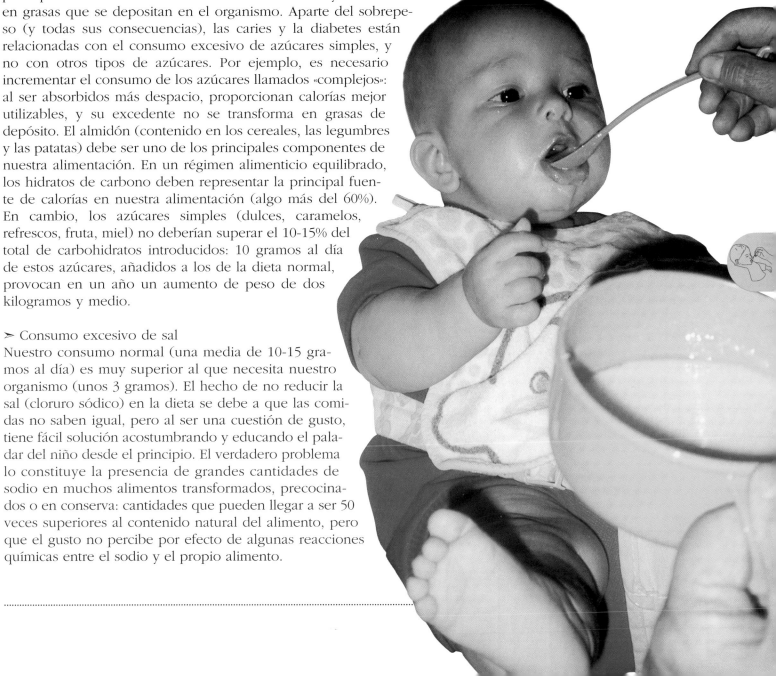

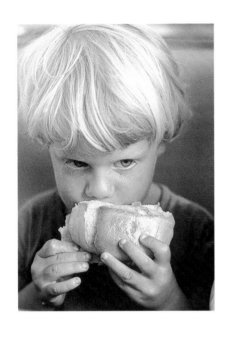

La reducción de la sal en las comidas preparadas en casa, aunque es conveniente en todo caso, puede no ser efectiva si no se reduce drásticamente la ingestión de esos productos transformados (y si la industria alimentaria no se compromete a reducir la sal en sus preparados). Incrementar el empleo de hierbas aromáticas y especias ayuda a reducir la adición de sal en la preparación de las comidas.

➤ Escaso aporte de fibra

Las fibras vegetales son fundamentales en nuestra alimentación porque regulan la absorción de las sustancias nutritivas y hacen que el aparato digestivo cumpla su función más fácilmente. Un adecuado aporte de fibra con las comidas (unos 30 gramos al día) ayuda a prevenir muchas afecciones (diabetes, obesidad, estreñimiento, tumores intestinales). La manera correcta de introducir fibra en el organismo es consumiendo alimentos que la contengan en abundancia (hortalizas, fruta, legumbres y cereales sin descascarillar), en lugar de recurrir a productos dietéticos enriquecidos con fibra.

➤ Elevado consumo de alcohol

Desde el momento en que el alcohol etílico no es parte integrante de nuestro organismo, debe ser metabolizado (es decir, transformado en sustancias propias de él) por el hígado.

Este órgano tarda aproximadamente dos horas en metabolizar un vaso de vino de 150 ml. Cuanto mayor es la cantidad de alcohol ingerida, más largo e intenso es el trabajo que debe realizar el hígado, que deja de desarrollar otras funciones esenciales: esto da lugar a desequilibrios nutricionales y problemas de toxicidad y de dependencia. El alcohol etílico es una sustancia tóxica para el organismo, y acarrea graves perjuicios cuando se consume en exceso. Produce daños en el hígado, en el sistema nervioso, en el aparato digestivo, etc. También favorece la obesidad, porque aporta muchas calorías.

Otro aspecto a tener en cuenta es que el vino forma parte de la dieta mediterránea tradicional y, según se ha demostrado, en pequeñas dosis puede ser incluso beneficioso para los aparatos digestivo y circulatorio (por algunos componentes secundarios sólo presentes en el vino tinto).

El problema es que, por desgracia, los efectos negativos del alcohol se aprecian con sólo ingerir cantidades muy bajas, y resulta difícil establecer la dosis que se puede tomar sin sufrir daños. Si una persona tiene buena salud y no es obesa, puede concederse el placer de beber un poco de vino durante las comidas, pero sin rebasar los 450 ml al día si es hombre y los 300 ml si es mujer. Sin embargo, se debería evitar en todo caso el consumo de otras bebidas alcohólicas.

El alcohol está totalmente prohibido a los niños, cuyo metabolismo todavía es imperfecto.

Es muy perjudicial y peligrosa la costumbre, bastante extendida, de dar a probar a los niños bebidas alcohólicas en determinadas ocasiones. También debe evitarse el riesgo de que el niño consuma habitualmente dulces industriales, que contienen alcohol en dosis significativas.

➤ Incorrecta distribución de las comidas durante el día

Los hábitos de vida de los últimos años han hecho que las proporciones cuantitativas y cualitativas de las distintas comidas del día hayan cambiado progresivamente, a favor de la cena y en detrimento del almuerzo y, sobre todo, del desayuno (del cual se prescinde con frecuencia). Además, las comidas son frugales y desequilibradas en su contenido nutricional (por ejemplo, las comidas a base de bocadillos). Por el contrario, las cenas son demasiado abundantes. En el niño, además, se comete también el error de introducir «tentempiés» entre las comidas. Todo ello da lugar a desequilibrios nutricionales y metabólicos, que impiden el normal funcionamiento del organismo en general.

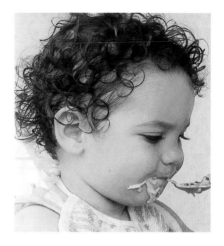

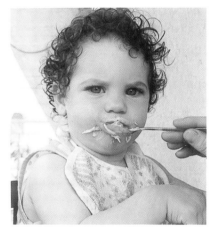

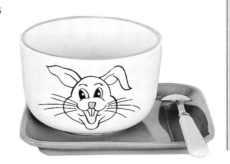

INAPETENTES Y TRAGONES

NIÑOS QUE NO COMEN

Muchos de nosotros hemos tenido padres que se lamen-
taban porque no comíamos «nada», y nos llevaban al
médico para que nos recetase reconstituyentes, estimulantes del apetito, vitaminas, etc. La mayoría, hoy adultos, tenemos que ponernos a dieta para estar en forma.

Por desgracia, muchos hemos rebasado el peso deseable; sin embargo, según los padres, todos corríamos
el riesgo de quedarnos «canijos». Esa «obsesión por la
comida» ha sido siempre una preocupación constante de los padres y, paradójicamente, de las
sociedades acomodadas.
Hoy día, esa interpreta-
ción distorsionada de
las necesidades ali-
menticias del hijo se
ha extendido hasta tal
punto, que es nece-
sario ponerle reme-

dio. La observación más recurrente en las consultas pediátricas es que el niño «no come», aunque existen pocos
casos de niños bajos de peso o que no crecen por falta
de alimentación, salvo que padezcan enfermedades cró-
nicas o una extrema indigencia (poco frecuente en los
países industrializados). Así pues, se suele tratar de niños
que no comen todo lo que desearían sus padres, pero sí
lo suficiente para cubrir sus necesida-
des energéticas.

También hay niños que
reducen su alimentación en
ciertas épocas por diferentes motivos (enfer-
medades en
curso, con-
valecen-

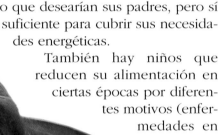
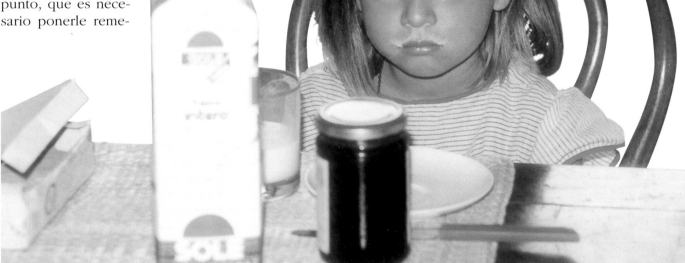

cia, problemas familiares, celos de los hermanos, situación en el colegio, etc.). En general, se trata de fases transitorias que no requieren intervención alguna, y durante las cuales no sirve de nada estimular el apetito con fármacos ni administrar «reconstituyentes»: en esos casos, lo más correcto (y productivo) es averiguar las causas que han provocado la inapetencia.

Existen algunos conocimientos y consideraciones que podrían ayudar al adulto a meditar sus valoraciones:

- la necesidad de introducir calorías, proteínas, grasas y líquidos se reduce sensiblemente después del primer año de edad;
- existen variaciones individuales referentes a la cantidad de alimentos necesarios, y en el mismo niño se pueden observar cambios totalmente normales;
- la apreciación de que el niño come poco es una impresión subjetiva del adulto (no deriva de datos relacionados con la ingestión de comida en función de las necesidades reales de ese niño), y, generalmente, no concuerda con los datos positivos relativos al crecimiento en peso y altura;

- un niño sobrealimentado en su primer año de vida (algo bastante frecuente) tiende a comer menos en el segundo año;
- periodos transitorios de excitación y ansiedad pueden traducirse en un momentáneo rechazo de la comida;
- estudios realizados sobre niños en la etapa de destete han demostrado que ellos, sentados delante de distintas comidas, en pocos días han escogido dietas basadas en sus gustos personales, pero siempre equilibradas y totalmente acordes con sus exigencias: una confirmación más de la necesidad de confiar en la capacidad de autorregulación natural del niño;
- en la pretensión de que el niño ingiera más cantidad de comida puede influir el deseo de que se parezca a los de los anuncios publicitarios, siempre rollizos y lustrosos. El modelo de belleza infantil, al contrario que el de adulto, se muestra en la inmensa mayoría de los medios de comunicación como «gordo» (cuando no obeso);
- un niño que ha estado corriendo, saltando y jugando durante gran parte del día ha ingerido las calorías suficientes para satisfacer sus necesidades energéticas.

«NO COME NADA, SÓLO BEBE LECHE»

Está bastante extendida la idea de que la leche y el yogur son «sólo» bebidas. En realidad, beberse una taza de leche es comer: se ingieren grasas, proteínas, hidratos de carbono, sales minerales, vitaminas y agua.

Muchos padres se lamentan de que su hijo «no come prácticamente nada, sólo bebe leche», pero ese niño está comiendo, está ingiriendo un alimento completo, capaz de proporcionarle adecuadamente calorías y sustancias nutritivas.

Esa actitud hacia la leche explica en parte el hecho de que muchos padres desean casi con ansiedad que llegue el momento de destetar al niño para que empiece a «comer de verdad».

La idea de que la leche es «sólo» una bebida dificulta que los padres se convenzan de la importancia de alimentar a sus hijos exclusivamente con leche durante

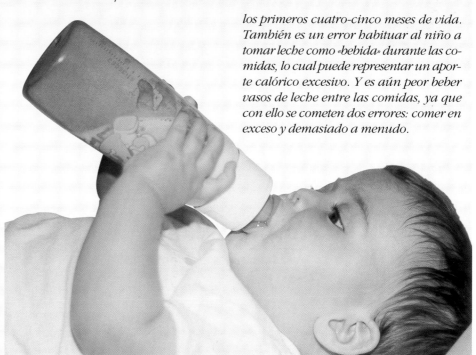

los primeros cuatro-cinco meses de vida. También es un error habituar al niño a tomar leche como «bebida» durante las comidas, lo cual puede representar un aporte calórico excesivo. Y es aún peor beber vasos de leche entre las comidas, ya que con ello se cometen dos errores: comer en exceso y demasiado a menudo.

«PARA LA VIDA»

Todos los años, cerca de once millones de niños mueren antes de cumplir los cinco años –muchos de ellos durante el primer año de vida– a causa de enfermedades que se pueden evitar. Varios millones más sobreviven, pero sus vidas no son plenas debido a que su situación les impide desarrollar todo su potencial.

Esta escala terrible de sufrimiento humano y de prosperidad desaprovechada puede reducirse de forma considerable. Tres cuartas partes de las visitas que realizan los niños a los centros de salud y siete de cada diez muertes infantiles se deben exclusivamente a cinco enfermedades: neumonía, diarrea, sarampión, paludismo y desnutrición. Disponemos del conocimiento y la capacidad para prevenir y tratar estas cinco enfermedades.

Para la vida tiene como objetivo ofrecer a todo el mundo los conocimientos necesarios para proteger la vida. Presenta los datos más importantes que las personas tienen derecho a saber para evitar las

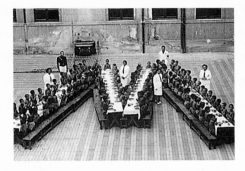

muertes y enfermedades infantiles y para proteger a la mujer durante el embarazo y el parto. Los mensajes son simples y cualquier persona en cualquier rincón del planeta puede ponerlos en práctica.

Publicada por UNICEF, OMS, UNESCO, FNUAP, PNUD, ONUSIDA, PMA y el Banco Mundial, *Para la vida* puede salvar muchas vidas si sus mensajes son escuchados y seguidos.

Mensajes clave de *Para la vida*

A continuación, una serie de mensajes clave extraídos de *Para la Vida*.

(1) El estado de salud de las mujeres y de los niños puede mejorar considerablemente si se espacian los nacimientos al menos dos años, si se evitan los embarazos antes de los 18 años y después de los 35, y si se limita a cuatro el número total de embarazos.

(2) Todas las mujeres que estén embarazadas deben visitar a su médico de familia o a personal médico para recibir atención prenatal y todos los partos deben contar con la asistencia de una persona cualificada. Todas las mujeres embarazadas y sus familias deben saber cómo reconocer

los síntomas de alarma que indican la posibilidad de que se produzca algún problema durante el desarrollo del embarazo y deben disponer de un plan para obtener ayuda inmediata de personal capacitado si surge algún problema.

(3) Los niños comienzan su proceso de aprendizaje desde que nacen. Crecen y aprenden más rápidamente cuando reciben atención, afecto y estímulos, además de una buena nutrición y una adecuada atención de la salud. Alentar a los niños a observar su entorno y a expresarse por su cuenta, a jugar y a explorar, les ayuda en su aprendizaje y en su desarrollo social, físico e intelectual.

(4) La leche materna sola es el único alimento y bebida que el niño necesita durante los primeros seis meses de vida. A partir de este periodo, los niños necesitan otros alimentos además de la leche materna para su adecuado crecimiento y desarrollo.

(5) Una alimentación deficiente de la madre durante el periodo de embarazo o durante los dos primeros años del hijo puede frenar el desarrollo mental y físico del niño para el resto de su vida. Desde

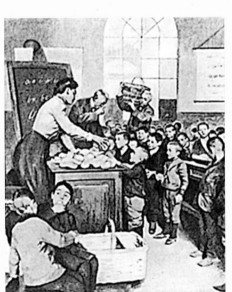

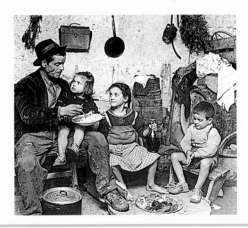

el nacimiento hasta los dos años, es necesario pesar a los niños todos los meses. Algo grave ocurre si un niño no aumenta de peso durante un periodo de tiempo de dos meses.

(6) Todos los niños tienen que completar en su primer año las vacunas que le protegen contra varias enfermedades que pueden causar un desarrollo deficiente, la discapacidad e incluso la muerte. Todas las mujeres en edad de procrear deberían estar inmunizadas contra el tétanos. Incluso en el caso de que la mujer haya sido vacunada con anterioridad, necesita consultar su situación con un especialista de la salud.

(7) Un niño con diarrea tiene que beber los líquidos apropiados de manera abundante: leche materna, zumo de frutas o sales de rehidratación oral (SRO). Si la diarrea presenta trazas de sangre o es acuosa y demasiado frecuente, el niño se encuentra en peligro y es preciso llevarlo a un centro sanitario para que reciba tratamiento inmediato.

(8) La mayoría de casos de tos o catarros se curan por sí solos. No obstante, si un niño con tos respira más rápido de lo normal o respira con dificultad, es señal de que se encuentra grave y entonces es necesario llevarlo rápidamente a un centro de salud.

(9) Muchas enfermedades pueden evitarse mediante buenas prácticas higiénicas: utilizando letrinas o retretes limpios; lavándose las manos con agua y jabón, o con ceniza y jabón, después de usar las letrinas y antes de manipular los alimentos; usando solamente agua de fuentes seguras y manteniendo limpios los alimentos y el agua.

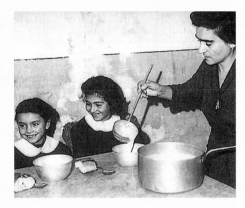

(10) El paludismo, que se transmite mediante las picaduras de mosquitos, puede ser mortal. En los lugares donde el paludismo sea frecuente se deben utilizar mosquiteros impregnados con un insecticida recomendado; todos los niños que tengan fiebre deben ser examinados por un especialista capacitado de la salud; las mujeres embarazadas deben tomar pastillas antipalúdicas recomendadas por un médico o por alguien competente en el ámbito de la salud.

(11) El SIDA es una enfermedad mortal pero que se puede prevenir. El VIH, el virus que causa el SIDA, se propaga por medio de las actividades sexuales sin protección (relaciones sin preservativo), a través de las transfusiones de sangre que no han sido sometidas a prueba, de las agujas y jeringas contaminadas (que se utilizan en general para inyectarse drogas) y de una madre infectada a su hijo durante el embarazo, el parto o el periodo de lactancia. Resulta esencial que todo el mundo conozca el VIH/SIDA y la manera de prevenirlo. Es posible reducir el principal riesgo de infección, por la vía sexual, mediante la práctica del sexo seguro. Las mujeres que están infectadas con el VIH o que corren el peligro de contraer la enfermedad deben consultar al médico o al personal cualificado de la salud y solicitar información, una prueba del SIDA y orientación para proteger su salud y reducir el riesgo de contagiar a sus hijos.

(12) Es posible prevenir muchos accidentes graves si los progenitores o las personas que cuidan a los niños los vigilan con atención y mantienen un entorno seguro.

(13) En las situaciones de emergencia o de catástrofe natural, los niños deberían recibir atención esencial de la salud, inclusive vacunas contra el sarampión y suplementos de micronutrientes. En las situaciones de tensión, siempre es preferible que sean sus progenitores o sus familiares adultos quienes cuiden a los niños. La lactancia materna es especialmente importante en estas ocasiones.

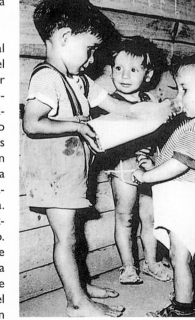

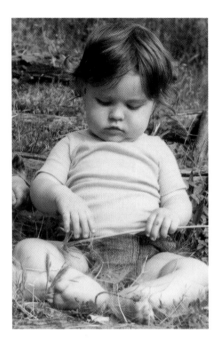

Niños que comen demasiado

Las causas de la obesidad son principalmente genéticas y neuropsicológicas, a las que se suman factores culturales y socioeconómicos, con los consiguientes hábitos de vida incorrectos (alimentación excesiva, escasa actividad física). Estudios recientes atribuyen principalmente al metabolismo la aparición de la obesidad: estarían en situación de riesgo, sobre todo, los individuos con bajo gasto energético basal (es decir, con una predisposición metabólica genética).

En los años setenta se llevaron a cabo estudios que parecían demostrar que un aumento de peso excesivo en la primera infancia provoca un incremento numérico de las células del tejido adiposo, con la consiguiente predisposición a la obesidad durante toda la vida. La teoría fue rebatida posteriormente, y aún no ha sido posible verificar su exactitud. Pero eso no significa que no debamos preocuparnos por el exceso de peso del lactante, que conlleva inconvenientes de por sí, con independencia de que se traduzca o no en obesidad en la época adulta. Sobre todo, debemos pensar en los problemas emocionales y de relaciones vinculados a la obesidad en la infancia, y en las dificultades que acarrea en el aprendizaje de las funciones motoras.

Así pues, aparte de los riesgos probables, aunque sin demostrar todavía, existen otros seguros, que nos hacen considerar oportuno controlar el peso del lactante. Como ya hemos dicho, es indispensable no adelantar la incorporación de alimentos sólidos a épocas anteriores a los seis meses de edad para evitar aumentar en exceso el aporte energético y que el niño engorde demasiado.

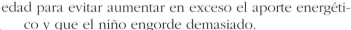

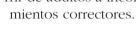

Es muy importante realizar correctamente el destete, enseñando enseguida al niño hábitos alimentarios y motores correctos: es la manera más eficaz de prevenir el sobrepeso más adelante.

El niño obeso corre el riesgo de convertirse en un adulto obeso: recuperar el peso normal requiere una disciplina rigurosa y continuada, ya que las recaídas son frecuentes. Por tanto, conviene mantener el peso dentro de los límites recomendados ya desde la infancia para no tener que recurrir de adultos a incómodos tratamientos correctores.

NIÑOS SEDENTARIOS

Cuando el gasto de energía es escaso, resulta difícil mantener el equilibrio en el consumo de calorías. Por lo tanto, el peso correcto no se consigue sólo mediante el control de la alimentación, sino también con el ejercicio físico y una vida activa a todas las edades.

El preocupante y progresivo aumento del sobrepeso y la obesidad entre la población en nuestra sociedad se debe en gran parte al hecho de que la vida moderna implica estilos sedentarios, con niveles muy bajos de actividad física.

Del mismo modo, también en la población infantil se registra el problema del sobrepeso como resultado de una vida sedentaria. Por ejemplo, pasar muchas horas delante del televisor, tal vez comiendo nerviosamente chucherías diversas bajo la tensión y la ansiedad provocada por el programa, predispone indudablemente a un excesivo aumento de peso.

Estudios recientes han demostrado que los niños, ya desde los seis años de edad, emplean casi dos horas al día viendo la televisión, un tiempo durante el cual no juegan (es decir, no hacen ejercicio físico, con lo cual no consumen energía).

Aparte de constituir un factor que predispone a la obesidad, el no hacer ningún tipo de ejercicio físico también compromete otros aspectos de la salud, tanto a corto plazo como en el futuro.

Ya en la etapa adulta, el modelo de vida sedentario conlleva el riesgo de padecer enfermedades como la cardiopatía coronaria, la diabetes y el cáncer de colon.

Un nivel medio-alto de actividad física, además, es el mejor instrumento para prevenir la osteoporosis senil. Los niños que se mantienen activos durante todo el periodo de crecimiento tendrán un esqueleto más fuerte de adultos, y cuando sean ancianos estarán menos expuestos a las fracturas. Un estilo de vida activo físicamente es beneficioso también para reducir de forma notable la tensión arterial.

Conviene aclarar que por estilo de vida «físicamente activo» se debe entender un tipo de comportamiento que dé prioridad, en la realización de las actividades cotidianas, al empleo de los músculos de la persona, antes que al uso de aparatos y máquinas cuyo excesivo uso debilita la masa muscular. Por ejemplo, es mejor caminar que desplazarse en coche, subir y bajar escaleras es más saludable que utilizar el ascensor, etc.

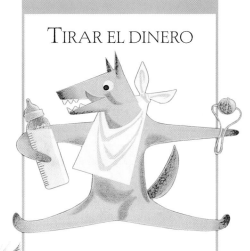

TIRAR EL DINERO

Los fármacos «reconstituyentes» se cuentan todavía entre los más vendidos, y no sólo los «complejos vitamínicos», cuyo uso tiene sentido en determinadas patologías, sino también los llamados complementos «naturales», como la jalea real, el ginseng, etc. Se trata de productos muy sugerentes, a los que se considera capaces de reconstituir algo que se ha perdido (el apetito, la memoria, la fuerza física) y restituir a la persona (al niño, al estudiante) la energía necesaria para afrontar las dificultades y los compromisos cotidianos.

Sin embargo, los investigadores consideran totalmente innecesarios estos productos. Evidentemente, estos fármacos constituyen sólo una prescripción médica arbitraria y carente de rigor científico, una ilusión para los padres que se los dan a sus hijos y, sobre todo, un provechoso negocio para quienes los producen.

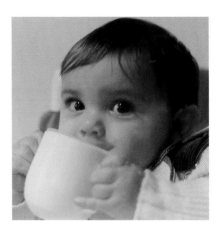

Por tanto, no se trata de «hacer músculos» en un gimnasio o en una pista de tenis algunas horas a la semana, sino de plantearse un estilo de vida más sano desde la infancia, con hábitos que permitan ejercitar cada día todo el cuerpo de forma regular, continua y adecuada.

En definitiva, se trata de aplicar una lógica saludable en nuestras actividades aparentemente más nimias e insignificantes. Por ejemplo, podríamos comenzar reduciendo significativamente el uso cotidiano, en ocasiones innecesario, del automóvil (que suele esperar al niño en la puerta del colegio, obstaculizando el tráfico por no aparcar unos metros más allá para que nuestro hijo, cansado de estudiar, no haga más esfuerzos...), y continuar evitando utilizar el ascensor (al que ya se han acostumbrado los niños incluso para subir a un primer piso).

No olvidemos que nuestra salud se beneficiaría por partida doble: por un lado, nos moveríamos más, y por otro, lo haríamos en un ambiente menos contaminado.

MUCHOS MOTIVOS PARA NO COMER

He aquí sólo algunas posibles razones por las cuales el niño rechaza la comida:

- *Dificultad de adaptación a alimentos distintos de la leche durante el destete.*
- *Excesiva importancia dada por los padres a algunos alimentos.*
- *Alimentación desequilibrada y aportada de forma continua.*
- *Variabilidad del apetito, vinculada a los cambios de estación o a anteriores periodos de alimentación abundante.*
- *Factores ambientales: calor, falta de actividad física.*
- *Padres muy estrictos, que imponen un esquema de alimentación riguroso.*
- *Represión del deseo del niño de manipular los alimentos al comer solo.*
- *Tensión en las relaciones familiares: celos, peleas, separación, etc.*
- *Durante la incubación de una enfermedad, mientras dure la misma e incluso en el periodo de convalecencia, mantener en reposo el aparato digestivo puede contribuir a aumentar las defensas del organismo: en esas circunstancias, el estímulo del hambre disminuye o desaparece por completo.*

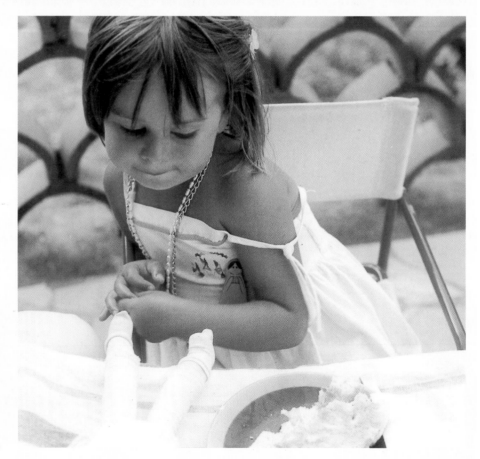

CRECIMIENTO Y DESARROLLO

El crecimiento no es sólo un aumento de las dimensiones, sino también un perfeccionamiento de las funciones de órganos y aparatos. En cada fase, el niño adquiere características somáticas, fisiológicas y psicológicas propias.

7

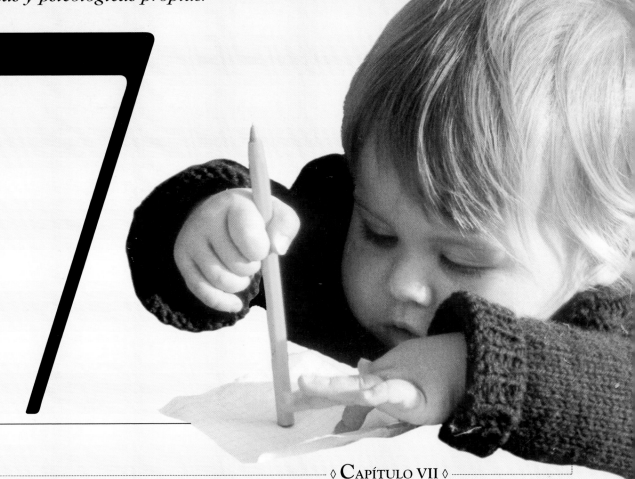

PRINCIPIOS GENERALES

Existen algunos principios generales que regulan el desarrollo biológico.

➤ El desarrollo es un proceso continuo, que va desde la concepción hasta la edad adulta.

➤ El crecimiento del cuerpo y la maduración psíquica son inseparables e interdependientes.
Se suele hablar de ellos por separado sólo para facilitar su descripción, pero de este modo se corre el riesgo de hacer creer que son independientes uno del otro. Esto conlleva que alteraciones e influencias negativas en el componente físico del crecimiento incidan también en el psíquico, y viceversa.

➤ El desarrollo se produce en dirección céfalo-caudal. Primero se desarrollan las partes altas del cuerpo, y después, hacia abajo, las demás: por ejemplo, en el aspecto psicomotor del desarrollo, el niño adquiere primero el control de la cabeza, luego aprende a usar las manos y, por último, las extremidades inferiores.

➤ El orden con que evolucionan las distintas etapas del desarrollo es igual en todos los individuos; en cambio, varía de uno a otro la edad a la que se alcanzan las diferentes etapas, así como el intervalo entre una etapa y otra (por ejemplo, es imposible aprender primero a estar de pie y después sentado; pero se puede estar sentado a distintas edades y ser igualmente normal).

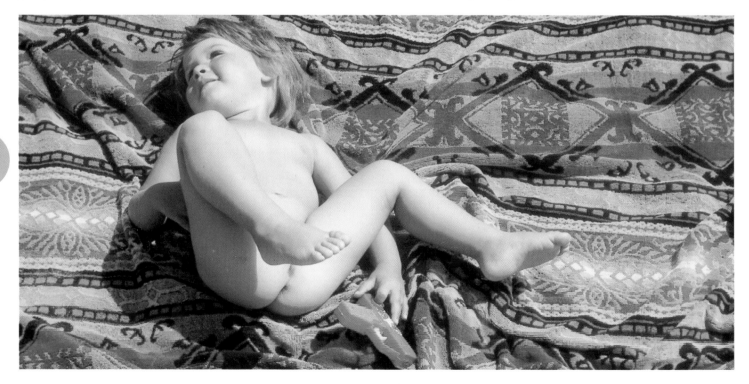

➤ El crecimiento sigue un modelo de desarrollo basado en el principio general de que el niño no es un adulto en miniatura, sino un ser que adquiere en cada fase características somáticas, fisiológicas y psicológicas propias, en función de la edad y del sexo (por ejemplo, la relación entre las sustancias químicas presentes en los tejidos varía según la edad, y en las distintas épocas de la vida se observan diferencias según el sexo). Por lo tanto, el crecimiento de un organismo no significa sólo un aumento de sus dimensiones (es decir, de su «masa»), sino también una diferenciación y un perfeccionamiento de las funciones de varios órganos y aparatos.

- El modelo de desarrollo está relacionado con la herencia genética, la época y el lugar en el que vive una población, es decir, puede diferir en distintas partes del mundo (diferencias vinculadas a factores genéticos y ambientales). Son un ejemplo de ello las variaciones seculares del crecimiento registradas en el mundo. Se ha observado que los niños maduran cada vez más deprisa con la progresión de las generaciones; en el último siglo se ha producido un constante y progresivo adelanto en la maduración, al que corresponde también un anticipo del final del crecimiento. Hoy el niño adelanta su crecimiento respecto al de décadas anteriores, pero deja de crecer antes que en el pasado. Si tomamos como ejemplo la estatura, se ve que el adulto de hoy, por término medio, es 5-6 centímetros más alto que el de hace un siglo, y que los niños, comparados a la misma edad, están mucho más avanzados en cuanto a crecimiento en altura. Las causas de estas variaciones de la velocidad de maduración son múltiples, y están poco claras todavía. Influyen la mejora de la nutrición y de las condiciones higiénicas, sanitarias y socioeconómicas. Otra causa puede ser la mayor frecuencia de enlaces entre personas procedentes de distintas partes del mundo, lo que determina una mayor variedad de genes en el patrimonio individual de la información cromosómica.

- El proceso de maduración es más rápido en el sexo femenino. En general, la niña está más adelantada que el niño a cualquier edad, por lo que se refiere a los principales indicadores de maduración (por ejemplo, maduración del esqueleto y comienzo de la adolescencia).

➤ El crecimiento sigue un modelo general, al que se ajusta tanto el cuerpo en conjunto como algunos aparatos y segmentos (aparato respiratorio, digestivo, muscular, peso, altura). El modelo es una curva con evolución irregular (sinusoidal), con un rápido crecimiento en los primeros años, un crecimiento más lento hasta el comienzo de la adolescencia, y un nuevo crecimiento rápido durante esta. Pero algunos aparatos y partes del cuerpo no siguen este modelo. Por ejemplo, el aparato reproductor tiene un crecimiento muy lento hasta la adolescencia, momento en el que se vuelve muy rápido. El cerebro sigue una curva opuesta: la maduración es muy rápida en los primeros años de vida, y después se ralentiza hasta anularse en la adolescencia.

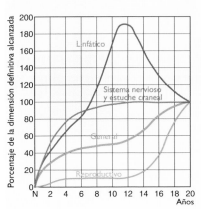

Gráfico de crecimiento de 0 a 20 años.

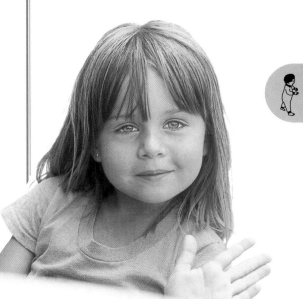

POR QUÉ SE CRECE

El crecimiento corporal consiste en el aumento de las dimensiones del organismo y en la simultánea adquisición de unas capacidades que no se poseían anteriormente, hasta alcanzar la estatura definitiva y la completa madurez.

Las modificaciones por las cuales tiene lugar ese complejo proceso siguen una secuencia fisiológica determinada, fruto de la interacción entre el patrimonio genético individual y el ambiente. Para que el crecimiento se produzca correctamente es necesario que el patrimonio genético no presente alteraciones y que los factores ambientales sean favorables para su completa «expresión».

Los factores que influyen en el crecimiento se pueden dividir en intrínsecos y extrínsecos. Se consideran intrínsecos todos los factores inherentes al organismo (genéticos y hormonales), y extrínsecos los externos a él, pero capaces de influirle (factores ambientales y culturales).

El organismo experimenta el crecimiento a través de un programa genético establecido, intrínseco en él y que se expresa en gran medida por medio de mecanismos endocrinos, es decir, de sustancias hormonales que «cumplen» el programa genético individual; el crecimiento acusa la influencia de factores ambientales (la nutrición, el clima, la afectividad) que se muestran capaces de modificar considerablemente el programa de crecimiento preestablecido, y a menudo son determinantes.

Componente hereditario

La influencia ejercida por los factores hereditarios resulta evidente en el parecido que hay entre padres e hijos, o entre hermanos, sobre todo si son gemelos (y en especial, homocigóticos). Aparte de los caracteres somáticos, también reciben influencia de los factores hereditarios las modalidades y la cronología del crecimiento en peso y altura y del desarrollo de la pubertad. La acción del componente hereditario en el crecimiento resulta especialmente evidente en los países llamados desarrollados, por la progresiva atenuación de aquellos factores extrínsecos con un efecto negativo en el crecimiento determinado por el progreso y el bienestar social: cuanto más favorable es el ambiente, más pueden desarrollarse las facultades individuales, siempre según lo previsto por el propio programa genético. Obviamente, la estatura de los padres influye mucho en la de los hijos (el patrimonio genético deriva del padre y de la madre en la misma proporción).

Factores raciales y étnicos

Tanto la raza como el grupo étnico ejercen una clara influencia en el crecimiento de los individuos. En cualquier caso, el hecho de que el traslado a regiones distintas de las de origen reduzca en las generaciones siguientes la diferencia existente entre las razas demuestra que las influencias ambientales y socioeconómicas son también muy importantes en la determinación de las diferencias entre las razas. Probablemente, más que un factor étnico como tal, existe una «resultante de fuerzas genéticas y ambientales» en un grupo humano estrechamente ligado y definido.

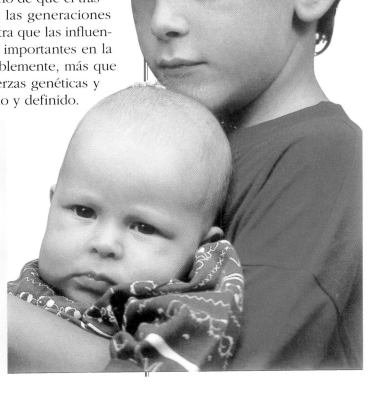

FACTORES DE CRECIMIENTO

Intrínsecos hereditarios y hormonales	• Componente hereditario • Factores raciales y étnicos • Ambiente intrauterino • Sexo • Factores hormonales
Extrínsecos ambientales y culturales	• Cambio de las estaciones • Altitud • Actividad deportiva • Alimentación • Factores socioeconómicos • Ambiente psicosocial • Enfermedades y fármacos

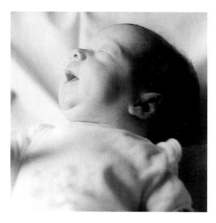

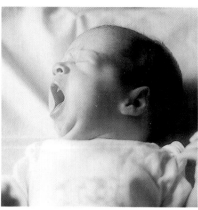

Ambiente intrauterino

Con un ejemplo sacado del mundo animal podemos evidenciar la influencia que ejerce el ambiente intrauterino en el crecimiento: al cruzar una pequeña poni shetland con un gran caballo de tiro de raza shire, se ha observado que nace un potrillo pequeño, «a la medida» del útero de la poni; por el contrario, del cruce de un pequeño poni shetland y una gran shire nace un potro grande, también a la medida del «ambiente uterino». Tras el nacimiento, los potros grande y pequeño alcanzarán un tamaño definitivo similar, correspondiente a la media entre los padres. Del mismo modo, el niño genéticamente alto (por la estatura familiar) experimentará inicialmente un rápido crecimiento en altura.

La presencia de factores patológicos (insuficiencia placentaria, alteraciones endocrinas, infecciones, factores lesivos mecánicos, químicos, físicos o tóxicos) puede influir de manera negativa en el crecimiento intrauterino.

Sexo

También el sexo influye en el crecimiento en altura, sobre todo a través de la función de las gónadas, determinando el periodo de pubertad y la duración de la época evolutiva. La diferencia de estatura entre los dos sexos deriva fundamentalmente de dos elementos distintos: los varones crecen antes de la pubertad durante un periodo dos años más largo que las hembras, por lo que llegan a la pubertad midiendo 10 cm más; además, el niño crece más en este periodo que la niña, con lo que llega a sumar otros 5 cm a la diferencia de estatura. Sin embargo, los varones

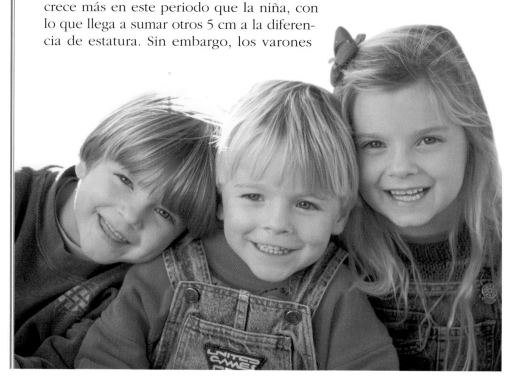

dejan de aumentar rápidamente de estatura al alcanzar el pico de la velocidad de crecimiento, mientras que las hembras crecen aproximadamente 2,4 cm en la época posterior a la pubertad.

Factores hormonales

Los factores hormonales pueden ser considerados los «ejecutores» del programa genético; los principales son:
- la hormona del crecimiento (GH), producida por la hipófisis, que actúa a nivel de los cartílagos de crecimiento de los huesos largos. Es el principal responsable del crecimiento somático e influye notablemente en la estatura final. Su secreción tiene lugar con picos más amplios y frecuentes durante el sueño profundo;
- las hormonas tiroideas, indispensables para el crecimiento no sólo físico, sino también intelectual (pensemos en el grave déficit intelectivo de los niños con hipotiroidismo congénito no tratado precozmente);
- las hormonas sexuales (estrógenos y andrógenos), cuya acción conduce a la maduración de las estructuras sexuales, influyen también en el crecimiento en altura.

Cambio de las estaciones

Existe una variación del crecimiento según la estación del año. El aumento de estatura puede acelerarse (hasta tres veces) en primavera y verano, y reducirse en otoño e invierno. En cualquier caso, tales diferencias sólo son importantes en el 30% de los niños: en otros muchos, la velocidad de crecimiento varía de forma casual durante el año. Los mecanismos que regulan este fenómeno no están claros. Una hipótesis es que las variaciones de intensidad de la luz, a través de la estimulación de la retina, pueden influir en los neurotransmisores implicados en el proceso de crecimiento (es interesante observar que las variaciones de crecimiento en los niños ciegos no están sincronizadas con las estaciones). Los factores nutricionales podrían provocar también variaciones estacionales de la velocidad de crecimiento: en algunas zonas, la calidad de la alimentación puede variar considerablemente de la estación seca a la época de lluvias.

Altitud

La altitud a la que se vive parece jugar un papel importante en el proceso de crecimiento. Estudios realizados sobre poblaciones peruanas y rusas han mostrado una velocidad de crecimiento reducida en los niños que viven a cotas elevadas (en relación, probablemente, con los bajos niveles de oxígeno a esa altitud), respecto a otros de la misma edad y pertenecientes a los mismos grupos étnicos, pero que viven al nivel del mar. En zonas altas, el peso y la longitud también pueden ser inferiores a lo normal desde el nacimiento, y la pubertad aparece más tarde.

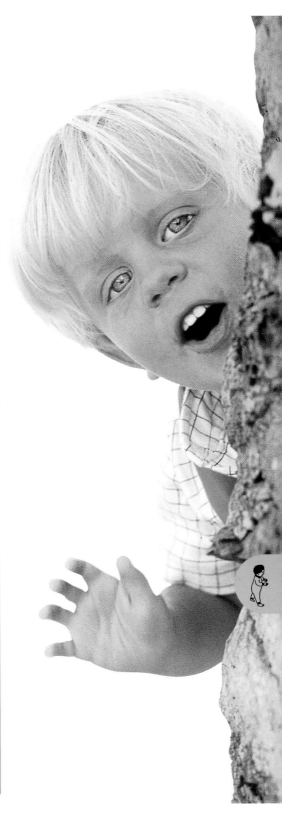

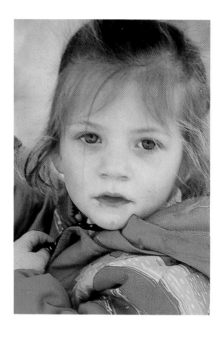

Actividad deportiva

Se suele pensar que el deporte estimula el crecimiento, aunque no existen datos precisos que lo confirmen. Algunos estudios parecen demostrar que el deporte provoca el adelanto de la pubertad y una aceleración del desarrollo esquelético; por el contrario, otros evidencian un retraso de la menarquía (aparición de la primera menstruación) en las niñas que practican deportes de resistencia. Es probable que gran parte de las diferencias existentes entre los individuos que hacen deporte y los que no lo practican no dependa de que el deporte sea capaz de modificar las características de crecimiento, sino que es el tipo de deporte lo que aporta a los niños determinadas características. Es decir, puede haber algunas diferencias de constitución antes de comenzar la actividad deportiva: generalmente, los individuos que practican algún deporte poseen ya un buen nivel de desarrollo y están más dotados físicamente.

Alimentación

Una correcta alimentación es la premisa fundamental para un crecimiento normal. Un estado de malnutrición influye considerablemente en el crecimiento, como demuestran las condiciones de grave malnutrición en algunos países en vías de desarrollo. En las poblaciones europeas, en cambio, se observan con bastante frecuencia formas leves de hipoalimentación calórica o trastornos vinculados a alteraciones de naturaleza psicológica (como, por ejemplo, la anorexia nerviosa), especialmente típicos del sexo femenino y de la adolescencia.

Para un organismo en crecimiento es fundamental el aporte proteico, entendido, sobre todo, como aporte de aminoácidos esenciales, necesarios para la síntesis de las proteínas. Basta la carencia de un solo aminoácido esencial para impedir la función de una proteína: estas son las carencias más perjudiciales, y su carácter es más grave cuanto más precozmente se presentan. En caso de carencias graves, un aporte proteico extra puede permitir una recuperación, que sólo será parcial si se inicia tardíamente.

Ambiente psicosocial

El ambiente psicosocial abarca aspectos diversos, tanto culturales como psicológicos: la relación afectiva, en particular, es determinante en los primeros años de vida. Un ejemplo clásico es el de la historia de dos gemelos homocigóticos, separados al nacer y que vivieron el primero en un ambiente familiar medio, «normal», y el segundo en uno especialmente hostil, con escasos estímulos afectivos: de adultos, el primero medía más de 8 cm que el segundo.

Una vida de relaciones afectivas normales es indispensable para un crecimiento regular. El «enanismo psicosocial», o baja estatura por carencia afectiva (como sucede, por ejemplo, en caso de largas permanencias en instituciones de acogida), constituye un ejemplo de los perjuicios que puede producir en el crecimiento la falta de cariño. Un niño en estas circunstancias, trasladado a un ambiente afectivamente rico, experimenta casi siempre una clara reanudación del crecimiento. El mecanismo a través del cual se produce este fenómeno está sin aclarar aún, pero es probable que lo determine una alteración de la secreción de la hormona del crecimiento.

Enfermedades y fármacos

En el crecimiento pueden influir negativamente varias enfermedades, sobre todo las de carácter crónico. También algunos fármacos ingeridos de forma continuada y constante (por ejemplo, cortisona durante largos periodos) pueden provocar una reducción, y a veces la detención, del crecimiento.

FACTORES SOCIOECONÓMICOS

Otros factores que parecen condicionar el crecimiento son de carácter socioeconómico, como el nivel social, el número de integrantes del núcleo familiar y la profesión y el nivel cultural de los padres. Las diferencias entre clases sociales pueden existir no sólo en los países subdesarrollados, sino también en los industrializados, aunque en menor medida respecto al pasado.

Desde un ámbito teórico, si en los próximos años se lograra una reducción significativa de las diferencias entre clases sociales, se llegaría a equilibrar el crecimiento, que permitiría tener una expresión completa del potencial genético de la especie humana.

El fenómeno de la aceleración del crecimiento está estrechamente relacionado con los factores socioeconómicos de una sociedad, y depende fundamentalmente de la mejora de las condiciones socioeconómicas que acompaña a una mejora generalizada de todos los factores ambientales.

En situaciones favorables, la aceleración es positiva, por lo que los niños crecen más y se desarrollan antes; por el contrario, en periodos de guerra o de dificultades sociales, la aceleración se ralentiza y puede llegar a ser negativa. En general, la aceleración se considera un índice del buen estado de salud de la población.

Sin embargo, también existen interpretaciones más «pesimistas» del fenómeno: según algunos investigadores, la aceleración del crecimiento está relacionada con una excesiva estimulación del sistema nervioso por parte de un desenfrenado modus vivendi, o con una nutrición inadecuada, con un exceso de proteínas y azúcares.

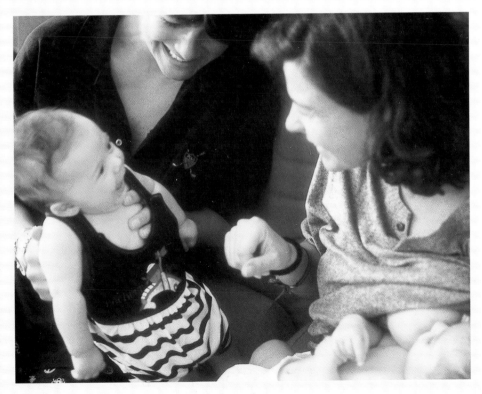

LAS MEDIDAS DEL CRECIMIENTO

Los principales parámetros empleados para controlar la evolución del crecimiento corporal son el peso, la altura y, en los primeros periodos de vida, las circunferencias craneal y torácica. Para evaluar el peso, la altura y las circunferencias craneal y torácica, aparte de otras variables, existen gráficos de referencia apropiados que reproducen la distribución de los valores de un determinado parámetro en la población normal. La circunferencia craneal se mide con un metro muy flexible e inextensible, desde las cejas hasta la protuberancia occipital.

La cabeza del niño crece muy rápidamente en el primer año de vida (unos 12 cm, pasando, por término medio, de los 35 cm a los 47 cm aproximadamente), mucho más despacio en el segundo (2 cm), aún más en el tercero (1 cm), y entre 0,2-0,4 cm cada año hasta la pubertad, durante la cual alcanzará la circunferencia del adulto (55-56 cm).

La medición de la circunferencia craneal es de gran utilidad para el médico en los primeros meses de vida, durante los cuales la elasticidad de las fontanelas y de las

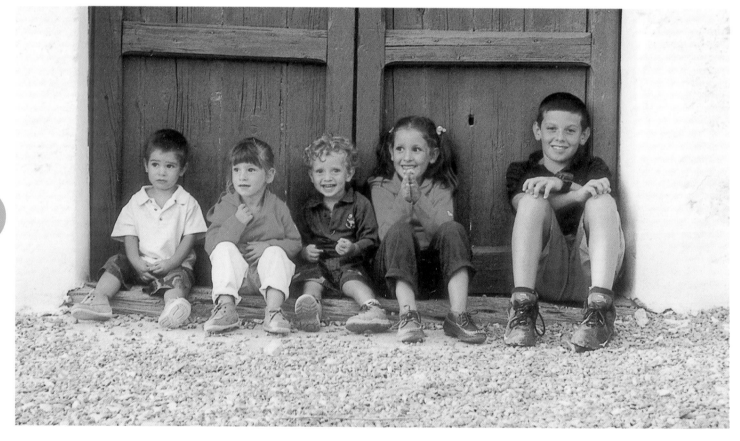

Variación de la proporción entre la cabeza, el tronco y las extremidades

El crecimiento se produce de forma asimétrica, puesto que no todos los segmentos corporales, los órganos y los tejidos se desarrollan con la misma velocidad y el mismo ritmo. Debido a ello, las proporciones entre las distintas partes del cuerpo durante el crecimiento cambian considerablemente.

La estatura es el resultado de la suma de tres segmentos (cabeza, tronco y extremidades) en una proporción muy variable entre ellos según la edad.

En el dibujo al pie de esta página se aprecia que durante el crecimiento varía mucho la posición del punto medio de la altura: casi hasta los hombros en el feto, a la altura del ombligo en el recién nacido y a nivel del pubis en el adulto.

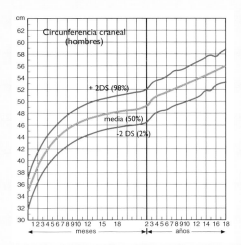

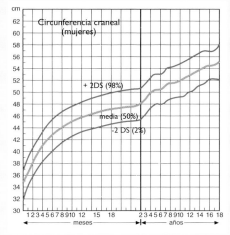

segmentos	feto	recién nacido	segunda infancia	adolescencia
cabeza	50%	25%	15%	8%
tronco	35%	45%	43%	42%
extremidades	15%	30%	42%	50%

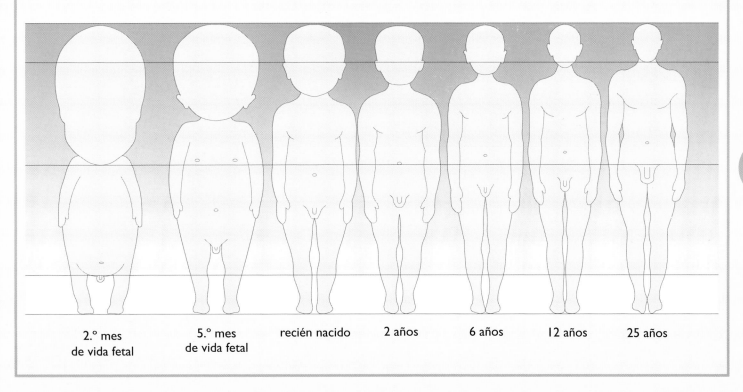

| 2.° mes de vida fetal | 5.° mes de vida fetal | recién nacido | 2 años | 6 años | 12 años | 25 años |

suturas permite la expansión del cráneo: crecimientos escasos o excesivos pueden indicar que se está produciendo un desarrollo anormal de las estructuras subyacentes. La medición de la circunferencia torácica en el lactante sirve para comprobar que, hacia el sexto mes, esta es igual o mayor que la circunferencia craneal (mayor al nacer).

El proceso de crecimiento en altura no es gradual, continuo y uniforme: existen periodos de la vida en los que es acelerado, y otros en los que es mínimo. La estatura aumenta principalmente en primavera-verano (el peso, en otoño-invierno).

La alternancia de aumento de peso y de estatura se registra también según los años: entre los dos y los cuatro años, y desde los ocho hasta la pubertad, se produce principalmente un «engorde», mientras que entre los cuatro y los ocho años, y en la pubertad, se experimenta un «alargamiento».

El crecimiento en altura es muy rápido en el periodo intrauterino, y continúa siendo intenso en el primer año. La estatura media del recién nacido es de 50 cm en los niños y 49 cm en las niñas. En los primeros seis meses, crece a un ritmo de 2-2,5 cm cada mes. Posteriormente, su estatura aumenta 1-1,5 cm al mes. Al año de vida, la altura ha aumentado casi el 50% (por término medio, un niño de un año mide 74-75 cm de altura). En el segundo año, el crecimiento es de 1 cm al mes aproximadamente, y tiende a disminuir de forma progresiva en los años siguientes, para volver a aumentar sensiblemente durante la pubertad. El aumento de la altura termina a los 16-18 años en la mujer, y a los 20-22 en el hombre.

También las variaciones de peso, que vemos en el gráfico, constituyen una curva irregular, análoga a la del desarrollo general; es decir, existen fases de rápido aumento de peso, alternándose con fases de incremento menos marcado (a veces mínimo).

LAS FONTANELAS

Al nacer, el cráneo del niño no está totalmente osificado aún: esto permite que la cabeza atraviese con más facilidad el canal del parto, comprimiéndose y adaptándose gracias a que los huesos craneales se montan ligeramente.

Además, es fundamental que no estén soldados los huesos del cráneo para permitir el crecimiento del cerebro (que triplica su volumen durante el primer año de vida).

Las zonas donde se produce el crecimiento óseo son las suturas craneales, que separan entre sí los diferentes huesos del cráneo, y las fontanelas, puntos de unión entre las suturas.

La más grande es la fontanela anterior: tiene forma de rombo y mide aproximadamente 3 cm de longitud y 3 cm de anchura. Esta zona blanda puede parecer especialmente delicada, y a veces los padres no se atreven a frotar o, simplemente, a tocar esta zona de la cabeza. En realidad, los tejidos que la cons-

tituyen son muy resistentes, y no se daña el cerebro al tocar o frotar la zona.

Por su blandura, a veces adopta un aspecto «palpitante», al ritmo de los latidos del corazón, a consecuencia del paso de una gran vena por la zona subyacente.

En caso de necesidad, esta fontanela es la «puerta» que permite realizar una

ecografía de la estructura interna del cerebro en el primer mes de vida.

Poco a poco, las fontanelas se reducen y se cierran, osificándose a medida que avanza el crecimiento. La fecha del cierre definitivo varía de un niño a otro: la edad media son los 15-18 meses.

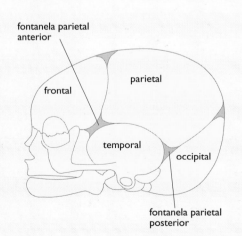

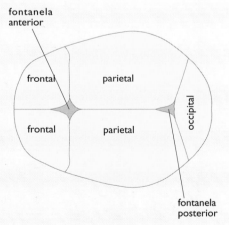

El aumento progresivo de peso es especialmente evidente en el periodo intrauterino: se pasa de aproximadamente 1 g a las seis semanas, a un peso que es cuatro-cinco veces superior sólo 10-15 días después. A las 16 semanas, el feto pesa en torno a 200 g, y 16 semanas más tarde, su peso es de 1.500 g.

El peso medio, al nacer, es de 3,4 kg (ligeramente inferior en las niñas). Casi siempre, el recién nacido pierde peso en los primeros días de vida, pero lo recupera al cabo de dos semanas. El aumento medio diario es de 20-30 g en el primer trimestre, luego disminuye, y hacia el final del primer año es de 70-100 g a la semana. Durante el segundo año, el incremento medio se reduce a unos 200 g al mes.

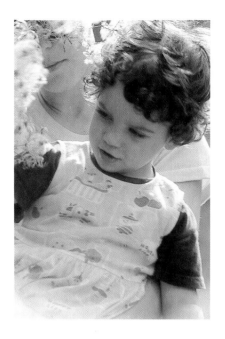

No hay que pensar que el peso del niño debe aumentar con regularidad, todos los días, una cierta cantidad de gramos: en realidad, se alternan fases de crecimiento rápido con otras de pausa; por tanto, es absurdo pesar con demasiada frecuencia al niño. En los primeros meses de vida, basta evaluar el incremento de peso semanalmente (150-200 g); con posterioridad, será suficiente pesar y medir al niño sólo con ocasión de las visitas al pediatra programadas a distintas edades.

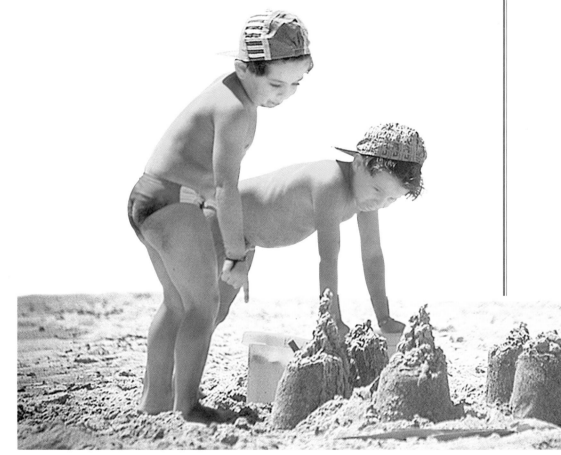

LA CURVA DE CRECIMIENTO

Para establecer los límites que marcan la frontera entre los valores normales y los patológicos existen algunos sistemas de evaluación del crecimiento somático durante la infancia.

Uno de ellos es el de los percentiles, que tiene notables ventajas por su sencillez y porque posibilita, utilizando unos gráficos determinados, evaluar en el tiempo si el crecimiento avanza de manera regular.

Se entiende por percentil el valor de la altura (del peso, de la circunferencia craneal, etc.) calculado sobre 100 niños normales de igual edad y sexo, trasladado a un gráfico en el que el valor 50% corresponde al valor medio. Dicho valor medio indi-

ca que, sobre 100 niños medidos, en 50 se ha registrado un valor más bajo y en los otros 50 el valor es más alto.

Si un niño tiene una altura que se sitúa en el 75 del percentil, significa que, sobre 100 niños de su mismo sexo y edad, 75 son más bajos y 25 más altos que él. Uniendo todos estos valores registrados a diferen-

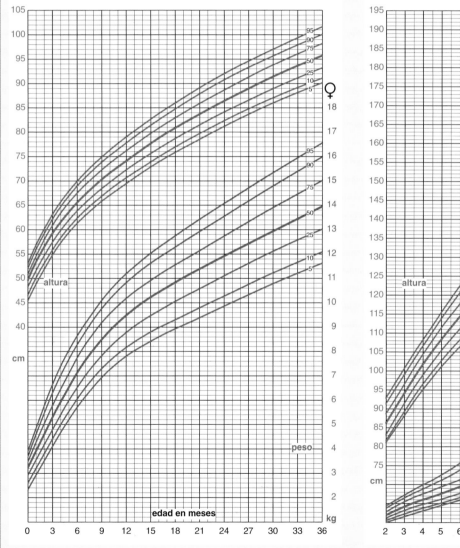

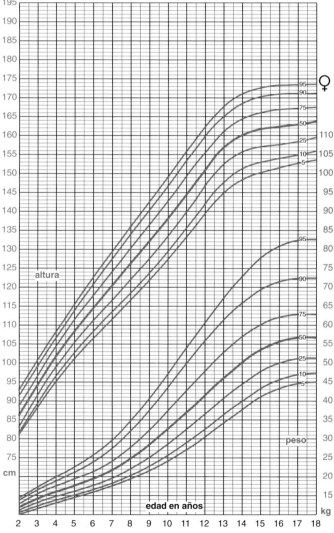

tes edades, se configuran las curvas de los percentiles. Se considera normal todo valor comprendido entre la línea del 10 y el 90 del percentil.

Es importante recalcar que ser normales no significa que la altura se sitúe en el 50 percentil (es decir, exactamente en la media), ya que la normalidad está repre-

sentada por una serie de variables, y cada individuo tiene su propia curva de crecimiento, en la que influye incluso su peso al nacer.

Situarse en curvas más bajas del percentil 10, o más altas del 90, no significa necesariamente que se esté en presencia de una patología. Se trata de una situación

«límite», que se ha de controlar y seguir con mucha atención, a veces realizando pruebas clínicas y de laboratorio específicas, según el criterio de los médicos.

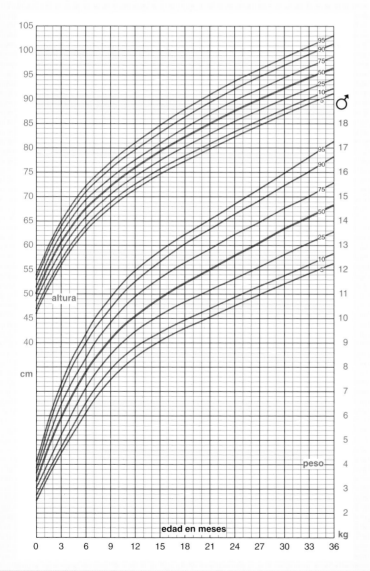

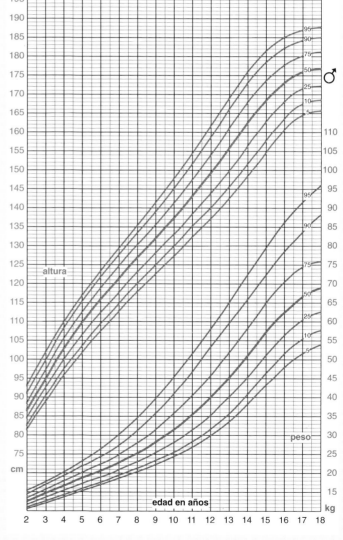

LA DENTICIÓN

En el hombre existen dos denticiones:
- dentición primaria (dientes de leche), que se compone de 20 piezas (8 incisivos, 4 caninos y 8 premolares); son más pequeños que los dientes definitivos, menos puntiagudos, con la superficie más lisa y de color blanco brillante; estos dientes se caen para ser reemplazados por los definitivos;
- dentición secundaria (definitiva), compuesta de 32 dientes (8 incisivos, 4 caninos, 8 premolares y 12 molares), de color blanco amarillento, algunos especialmente puntiagudos, con coronas resistentes.

La edad a la que aparecen los dientes varía enormemente según la persona. Por lo general, el primer diente despunta a los 5-6 meses, pero también es normal que aparezca a los 3-4 meses o más tarde, a los 12-14 meses. No existe relación alguna entre la evolución general del niño (tanto física como motriz e intelectual) y la aparición más o menos tardía de los primeros dientes. En general, los dientes despuntan de forma simétrica, pero el intervalo entre la aparición de dos dientes simétricos puede ser muy largo, hasta de 5-6 meses.

Los primeros en salir suelen ser los incisivos medios inferiores, pero puede suceder que los primeros en despuntar sean los incisivos laterales superiores.

Muchos niños, a los dos meses de edad, presentan una abundante saliva-

ción y «babean»: generalmente, es consecuencia del continuo movimiento de la lengua del niño, con la consiguiente salida de saliva que no es deglutida, sin que exista relación entre esa intensa salivación y la aparición del primer diente.

La dentición no es dolorosa, pero el niño puede estar molesto y sufrir trastornos del sueño y de la alimentación. A veces, niños ya acostumbrados a masticar pequeños trozos, o a comer papillas sólidas, en el momento de la dentición pueden preferir durante unos días una alimentación más líquida. Puede ocurrir que la salida de los primeros premolares (hacia los 13-14 meses) provoque una notable inflamación de la encía, que a veces se enrojece y se cubre de un hematoma que puede ser doloroso.

La mucosa de la boca, parcialmente congestionada y lesionada por la salida de los dientes, está menos «defendida» contra la agresión de gérmenes y virus. Esto explica que los niños puedan estar durante la dentición más receptivos a las infecciones; por otra parte, estas son frecuentes en los primeros años de vida, en especial en los niños que van a la guardería.

Cuando esas enfermedades coinciden con la dentición, es frecuente pensar que es ella la causante de la fiebre y de otros síntomas (tos, diarrea, etc.).

Hacia los tres años, el niño ha completado la dentición de leche y tiene 20 dientes. La caída de los dientes de leche empieza generalmente a los cinco años: el diente secundario erosiona la raíz del primario y lo empuja hasta hacerlo caer. La aparición del diente definitivo suele producirse inmediatamente después, aunque en ocasiones pueden pasar varios meses antes de que llene totalmente el espacio dejado por el diente de leche.

Nacer con dientes

Un recién nacido de cada mil nace con dientes: casi siempre se trata de uno o dos de los incisivos centrales inferiores. A menudo no es un diente primario, y será reemplazado por los dientes de leche a la edad normal (6-8 meses); pero puede tratarse también de un diente de leche aparecido precozmente. Los dientes natales (como se denominan) plantean serios problemas para la lactancia, pero no deben ser extraídos sin haberse determinado previamente qué tipo de diente es mediante un examen radiológico: de hecho, si se tratara de un diente de leche precoz, el niño estaría desdentado durante años.

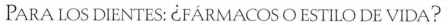

PARA LOS DIENTES: ¿FÁRMACOS O ESTILO DE VIDA?

Para prevenir la aparición de caries, algunos médicos recomiendan dar al niño comprimidos de flúor con regularidad desde los seis meses de vida, durante seis o incluso dieciséis años, todos los días, aumentando progresivamente la dosis a medida que crece.

Aparte de los resultados que parece dar, esta profilaxis plantea algunas reflexiones de tipo cultural, teniendo en cuenta el mensaje negativo sobre el concepto de salud que se envía a los hijos al enseñarles a tomar todos los días, hasta los dieciséis años, una «medicina» (en realidad, el flúor es un «suplemento», y no un fármaco, pero es innegable que el niño así lo considera).

Es probable que sea más correcto culturalmente, aunque hay estudios que demuestran que es menos efectivo en el plano de la prevención, enseñar pronto a los hijos a cuidar la higiene bucal y a alimentarse correctamente, sin suplementos farmacológicos. Este método, aparte de garantizar menos éxitos contra las caries, supone más esfuerzo y compromiso para los padres, y es lógico que ellos prefieran optar por la administración de un comprimido, antes que tener que pelear para que el niño aprenda a lavarse los dientes con regularidad y a comer pocos caramelos. Sin embargo, ese «esfuerzo» tiene las características de una valiosa forma de enseñanza de un estilo de vida sano, mientras que el otro método educa a los hijos a supeditar la salud a los fármacos. Mejor que los comprimidos es hacer que el pequeño beba agua con un adecuado contenido de flúor: de hecho, permiten reducir el aporte extra de flúor, e incluso eliminarlo, según la cantidad que contenga el agua que se consuma.

EL DESARROLLO DE LAS DEFENSAS

La capacidad de defenderse de las infecciones constituye uno de los instrumentos más importantes para la conservación de la salud y la supervivencia del individuo y de la especie.

En este aspecto, el niño difiere considerablemente del adulto. En efecto, el sistema inmunológico infantil está aún inmaduro, aunque de todos los sistemas y aparatos, el inmunológico es el que madura con más rapidez.

A la 10ª semana de vida intrauterina, comienza la síntesis autónoma de inmunoglobulinas, unas moléculas con función «defensiva». Pero gran parte de ellas son transmitidas por la madre por vía placentaria. Después del nacimiento es cuando da inicio una significativa producción autónoma de inmunoglobulinas; algunas de ellas (las IgM) alcanzan pronto los niveles del adulto, aproximadamente al año de vida; otras (IgG) lo hacen entre los 7 y los 12 años, y otras (IgA) no antes de los 12 años.

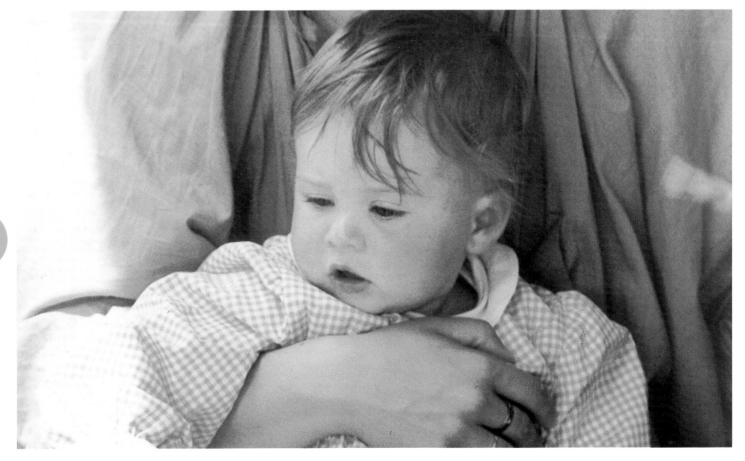

LAS ALERGIAS

La palabra «alergia» deriva del griego *állos,* «otro», y *érgon,* «trabajo», por lo que etimológicamente significa «otro trabajo», referido a la reacción del organismo hacia ciertas sustancias extrañas, llamadas «alérgenos» (es decir, que provocan una reacción alérgica).

Las enfermedades alérgicas son tan diversas como los alérgenos. El individuo alérgico reconoce como nocivas algunas sustancias (polen, pelo de animales, polvo, fármacos, etc.) que son generalmente inofensivas para el organismo.

Las personas predispuestas a la alergia por constitución se denominan «atópicas». En caso de atopia, el alérgeno que establece contacto con el cuerpo determina la sensibilización, que consiste en la producción por parte del sistema inmunológico de un tipo especial de anticuerpos: las IgE.

En el momento de producirse un posterior encuentro con el alérgeno, el organismo, que ha aprendido a reconocerlo durante el primer contacto, reacciona mediante la producción de estos anticuerpos: así puede manifestarse la enfermedad alérgica con los característicos síntomas debidos a la emisión de sustancias especiales (entre ellas, la histamina).

Cada individuo reaccionará según sus propias «características inmunológicas» y según el órgano afectado. Se podrán producir: una rinitis si perjudica a la nariz, una conjuntivitis si lo hace a los ojos, asma si repercute en los bronquios, urticaria si es la piel la afectada, etc.

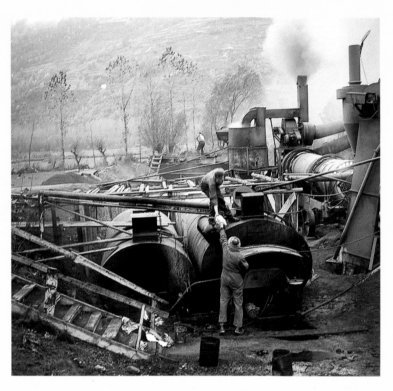

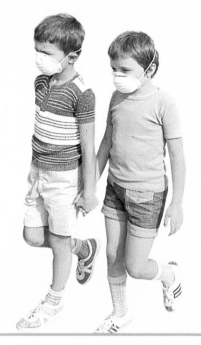

Estas manifestaciones clínicas pueden presentarse en solitario o asociadas. Si el organismo en conjunto participa al mismo tiempo y de repente en esa respuesta, se produce una reacción alérgica aguda y generalizada más grave, que se denomina shock anafiláctico.

El número de individuos alérgicos está en constante aumento en todos los países; tanto es así que se está imponiendo la tendencia a incluir las enfermedades alérgicas entre las patologías sociales. No se conocen todas las causas de este aumento, pero se sabe con certeza que están implicados muchos factores. Uno de los principales responsables es la contaminación, pero también influye el empleo de aditivos y colorantes en las comidas, así como el uso excesivo de productos químicos de distinta naturaleza en las viviendas.

Parecen desempeñar un papel importante los errores en el estilo de vida: ambientes con demasiada calefacción y mal ventilados, estrés, superprotección, etc.

Así pues, la prevención de estas enfermedades requiere un compromiso tanto de la persona como de la colectividad. Por ejemplo, se puede revisar la manera de gestionar los espacios donde se vive: desde un punto de vista físico, el empleo correcto de calefacción y aire acondicionado, la limpieza y la ventilación, los muebles idóneos, etc.; desde un punto de vista psicológico, un planteamiento menos estresante de la rutina cotidiana, etc.

Desde el punto de vista inmunológico, lo que más diferencia al niño del adulto es la experiencia de su organismo para enfrentarse a microorganismos patógenos corrientes. El niño pequeño, expuesto a gérmenes y virus, se pone enfermo porque carece de defensas; pero al enfermar, precisamente, aprende a fabricar anticuerpos contra ellos y a «reconocerlos», y puede impedir que vuelvan a atacarle en el futuro. En general, después de los 5-6 años de vida, los niños se han enfrentado ya a una cantidad significativa de microorganismos (virus gripales y paragripales, adenovirus, micoplasma, estreptococos), y han desarrollado contra ellos una respuesta inmunitaria capaz de impedir una segunda infección.

La especial frecuencia de episodios infecciosos en las primeras fases de la vida es sólo expresión de un gradual proceso de aprendizaje y desarrollo inmunológico que irá inmunizando al individuo hacia una cantidad cada vez mayor de agentes patógenos. Las infecciones afectan principalmente a las vías respiratorias, al ser estas una extensa zona «fronteriza» con el ambiente exterior, que está expuesta en cada acto respiratorio a la invasión de nuevos microorganismos patógenos.

En la inmensa mayoría de los casos, esta «fragilidad», que a menudo se manifiesta en el momento de empezar a asistir a la guardería como una mayor susceptibilidad a los agentes infecciosos, no puede considerarse patológica en sentido estricto. En la edad preescolar, por tanto, no debería sorprender que un niño, en el transcurso de un año, y especialmente en otoño-invierno (cuando más abundan los agentes patógenos), experimente 5-6 episodios de infección de las vías respiratorias (los pediatras consideran totalmente normal esta incidencia de infecciones respiratorias en esas estaciones). Con el crecimiento, se reduce progresivamente el número de dichas infecciones. La frecuencia tiende a disminuir en la edad escolar, registrándose, por término medio, 3-4 episodios de infección al año.

Cuando esos episodios infecciosos son mucho más frecuentes y superan significativamente la incidencia normal, se estudia la posibilidad de intervenir con terapias apropiadas. En estos casos, el pediatra deberá evaluar la susceptibilidad fisiológica a las infecciones propia del niño, y distinguirla de una posible (aunque no frecuente) susceptibilidad anormal debida a una inmunodeficiencia.

Las recaídas del niño en infecciones respiratorias repetitivas no son imputables exclusivamente al natural aprendizaje inmunológico propio de cada niño: la inmunidad fisiológica es el sustrato en el que radica, por un lado, el efecto desfavorable del impacto ambiental (la socialización precoz, la inhalación pasiva de humo de tabaco, la contaminación atmosférica, la estación), y por otro, la acción inmunodepresora transitoria inducida por los agentes patógenos.

Cuando enfermar supone «crecer»: dolencias de la guardería

«Desde que va a la guardería, siempre está enfermo.»

«Está más días en casa que en la guardería.»

«Me han dicho que el primer año es así: siempre enfermo.»

Indudablemente, hay algo cierto en estas afirmaciones. Sobre todo, es verdad que el niño, antes de ir a la guardería, es atacado en pocas ocasiones por gérmenes y virus. En otros términos, el niño enfermaba raras veces antes de frecuentar la guardería, o incluso jamás había tenido fiebre, síntomas de resfriado o una diarrea. ¿Es perjudicial la guardería? ¿Acaso es un lugar donde se contraen enfermedades, por lo cual conviene evitarlo?

Probemos a interpretar todo esto con otra actitud y con algunos conocimientos. Nada más nacer, el niño es una persona con escasa experiencia en todos los ámbitos (aunque no es totalmente «ignorante», porque ya ha adquirido una cierta «cultura» durante la vida intrauterina). Sus órganos y aparatos, pese a estar completos y prácticamente formados, sólo pueden funcionar perfectamente si se someten a un auténtico «rodaje», compuesto de etapas precisas y acordes con las distintas edades.

Un ejemplo: las estructuras para caminar ya existen, pero antes de llegar a una correcta deambulación el niño deberá superar obligatoriamente una serie de etapas que consisten en sostener la cabeza, permanecer sentado, ponerse de pie apoyándose y, finalmente, dar los primeros pasos sin necesidad de ayuda.

Durante sus primeras experiencias motrices, no nos sorprenden sus caídas ni su falta de equilibrio. Un aprendizaje análogo, basado en una sucesión gradual de etapas, es necesario para todas las funcio-

nes del niño: y eso sucede en el sistema de defensa contra las enfermedades. Los resfriados y las diarreas son, en cierto sentido, el equivalente de las inseguridades motrices y las caídas. Al caerse, aprende a estar de pie, y al caer enfermo, aprende a fabricar anticuerpos para impedir un posterior acceso al organismo del mismo agente patógeno.

Ciertamente, al igual que nos preocupamos de protegerle de las caídas arriesgadas, debemos prevenirle de las enfermedades peligrosas, que es lo que hacemos cuando le vacunamos contra patologías específicas.

En realidad, las enfermedades que se contraen en la guardería no son peligrosas, sino numerosas y concentradas: hay muchos virus y gérmenes con nosotros desde hace milenios, y nuestro organismo está preparado para «coexistir» de manera adecuada con la mayoría de ellos. El verdadero inconveniente de la guardería es que el «rodaje» del sistema de defensas tiene lugar a un ritmo especialmente intenso, importunando tanto al niño como a los padres en sus compromisos sociales y laborales.

En cualquier caso, está experiencia «concentrada» no es perjudicial para la mayoría de los niños, y constituye un avance más intenso de lo que sucederá más tarde, con las primeras experiencias del preescolar o de la escuela primaria. Sin embargo, hay algunos niños que deben vivir esta «experiencia inmunológica» de una forma más gradual que la que permite la guardería, porque las reacciones que muestran ante algunas enfermedades poco importantes pueden resultar especialmente intensas en ellos y debilitar más su organismo.

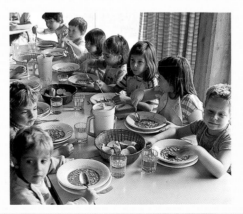

Exceptuando esos pocos casos, que el pediatra sabrá identificar debidamente, y en los que no se recomienda la asistencia a la guardería, los padres sólo deben razonar, sin angustiarse. En definitiva, el niño simplemente está «creciendo», aunque más deprisa de lo que lo hicimos nosotros a su edad (precisamente porque frecuentábamos normalmente lugares menos poblados de gérmenes) y con un mayor trastorno para la organización familiar de lo que sucedía en generaciones anteriores (porque eran distintas las costumbres y la propia organización familiar).

Por otra parte, aunque los padres no puedan prescindir actualmente de los compromisos laborales, tampoco pueden forzar los ritmos biológicos naturales, empezando a «bombear» las defensas del niño a base de vacunas y estimulantes de las defensas inmunológicas. No queda más remedio que aceptar con serenidad la idea de que la primera época de guardería es complicada (y no sólo por las enfermedades). Debemos organizarnos recurriendo a las leyes que conciernen a las trabajadoras con hijos enfermos, a los abuelos o a otras personas en las frecuentes e inevitables fases de enfermedad y, por lo tanto, de no asistencia a la guardería.

Además, ¿quién ha dicho que educar y criar a los hijos no es cansado y costoso? Más aún en nuestros días, cuando el mundo laboral pretende imponer a todos, hombres y mujeres, que releguen cada vez más la función de padres.

El desarrollo motor

El primer año de vida es un periodo intenso y fundamental para el crecimiento del niño: en ese lapso de tiempo, aprende y perfecciona una larga serie de comportamientos; inicia una comunicación con los demás que perdurará toda la vida; la exploración del ambiente se amplía a través de la conquista de posiciones y habilidades corporales cada vez más evolucionadas; además de comenzar el aprendizaje del lenguaje verbal.

En ese año, el niño percibe su cuerpo con un absoluto egocentrismo: él valora el mundo y a los demás exclusivamente en relación con su propio cuerpo, a través de las modalidades de satisfacción o represión de su búsqueda del placer.

Utilizando su cuerpo, el niño experimenta también la posibilidad de «fiarse» de los demás, dependiendo de que logren o no satisfacer sus necesidades. Esta «confianza» que se establece durante el primer año de vida constituye la base de toda relación sólida con otros seres humanos.

A los 12 meses de edad, el niño es capaz de expresar todo su potencial si su cuerpo ha sido respetado y no ha sido obligado a adop-

tar posturas no acordes con su nivel de maduración, pudiendo experimentar y explorar con facilidad y «libertad» el ambiente que le rodea.

La intervención directa del adulto en las primeras fases del desarrollo motor (dar la vuelta al niño, sentarle, ayudarle a ponerse de pie y a caminar) no ayuda a superar con éxito esta etapa. En condiciones favorables, el niño consigue solo, por iniciativa propia, ponerse boca abajo, rodar, arrastrarse, gatear, sentarse y ponerse de pie. Se entiende por «condiciones favorables» aquellas situaciones en las que el niño tiene la posibilidad de experimentar sus propias capacidades y el espacio circundante, y ha encontrado seguridad en su relación con los adultos, satisfacción de sus necesidades primarias y muestras de cariño hacia él.

Cada niño «sabe» cuándo empezar una nueva serie de movimientos, por lo cual es inútil, e incluso perjudicial, obligarle a adoptar posturas que aún no es capaz de adoptar espontáneamente. Imponerle unas posturas para las cuales no está o no se siente preparado significa obligarle a mantener estas con un equilibrio tónico y muscular sin organizar aún, inmovilizándolo en parte o totalmente. Es decir, se impide su autonomía, el desarrollo de ejercicios motores intermedios, su posibilidad de «elección estratégica» del movimiento, de la coordinación y del equilibrio. Interviniendo, se le niega la posibilidad de probar esa serie de movimientos que le permitirán llegar a sentirse seguro. A largo plazo, no dejar al niño «libre» para tantear sus posibilidades no sólo no favorece su desarrollo, sino que puede retrasarlo y trastornarlo.

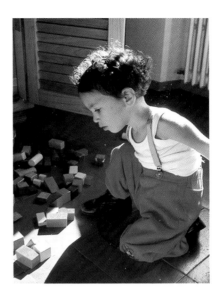

La orientación espacial

El conocimiento del espacio deriva del conocimiento del propio cuerpo. Pero también es cierto lo contrario: el conocimiento del espacio es lo que determina el conocimiento del propio cuerpo.

El proceso queda evidenciado por las etapas que se suceden desde la lateralidad hasta la percepción de la imposibilidad de superposición especular. El primer fenómeno que se observa en el empleo de las manos es la lateralización, la elección de una mano para las actividades manuales y la

El control de los esfínteres

Para acostumbrar al niño a utilizar el orinal (es decir, a prescindir del pañal), es necesario esperar a que alcance la maduración neurológica que le permita controlar voluntariamente los esfínteres. Intentarlo antes es inútil, e incluso puede provocar ansiedades y conflictos durante largo tiempo.

Primero se adquiere el control del esfínter anal (control de las deposiciones), entre el 18 y el 24 mes, seguido del control del esfínter uretral (control de la micción), en un primer momento tan solo durante el día, y al cabo de unos seis meses, también por la noche.

Por lo tanto, sólo en esa época es posible empezar a proponer el abandono del pañal, gradualmente y sin ponerse metas y fechas obligadas.

Una vez adquirido el control de los esfínteres, este puede perderse momentáneamente a causa de enfermedades o cambios ambientales o familiares poco significativos aparentemente para el adulto, pero importantes para el niño, sensible a los pequeños cambios de su entorno.

Aunque por un lado es importante no exigir al niño que adquiera hábitos que no puede asegurar por falta de madurez neurológica, por otro es oportuno ayudarle e incentivarle a aprender nuevos hábitos acordes con su edad, y no intentar retrasarlos esperando evitar que se enfrente con los inevitables inconvenientes del aprendizaje (hacerse pis encima, en la cama, etc.).

Antaño, la incomodidad de lavar muchos pañales de tela era uno de los motivos que impulsaban a adelantar inoportunamente este aprendizaje; hoy día, en la época de los pañales de usar y tirar, el verdadero inconveniente es enseñar al niño, porque estamos demasiado «ocupados»; pero no hay que olvidar que el más perjudicado por esa falta de atención es nuestro hijo, que puede acusar una falta de autonomía y de autoestima.

EL DESARROLLO «NORMAL»

En el momento de nacer, el niño es un individuo dotado de una capacidad potencial de relación con el ambiente, puede captar varios estímulos sensitivos (sonidos, luces, colores, voces, rostros) y expresar su desazón o su satisfacción con el llanto y la actividad motriz. Sin embargo, cada recién nacido es totalmente distinto de los demás: en el aspecto, las sensaciones, las características del movimiento y del sistema neuromuscular, las reacciones a estímulos diversos y la relación con los adultos.

En la adquisición de cierta habilidad motriz intervienen tres factores fundamentales: el sistema nervioso (que asegura la programación del movimiento), los huesos, los músculos y las articulaciones (que aseguran su ejecución), y las condiciones ambientales (que crean sus motivaciones). Cada uno de ellos tiene una estructura propia y un ritmo de evolución particular. Las respuestas de cada niño dependen de las diferencias en el desarrollo de cada uno de estos factores, así como de su manera irrepetible y única de entrelazarse.

A la luz de estas consideraciones, se deduce que cualquier descripción de un niño «normal» se refiere a la media de los niños, y no a cada niño. G. Ciorni, en su libro *El niño aprende a moverse,* afirma que no debemos esperar que nuestro hijo se adapte perfectamente a las etapas descritas en las tablas de desarrollo. Los tiempos y las modalidades de adquisición de la motricidad varían enormemente. Hay niños muy precoces, otros más lentos, y algunos que, tras haber realizado sus primeras conquistas, parecen detenerse y continuar más despacio su desarrollo.

Además, si se piensa en la función como en un medio para responder a las demandas del ambiente, se debe aceptar la variabilidad de las funciones (diferentes maneras de agarrar, de caminar) respecto

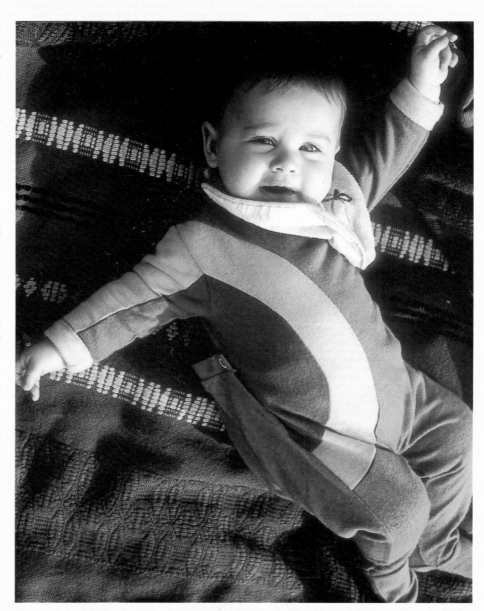

a los mismos objetivos (apropiarse de los objetos, desplazarse en un espacio). Incluso se puede afirmar que la normalidad consiste precisamente en la riqueza de alternativas que un individuo posee para cumplir la misma misión que otro y otros.

La variabilidad también tiene sus límites: existen algunos signos que indican que algo no marcha bien en el desarrollo.

Al principio de cada nuevo avance motriz hay un corto periodo de aprendizaje que coincide con una particular incertidumbre en el movimiento, que se supera generalmente tras haberse ejercitado un poco el niño. Si la nueva función motriz continúa siendo incierta y poco eficaz pese a los esfuerzos del niño para mejorarla, podría significar que existen dificultades en la organización o en la coordinación del movimiento.

Otro importante parámetro que se ha de tener en cuenta es la cantidad del movimiento. Cuando un niño se mueve mucho, los padres no suelen preocuparse, es más, se sienten orgullosos de tener un hijo muy activo. Y es cierto que un niño despierto y dinámico se suele mover mucho, pero hay que procurar que no esté tan empeñado en moverse que no se fije lo suficiente en lo que hace o en lo que se le propone. Por el contrario, no debe ser considerado cal-mado y tranquilo un niño que se mueve muy poco, ya que puede ser un signo de escaso interés en adquirir conocimientos. De hecho, el retraso puede derivar de una patología de los sistemas motor, nervioso o muscular, o ser consecuencia de una escasa motivación por parte del niño para adquirir unas habilidades de las que no tiene necesidad.

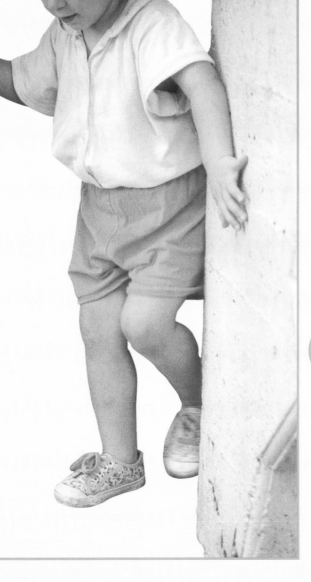

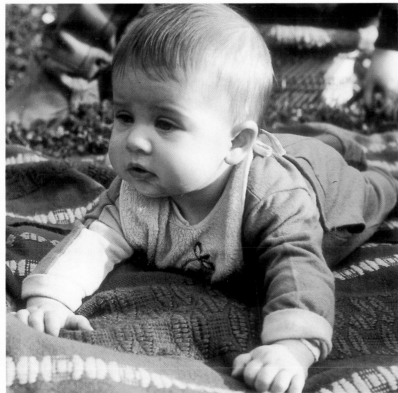

consiguiente distinción entre la mano activa (generalmente la derecha) y la mano «equilibrante» (casi siempre la izquierda). La lateralización conduce progresivamente al conocimiento de la lateralidad, primero la propia y después la ajena. La lateralidad permite la orientación selectiva en el espacio (por ejemplo, permite colocar los objetos a la derecha o a la izquierda de sí mismo).

La lateralización se empieza a observar durante el primer año de vida, pero se confirma de forma estable posteriormente, a los 2-4 años. Hacia los 5-6 años, el niño «comprende» que tiene una derecha y una izquierda a los lados del cuerpo. Sólo entre los ocho y los nueve años reconoce con precisión la parte derecha y la parte izquierda de su cuerpo y de las zonas del mismo.

La percepción de la imposibilidad de superposición especular, es decir, la propiedad de un objeto de no poder superponerse a su propia imagen en el espejo (nuestras manos, por ejemplo, no se pueden superponer especularmente), sigue una evolución específica. Parece provenir de la manipulación de los objetos y de la orientación en el ambiente de formas y objetos.

Esta capacidad se desarrolla con «pruebas y errores» en las acciones cotidianas: cambio de los zapatos, los guantes y las mangas del lazo izquierdo al derecho y viceversa, que conducen progresivamente a la constatación de diferencias inmutables. Esta constatación aumenta y se refuerza en el momento del aprendizaje de letras simétricas (b-d, p-q, etc.).

Existen estrechas relaciones entre el aprendizaje verbal, la escritura y la orientación espacial. A menudo, en los primeros años de colegio, la corrección de errores específicos en la escritura o en la lectura requiere, más que las «tareas escolares en casa», un trabajo sobre el cuerpo del niño encaminado a mejorar su orientación espacial. Esto permite entender también lo importante que es en los primeros años de vida dar libertad y calidad a las experiencias motrices y de exploración del niño, para sentar unas bases «corporales» válidas para el posterior aprendizaje escolar, sin intentar adelantar la escolarización, con discutibles «métodos milagrosos» para el aprendizaje precoz de la escritura y otras disciplinas (métodos que no tienen en cuenta las fases de maduración naturales).

EL ESQUEMA CORPORAL

La conquista de una correcta orientación espacial se produce al mismo tiempo que el desarrollo del esquema corporal, entendido como la capacidad de organizar las percepciones y las sensaciones relativas al propio cuerpo construyendo una especie de cuadro de referencia interno, mediante el cual cada parte del propio cuerpo está situada en relación a las demás. La organización de las sensaciones, y ese cuadro de referencia interno, nos permiten elaborar una organización del mundo exterior (de los objetos y las personas).

El concepto de esquema corporal es muy complejo y articulado. Puede entenderse como «imagen del cuerpo» o «percepción del cuerpo»; otros investigadores hablan de «actividad corporal en el espacio y en el tiempo» y de «cuadro de referencia interno».

Para la consolidación del esquema corporal es fundamental el conocimiento del espacio y su relación externa-interna con el cuerpo.

El esquema corporal se constituye lentamente; en su evolución tiene mucha importancia el mundo de relaciones que el niño puede establecer; los demás (sobre todo los adultos) condicionan la toma de conciencia del esquema corporal en el niño con la calidad de su relación, prohibiéndole o fomentando en él la búsqueda personal, ofreciéndole seguridad y confianza o, por el contrario, instaurando mecanismos de desconfianza e inseguridad. Son precisamente las relaciones con los demás, los factores emocionales y las necesidades biológicas los que condicionan y «definen» el esquema corporal.

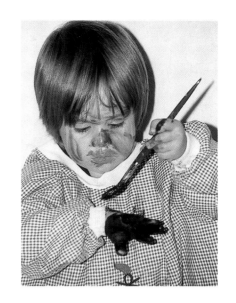

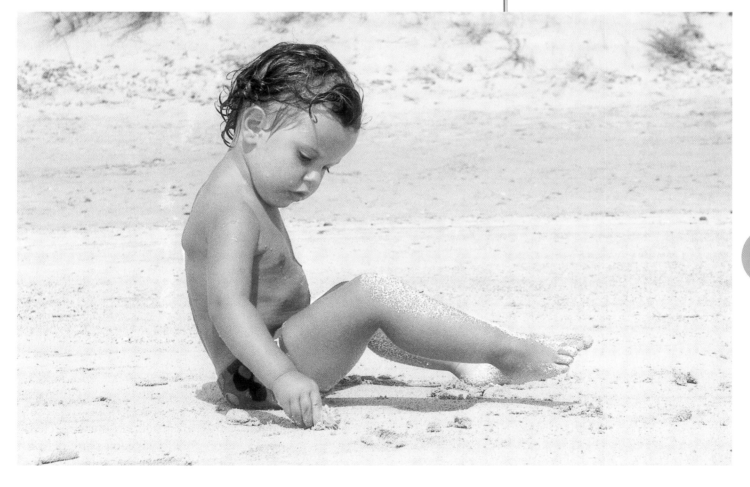

«SENTIR» EL CUERPO

El vocablo «cuerpo» tiene significados diversos: para el médico, está relacionado con la anatomía y la fisiología; para el científico (biólogo, físico, químico, etc.) es como un «objeto» (de estudio y análisis); para el atleta, está en función del ejercicio físico, el esfuerzo y la superación. También existe el cuerpo como nosotros lo vivimos, inseparable de lo que pensamos, probamos y sentimos, empapado de nuestros contenidos simbólicos (que de él se originan y a él atribuimos).

Es el cuerpo real, el que vivimos subjetivamente, protagonista de relaciones y portador de nuestras emociones y nuestros mensajes (hacia nosotros mismos y hacia los demás). Es el cuerpo de nuestra historia personal, el que no podemos desunir de lo que somos, de las experiencias que hemos adquirido y de nuestra realidad actual.

Este cuerpo-nosotros mismos «habla» continuamente a los demás de sus propias exigencias, de las alegrías o las penas, simpatías o antipatías: movilidad o inmovilidad, relajación o rigidez, una mímica que expresa los más diversos matices de la emoción, tensión o distensión, voz o silencio, agilidad o torpeza.

No escuchar este lenguaje (esta «palabra del cuerpo»), tanto por nuestra parte como por la de los demás, es la manera de alejarse de sí mismo. Pero no podemos alejarnos de lo que somos, ignorar el lenguaje del cuerpo (creyendo que el único lenguaje importante es el verbal-lógico): el cuerpo continúa expresándose insistentemente. Así se adoptarán posturas o se asumirán gestos estereotipados e inconscientes, repetitivos; un dispendio de energía para obtener resultados que, con armonía y conciencia en los movimientos, habrían sido mejores y menos cansados, e incluso «enfermedades» para hacerse escuchar finalmente, etc.

Es importante que en las relaciones entre adultos y niños, en la vida cotidiana, en cada situación, se pueda «sentir el cuerpo»: experimentar sus recursos y su lenguaje, ser conscientes de sus articulaciones, movimientos, receptores táctiles, maneras de respirar, percepción de sus distintas partes, de nuestra postura y orientación en el espacio.

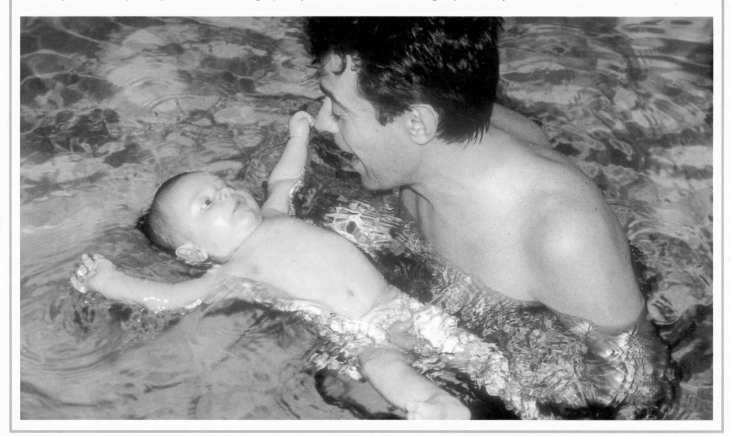

LAS PRIMERAS PALABRAS

El niño, al nacer, posee ya una serie de medios para comunicarse. El adulto que le cuida puede «interpretar» sus comportamientos como petición de algo (por ejemplo, el llanto como manifestación de hambre o malestar) y darle una respuesta. El niño es capaz de comunicar sus sentimientos, y aprende pronto a interpretar también el comportamiento de quienes están a su alrededor.

Así comienza, desde los primeros días, un diálogo compuesto de gestos, mímica y entonación de vocales que permite a ambos (al niño y al adulto) «pedir y responder». Es una comunicación instintiva que prescinde de la palabra, que los seres humanos compartimos con los animales. En cambio, la palabra es un tipo de comunicación exclusivo de nuestra especie, que se aprende en la infancia. La principal motivación para el aprendizaje de la palabra parece residir en la necesidad de precisión. Por ejemplo, un niño de ocho meses puede señalar con el dedo el biberón para dar a entender que quiere leche, pero sólo cuando pronuncie la palabra «leche» eliminará las dudas acerca de su petición. La diferencia fundamental entre el lenguaje no verbal y el verbal consiste precisamente en esto: el primero es un lenguaje que puede hacer dudar a la hora de interpretarlo, y el segundo suele ser preciso e indicar algo bien definido.

Las fases a través de las cuales pasa la elaboración del lenguaje verbal son:
- los sonidos guturales de los primeros meses;
- la repetición de sílabas, como pa-papa-pa, ma-ma-mama, etc.;
- las primeras palabras y la llamada palabra-frase: la indicación con una sola palabra, empleada en contextos diversos o con distinta entonación, de varios contenidos («papilla» quiere decir «tengo hambre», o «no quiero la papilla», o «me gusta la papilla», etc.);
- la frase.

Los primeros esquemas verbales infantiles (el paso de la repetición de sílabas a la palabra) constituyen inicialmente un componente de la acción misma. No parecen poseer aún un significado simbólico (abstracto, universal, válido fuera de los distintos contextos o acciones específicas).

El hecho de que los niños repitan las mismas palabras, relacionadas con las mismas acciones, parece deberse más al recuerdo de esa misma acción ya vivida que a un significado simbólico.

Las primeras palabras surgen de la repetición de sílabas a través de la coordinación de varias líneas de desarrollo, entre las cuales es muy importante el papel del adulto que «se divierte» hablando con el niño (desde los primeros días de vida), repitiendo vocales primero y palabras después.

ETAPAS DEL CRECIMIENTO: DEL NACIMIENTO A LOS SEIS AÑOS

En el desarrollo no existen etapas determinadas e iguales en todos los niños. Por ejemplo, hay niños que aprenden a sentarse antes que a gatear, y al contrario; además, no todos los niños pasan por la etapa del gateo antes de andar. Pero existen límites en estas variaciones, por los cuales ciertas funciones no pueden ser aprendidas si no han aparecido otras antes (véanse, por ejemplo, ciertas reacciones de equilibrio preliminares, indispensables para desarrollar la capacidad de andar).

El momento de adquisición de las distintas funciones también varía considerablemente de un niño a otro (en general, los niños se sientan hacia los seis o siete meses, pero algunos lo hacen ya a los cinco, y otros no lo logran hasta los nueve o diez meses). Por este motivo, los padres no deben preocuparse ante un ligero retraso en la adquisición de ciertas capacidades.

La calidad de las distintas funciones es más importante que el momento en el que se adquieren (obviamente, salvo en retrasos especialmente sospechosos, como no saber permanecer sentado ya al año). Lo mismo sucede con el desarrollo del lenguaje: en general, los niños dicen sus primeras palabras a los doce meses, y a los dos años emplean ya un vocabulario bastante rico, con más de doscientas palabras. Pero también son normales los niños que a los dos años no usan más de cuatro o cinco palabras, y al año siguiente empiezan a aumentar rápidamente la cantidad de vocablos empleados. Así pues, es más importante evaluar si el niño entiende y se hace entender, que la cantidad de palabras que dice y la edad a la que las dice.

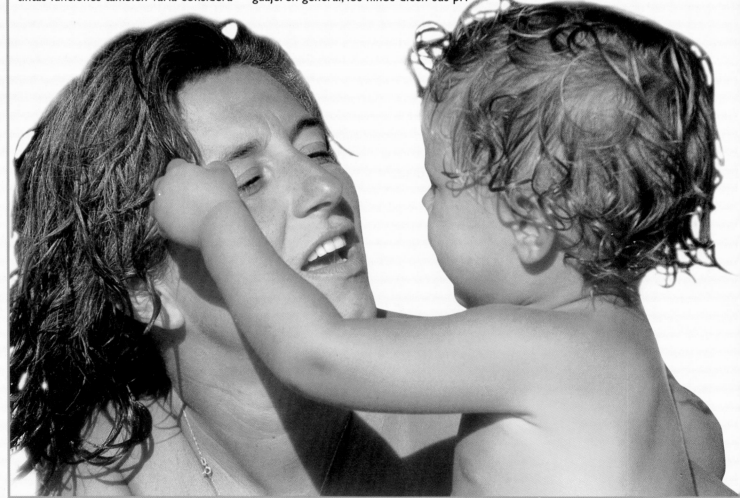

El movimiento

En las primeras semanas después del nacimiento

- Tumbado sobre el costado, mueve simétricamente brazos y piernas.
- Boca abajo, levanta la cabeza durante unos instantes; al sentarle, puede mantener levantada la cabeza un momento.

A los tres-cuatro meses

- En posición supina, patalea enérgicamente, estirando las piernas.
- Boca abajo, mantiene levantada la cabeza, y apoyándose en los antebrazos, levanta manos y hombros.
- Cuando se le sienta, la espalda está menos curvada.
- Intenta manipular objetos.
- Sigue los objetos con la mirada (cooordinación visomotriz).

El lenguaje

- El niño emite vagidos.
- Gira la cabeza hacia el lugar de donde proceden los sonidos.

- Empieza a balbucear y a emitir espontáneamente sonidos por juego (también vocaliza como respuesta a muestras de cariño).

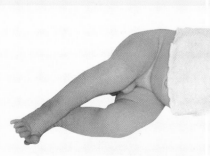
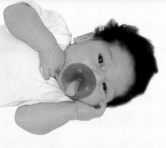

La relación

- Percepción del rostro de otra persona; si se le acerca, sigue su movimiento con la mirada (y mira fijamente a la madre cuando toma el pecho).
- Reconoce el momento de la comida.
- Se consuela con la voz humana, el contacto corporal y succionando.
- Reacciona atentamente cuando se le habla con dulzura.

- Va dando respuestas cada vez más constantes a la sonrisa (devolviéndole la sonrisa al adulto).
- Tiene periodos más largos de vigilia tranquila, y se interesa por los objetos.

A los cuatro-cinco meses

El movimiento

- Tumbado boca abajo, empieza a apoyarse sobre las manos abiertas, con las piernas extendidas (está madurando la capacidad de rodar).
- Boca arriba, se mueve y patalea con fuerza.
- Colabora cuando un adulto intenta sentarle. Ya sentado, sostiene perfectamente la cabeza y la gira a ambos lados.
- Intenta agarrar los objetos con los tres últimos dedos (meñique, anular y medio) y la zona de la palma de la mano correspondiente.

El lenguaje

- Ríe a carcajadas y articula los primeros sonidos con los labios.
- Grita y se agita para llamar la atención.

La relación

- Se dirige a las personas que hablan, participando cada vez más activamente en el ambiente que le rodea.
- Se interesa por los objetos que le ofrecen y se los lleva a la boca.
- Manifiesta reconocer situaciones experimentadas habitualmente (comida, baño, etc.).

A los seis-ocho meses

El movimiento

- Permanece sentado (al principio se ayuda apoyando las manos abiertas, después con más equilibrio, y al final prescinde del apoyo).
- Rueda espontáneamente.
- Empieza a experimentar la postura de gateo, y llega a dominarla, y se mantiene de rodillas.
- Si se le sujeta de pie, las piernas sostienen bien el peso.
- Agarra los objetos con el pulgar y el índice.

El lenguaje

- Espontáneamente, y durante largo rato, se divierte emitiendo sonidos articulados.
- Empieza a pronunciar las primeras sílabas (ma, pa, ca, ta), hasta que llega a emitirlas en serie (pa-pa, ma-ma).

La relación

- Juega con sus manos y sus pies.
- Muestra claramente afecto hacia el adulto que está con él.
- Tiene distinto comportamiento con las personas que conoce bien y con los desconocidos.
- Puede ser consolado con la distracción de objetos y personas.
- Juega con los objetos, y los deja caer mirándolos.

A los diez-trece meses

- Se desplaza a gatas.
- Se pone de pie apoyándose, y se mantiene así apoyado
- Empieza, con escaso equilibrio, a dar los primeros pasos (al principio intenta dar pasos de lado apoyándose, y después prueba a caminar solo).
- La manera de agarrar las cosas se perfecciona: puede agarrar pequeños objetos con el pulgar y el índice.

- Dice algunas palabras (papá, mamá, tata, baba).
- En el ámbito familiar, comprende frases sencillas.
- Responde a su nombre.

- Comprende el no.
- Se opone a limitaciones de las experiencias.
- Prueba a comer y a beber solo.
- Sabe inventar modalidades de relación (reciprocidad en el juego, astucia, etc.).
- Imita y repite gestos si se le pide (por ejemplo, despedirse con la mano).

A los quince-dieciocho meses

- Camina solo (aunque el momento varía, el niño empieza a dar sus primeros pasos sin ayuda).

- Dice cada vez más cantidad de palabras, y empieza a usar el verbo en contextos diversos y haciendo referencia a cosas que el niño no ve (símbolos).
- Comprende frases más complejas y los pronombres.

- Se comunica intensamente con los demás incluso mediante la palabra (pudiendo responder verbalmente y con gestos a una pregunta acerca de él).
- Juega solo durante algún tiempo.
- Es capaz de imitar sin tener enfrente un modelo.
- Intenta valerse por sí mismo antes de recurrir al adulto (vestirse, comer, etc.).
- Se opone utilizando el no.

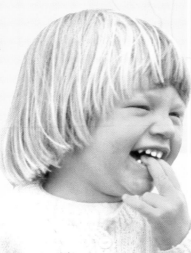

	En torno a los dos años	**De dos años y medio a tres**
El movimiento	• Realiza los primeros intentos de correr.	• Es capaz de subir escaleras. • Se orienta con seguridad en el ámbito doméstico.
El lenguaje	• Usa pronombres (yo y tú) y verbos. • Puede comprender una conversación que no va dirigida a él y el valor de los adjetivos.	• Pronuncia frases (al principio hablando de sí mismo en tercera persona y después en primera). • Empieza a hacer preguntas (época del «por qué»).
La relación	• Empieza a relatar sucesos y a hacer previsiones en situaciones familiares. • Puede expresar sus deseos. • Juega bien solo.	• A veces comparte juegos con niños de su edad (inicio del juego como relación social). • Puede servirse de las cosas cotidianas para elaborar fantasías. • Está encantado con cualquier novedad que aporte el adulto que goza de su confianza. • Empieza a dar significado a la expresión gráfica, gestual, etc.

De tres a cuatro años

- Es capaz de saltar con una sola pierna.
- Alterna los pies al bajar escaleras.
- Sabe agarrar una pelota que le lancen.
- Sabe vestirse solo y abrocharse los botones.

- Emplea un vocabulario comprensible y sabe formar frases largas y complejas.
- Sabe narrar acontecimientos recientes.
- Comprende afirmaciones sobre acciones pasadas y futuras.
- Comprende frases que contienen numerosas ideas.

- Juega con los demás, y adopta papeles imaginarios cada vez más a menudo.
- Hace muchas preguntas.
- Desarrolla el concepto de número y de color.

De cuatro a seis años

- Es capaz de saltar alternando los pies.
- Sabe caminar apoyando el talón antes que la punta del pie.
- Sabe salvar un obstáculo.
- Es capaz de agarrar una pelota que ha rebotado.
- Es capaz de abrocharse los zapatos.

- Emplea frases complejas.
- Tiene un lenguaje fluido, con pocos errores de pronunciación y de gramática.
- Empieza a saber contar hasta cinco y más.
- Comprende la mayor parte de lo que escucha, incluso ideas que se refieren a diferentes momentos.

- Afronta juegos competitivos y acepta las reglas.
- Le gusta ayudar en las tareas familiares.
- Se divierte contando y escuchando historias (incluso imaginarias).
- Expresa ideas complejas.

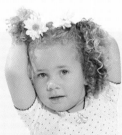

227

EL DERECHO A CRECER

El ser humano no puede tener un desarrollo equilibrado si en el país en el que vive no se respetan adecuadamente sus derechos básicos (salud, alimentación, bienestar físico y psíquico), culturales (igualdad de oportunidades, educación, paz, información, juego y libertad de expresión) y relativos a la tutela (casos de violencia, explotación de los trabajadores, relaciones entre los menores y la ley).

En el transcurso del último siglo, la idea de los niños como meros objetos de tutela y protección ha sido reemplazada por la convicción de que ellos tienen sus derechos, al igual que los adultos: derechos civiles y políticos, sociales, culturales y económicos.

Este planteamiento ha llevado, a través de una larga y complicada elaboración, a redactar la Convención de los derechos del niño, suscrita por la Asamblea General de las Naciones Unidas el 20 de noviembre de 1989, y que entró a formar parte de la legislación internacional en 1990. Los países que ratifican la Convención se comprometen, obligados por ley, a adoptar todos los procedimientos necesarios para asistir a los padres y las instituciones en el cumplimiento de sus obligaciones con la infancia.

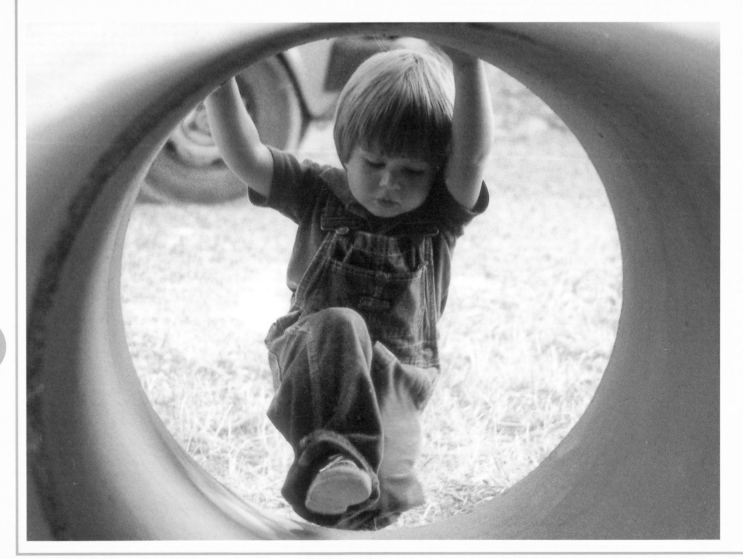

Entre los derechos que deben garantizarse recordamos los siguientes:

El derecho a vivir desarrollando al máximo el propio potencial; el derecho a gozar del mejor estado de salud posible y a beneficiarse de servicios médicos y de rehabilitación; el derecho a expresar su propia opinión y a estar informado. Los niños tienen también derecho a ser inscritos en el registro inmediatamente después de nacer, y a tener un nombre y una nacionalidad; tienen derecho a recibir educación, a jugar y a ser protegidos de cualquier forma de explotación y de abuso.

El derecho a jugar puede parecer accesorio, subordinado a los otros derechos básicos. Sin embargo, hay una estrecha relación entre el derecho a estudiar y el derecho a jugar, ya que este último se considera parte integrante del derecho a la educación. Por tanto, el derecho a jugar no es un lujo, sino un componente imprescindible del derecho a la educación, para la cual son fundamentales, junto al alfabeto del lenguaje hablado y escrito, los «alfabetos» del cuerpo, del gesto y de las imágenes.

Las experiencias educativas que aúnan a todos los niños del mundo reconocen unánimemente la importancia de las técnicas y de los lenguajes «no alfabéticos», como el movimiento corporal, los gestos, las imágenes y los sonidos. El juego es esencial por sus profundos valores didáctico-educativos (el juego es aprendizaje), sociales (es importante en el proceso de socialización) y psicológicos (el niño lo necesita para resolver sus conflictos y sus miedos).

Por lo que respecta a la explotación infantil en el trabajo, la situación es especialmente grave. Según datos de UNICEF, el número de niños trabajadores en el mundo supera los 230 millones, repartidos por doquier.

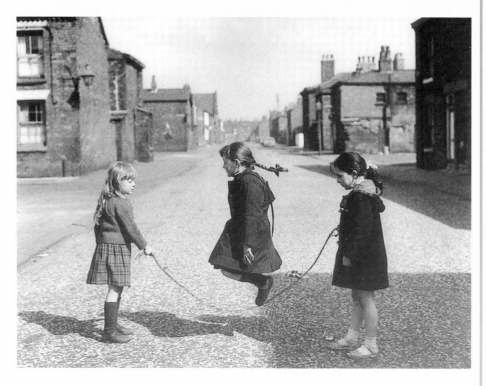

A menudo, las formas de explotación y de abuso van unidas: basta pensar en el caso de Tailandia, donde se calcula que 800.000 menores son víctimas del mercado sexual, el aspecto más trágico de una situación donde el trabajo infantil es normal. Los niños son vendidos por sus familias a traficantes sin escrúpulos: el azar determina si serán introducidos en prostitución o explotados en una fábrica.

Y el problema no afecta exclusivamente a los países en vías de desarrollo. Según estimaciones recientes, en los países industrializados, entre el 10% y el 15% de los niños sufre abusos, y, aunque no existen estadísticas precisas, todas las investigaciones subrayan el estrecho vínculo entre abusos contra la infancia y explotación económica.

Actualmente, el 96% de los niños del mundo vive en países obligados legalmente a tutelar sus derechos. Sin embargo, todavía hay 190 millones de niños que tienen un peso insuficiente, 230 millones que padecen retrasos del crecimiento, 50 millones que no reciben suficiente comida y 130 millones (de edades comprendidas entre los seis y los once años) que no van al colegio. Y «sólo» dos millones, en los últimos 10 años, han muerto víctimas de las guerras...

EL JUEGO

Para el niño, jugar significa expresar sus necesidades vitales: posibilidad de moverse, de entender, de relacionarse con el mundo y con los demás, y de fantasear la realidad para comprender. El juego es una actividad que no tiene una finalidad práctica directa y va acompañada de una evidente diversión.

El adulto cree que el niño juega en momentos determinados, y suele intervenir diciendo: ahora deja de jugar y vamos a vestirnos, a comer, a lavarnos, etc. Sin embargo, para el niño es juego el contacto con la persona que le atiende, es juego estirar y encoger los brazos y las piernas, levantarse apoyándose en las extremidades inferiores, seguir con la mirada los movimientos de las manos, tocar y apropiarse de los objetos, repetir y escuchar sonidos, etc. El lactante juega con el pecho materno, con el cuerpo del adulto que le cuida y con el suyo propio. Lo explora, se lleva los pies a la boca, juega con sus genitales: y todo ello es para él una fuente de placer y, al mismo tiempo, un ejercicio funcional y una ocasión para

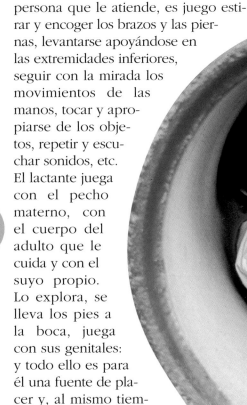

adquirir conocimientos. Es típica de esa edad una actividad lúdica en la que las emociones y las sensaciones están estrechamente relacionadas con el movimiento y la manipulación.

El uso voluntario de las manos es un momento decisivo para el niño, tan importante como poder caminar y desplazarse por la casa. De hecho, el niño descubre la posibilidad de «asir» los objetos, aparte de la de «recibir». Descubre que puede agarrar o dirigirse hacia un lugar: acciones a través de las cuales su pensamiento se da a conocer, se expresa. A través de las acciones, el niño evalúa las características de las cosas y crea su imagen del mundo.

Para el niño son más comprensibles las palabras y los gestos insertos en la emoción de la acción, que los gestos o las palabras abstractas y distantes de las emociones y de los actos.

Parece incansable desarrollando actividades que son placenteras para él: toca, agarra objetos, los agita, los golpea, los tira, escucha el ruido que hacen, los mueve, los mira por dentro y por fuera, los llena y los vacía, se desplaza investigando el espacio que le rodea y, entre tanto, aprende formas, dimensiones, direcciones, relaciones de espacio y de tiempo. El niño vive con todo su cuerpo esta exploración que organiza y modifica el ambiente. Los adultos podemos pensar que es una actividad inútil, pero para él es la manera de crecer y de organizar los datos de la realidad.

EL JUGUETE

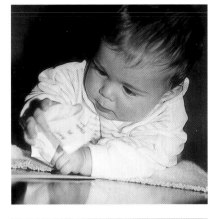

El desarrollo de la industria juguetera y la uniformidad del juguete industrial hacen que la manipulación de los objetos, aunque sean diversos, se reduzca a una gama limitada y, a largo plazo, repetitiva.

Además, las manipulaciones que permiten los juguetes industriales son, cada vez más a menudo, ficticias: en los que tienen automatismos (motor, pilas, interruptores, etc.), la acción la desarrolla fundamentalmente el juguete, convirtiendo al niño en un espectador pasivo y limitando su posibilidad de encontrar obstáculos auténticos. Es decir, se limita su posibilidad de probarse a sí mismo y superar esas dificultades, de empeñarse activamente con todas su facultades en resolver los problemas que plantea realizar un determinado juego.

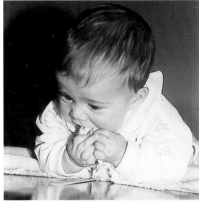

El inconveniente de todo esto es que los objetos pierden su función esencial para el niño (es decir, la manipulación y la organización del entorno), y conservan solamente una finalidad subjetiva de carácter lúdico y afectivo, pero ficticia por lo que se refiere al conocimiento (comprensión) de la realidad.

Este tipo de juguete, en lugar de favorecer el progresivo crecimiento infantil, entraña el peligro de mantenerlo estrechamente ligado a su condición de niño que no puede controlar la finalidad de sus manipulaciones.

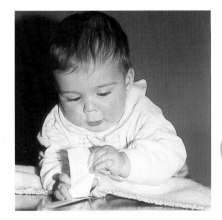

Hoy día, los primeros objetos que el niño manipula eficazmente son los ligados a su autonomía personal (prendas de vestir, objetos para comer, para asearse, etc.) y, más tarde, los relacionados con el aprendizaje escolar o con el trabajo casero (bricolaje, tareas domésticas).

INFANCIA Y SEXUALIDAD

Al nacer, el cuerpo es el punto de referencia constante en la comunicación que se establece entre el recién nacido y quien le cuida. Esta «relación corporal» constituye el principio de toda relación educativa, incluida la sexual. Al principio, la sexualidad está exclusivamente ligada al cuerpo. Posteriormente emergerá como posibilidad de ser «expresada» independientemente, pero, en realidad, no se separará jamás de la relación que el individuo tiene con su cuerpo.

Para establecer una relación cualquiera con otro ser humano, es necesario que cada cual haya conquistado una identidad y una seguridad propias; y la identidad del niño, el reconocimiento de sí mismo como individuo, diferente del resto de la gente, pasa a través de una relación única e irrepetible: la relación privilegiada con la madre o con la persona que le cuida, un intercambio de cariño en el que se basa el desarrollo psicológico y afectivo de cada individuo.

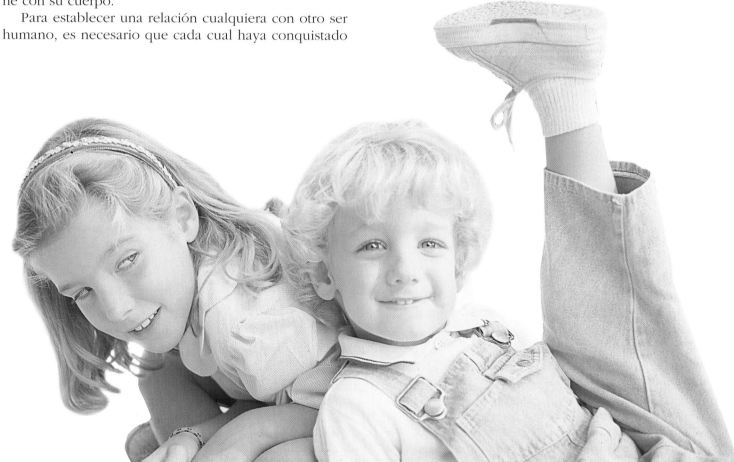

232

Gratificaciones y frustraciones: la base de la afectividad

La formación de la personalidad está fuertemente condicionada por el continuo equilibrio entre gratificaciones y frustraciones, posibilidades de sentir placer, de aceptarse a sí mismo y a su propio cuerpo, y también de probar a actuar con agresividad para superar frustraciones y obstáculos.

Al principio, el niño no tiene ninguna tolerancia (o muy poca) a las frustraciones. La búsqueda del pecho materno posee un significado que va mucho más allá de la necesidad de alimentarse, y expresa una enorme afectividad. La tolerancia de la espera y la confianza en no ser abandonado nace gradualmente, con el paso del tiempo.

Las experiencias gratificantes, la respuesta solícita y tierna le aportan seguridad en ese intercambio de amor que tanto necesita, y al mismo tiempo le enseñan a esperar. La aceptación de la frustración de la espera, que luego será recompensada, es uno de los pasos fundamentales para creer en sí mismo y en la relación con los demás.

Las modalidades de relación corporal de los primeros meses dejan huellas indelebles en el comportamiento sexual posterior; y las nociones y las informaciones que se dan al niño cuando ya es capaz de mantener una relación lingüístico-verbal pueden ser irrisorias y estar en contradicción con lo que el niño «ya sabe» a través de su cuerpo, que ha vivido directamente la experiencia de un placer, de una privación o de una inhibición (fundamentos de su sexualidad).

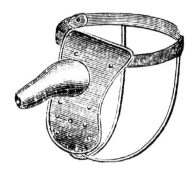
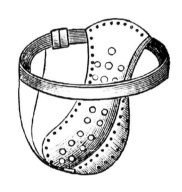

Aparatos de principios del s. XX recomendados a las familias para «obstaculizar» la masturbación de los niños.

Hombre o mujer: nace la identidad sexual

Se entiende por «identidad sexual» el concepto que un individuo tiene de sí mismo en relación a los propios comportamientos sexuales. La identidad sexual que un individuo siente como propia determina su «papel sexual», junto con la serie de atributos que él percibe como característicos de los varones y de las hembras en su cultura.

La identificación sexual de un individuo es un proceso muy complejo que comienza antes del nacimiento y está condicionado por dos factores:

ROSA Y AZUL

El primer elemento de diferenciación, convertido en una especie de símbolo, es el color de la canastilla preparada para el recién nacido. Cuando no se sabe su sexo, se compra una canastilla de un color que pueda servir tanto si es hembra como si es varón, desechando siempre el rosa (incluso por los padres que desearían tener una niña). De hecho, el rosa se considera un color exclusivamente femenino, impensable para un varón. Los comerciantes de artículos para bebé lo saben bien, porque las prendas rosas que se venden son para niñas que ya han nacido. La costumbre de utilizar los colores rosa y azul para distinguir a los recién nacidos de los dos sexos es bastante reciente.

Al parecer, la moda de la escarapela de color para anunciar el nacimiento de un niño se impuso en 1929. Sorprendería que una usanza tan reciente pudiera echar raíces tan hondas, de no ser porque está vinculada a un condicionamiento mucho más antiguo, que exige la máxima diferenciación entre los sexos. ¿Por qué la perspectiva de un recién nacido (cuya fisonomía es prácticamente igual que la de una recién nacida) vestido de rosa suscita reacciones de repulsa?

En cuanto a la decoración de la habitación del bebé, el adulto se siente satisfecho cuando ha hecho todo lo posible por crearle un ambiente que considera adecuado para su sexo. La habitación de un niño se decora generalmente de manera más rigurosa, menos frívola que la de una niña. Predominan el azul y los colores vivos, y escasean los estampados de flores y los adornos. La habitación de la niña es más delicada, está repleta de muñecos y peluches, y en ella abundan los tonos pastel y, naturalmente, el rosa.

Antes de que el bebé muestre un comportamiento que pueda ser considerado masculino (como la agresividad, la voracidad o la inquietud), se siente la necesidad de asegurarse distinguiendo al niño con un color preestablecido, un símbolo comprensible para los demás, que permita reconocerlo de inmediato como varón. Todo esto revela que los hombres son más conscientes de lo que parece de que el sexo no está determinado de una vez por todas, y para siempre, por los caracteres sexuales anatómicos: la identidad sexual debe ser adquirida por el individuo a través de la cultura propia de su grupo social, y el método más seguro para que el niño la alcance es asignándole su sexo a través de actitudes y modelos de comportamiento que no permitan equívocos. Esto ha de hacerse enseguida. Cuanto más se diferencian los modelos para varones y hembras, más garantizado parece estar el resultado.

(Elena Gianini Belotti, De parte de las niñas).

➤ El factor biológico.
Determina el sexo a través de los cromosomas sexuales XX y XY (ver págs. 18-19) y el consiguiente desarrollo de las hormonas, las gónadas y los órganos sexuales externos;

➤ El factor cultural.
En el papel femenino o masculino de un individuo influyen, por un lado, las expectativas y los deseos (conscientes e inconscientes) de la familia y del ambiente, y por otro, la situación psicológica del niño, sus conflictos internos, ambos en constante evolución según la edad y sus relaciones y experiencias.

Mientras que son muy raras las condiciones patológicas que alteran el factor biológico, son mucho más frecuentes las causas psicológicas, ambientales y sociales que pueden perturbar un desarrollo armónico de la sexualidad.

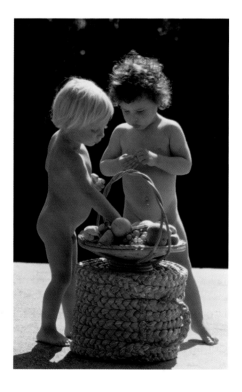

La educación sexual de todos los seres humanos comienza antes de nacer (determinada por las expectativas que tenían nuestros padres sobre nuestro sexo), y está estrechamente ligada al papel que, como seres sexuados, han desempeñado nuestros padres, con sus comportamientos manifiestos e íntimos. Durante la infancia, la educación sexual está vinculada a lo que piensan y a cómo actúan quienes están cerca del niño: padres, pero también educadores de guardería, profesores de colegio, grupos de amigos de su edad, ideologías dominantes en el entorno social.

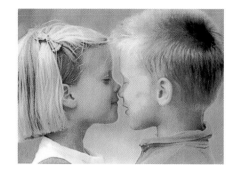

En nuestra sociedad existen muchos estereotipos sobre la diferencia entre los dos sexos, sus habilidades, sus sentimientos, sus comportamientos y sus relaciones con los demás. Está bastante extendida las creencia de que los dos sexos difieren fundamentalmente entre sí a nivel psicológico. En esta «creencia» se basan las siguientes identificaciones:

- *hombre:* aventurero, ambicioso, independiente, creativo, lógico, realista, constante, fuerte;
- *mujer:* cariñosa, curiosa, soñadora, emotiva, amable, nerviosa, miedosa, dependiente, paciente, sensible, sentimental.

Un adulto con este tipo de ideología (de valores y creencias adquiridos) tendrá una alta probabilidad de encaminar la educación de sus hijos hacia esos estereotipos que diferencian (según él) a los dos sexos.

EL COMPROMISO DE LA EDUCACIÓN

Educación sexual no significa en absoluto imposición de normas sexuales. El adulto que basa la educación sexual infantil en formas de imposición, imponiendo a su hijo las que, en su opinión, son las normas de la sexualidad (sin dialogar ni «escuchar» lo que el niño ya «sabe»), es probable que consiga reprimirlo.

La sexualidad infantil puede «dar miedo» al adulto.

Un niño que explora todo su cuerpo constantemente en busca de una situación de satisfacción del placer puede desconcertar al adulto, y aún más si es incapaz de vivir con alegría y tranquilidad su propia sexualidad. Es el temor a hablar y a reconocer nuestra sexualidad y la infantil lo que transmite al niño la idea de lo prohibido; las expresiones de desagrado ligadas a los órganos genitales (y, en general, a sus funciones corporales) serán las que le inculquen la idea de «suciedad» vinculada a esos órganos y sus funciones. El evitar las «palabrotas» puede rayar en la prohibición y en la hipocresía, incluso a nivel lingüístico. Cuando las acciones y las palabras del adulto son confusas o, peor aún, represivas, transmiten al niño inseguridad en las manifestaciones sexuales.

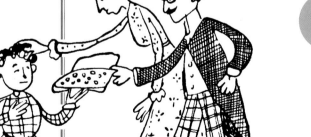

Proteger de la violencia

La sexualidad es una de las manifestaciones más intensas y profundas de la capacidad de comunicación del hombre; es la comunicación más hermosa y gratificante, y requiere el máximo de atención y dedicación hacia el otro.

Pero buenos y malos, sanos y enfermos, educados o no, todos practicamos en nuestra vida la sexualidad. De nosotros depende que la relación y el comportamiento sexual sean más o menos nobles, más o menos gratificantes, hasta degenerar y llegar a expresar violencia y rabia, es decir, dejar de ser comunicación e intercambio para convertirse en opresión.

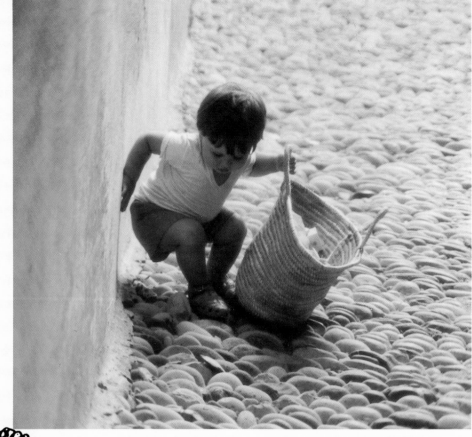

Esto debe ser explicado en la infancia, y la vía para hacerlo no es asustando a los niños por la posible presencia de pedófilos, de personas que abusan o de cualquier «mayor» que vive en su entorno. Esta actitud puede inducirles a desconfiar de los adultos en general, fomentando peligrosa y tristemente su autosuficiencia (como, por desgracia, se tiende a hacer en la actualidad).

Por el contrario, debemos ayudarles a formarse a sí mismos con unos valores sociales y afectivos, en una cultura de confianza.

La generosidad, el deseo de comprensión, el respeto, la dedicación: estos son los valores que conducen a una sana comunicación sexual, y no el aislamiento, la desconfianza, el alarmismo, el egoísmo y la autosuficiencia. También es indispensable inculcar en los jóvenes el equilibrio y la serenidad en caso de toparse con la pedofilia u otros tipos de abusos contra la infancia.

Por desgracia, sólo nos acordamos de que los niños necesitan estar informados sobre la sexualidad cuando leemos en el periódico alguna noticia dramática sobre la degeneración transformada en violencia y delito. En cualquier caso, esas noticias pueden constituir la ocasión para atrevernos a afrontar el tema, y no debemos centrar la información y el diálogo únicamente en la «degeneración»: de hecho, nos estamos dirigiendo a personas, los niños, que aún tienen que comprender y definir lo que es la sexualidad.

Es una regla válida para enseñar cualquier materia: primero hay que ocuparse de la norma, y después se afrontan las excepciones, que siempre se presentan trasladándolas a la norma misma.

Por tanto, tenemos la obligación de hablar de ello en el contexto de un discurso más amplio, que analice la sexualidad humana en conjunto, descubriendo sus valores y sus significados positivos.

De lo contrario, se corre el riesgo de envilecer el sexo, de hacerlo sentir como algo «malo» y, en definitiva, de convertirlo en un tema para criminólogos. No sería productivo sustituir la incorrecta asociación histórica de «sexo-pecado» que nos aflige desde hace tiempo por la de «sexo-delito», probablemente más acorde con los tiempos, pero que proporciona igualmente un conocimiento del sexo erróneo y negativo.

En esa increíble lotería que es el destino humano, que hace que se tenga o no la suerte de nacer en un ambiente seguro y de crecer con afecto y medios que permitan la mejor expresión del potencial genético, nadie se autodetermina y nadie puede escoger y decidir las primeras circunstancias de su vida, las que forman a la persona.

Frente a la degeneración humana, los «expertos» (jueces, políticos, pedagogos) tienen el deber de proteger a la víctima y de apoyarla adecuadamente para que supere el drama vivido; les corresponde, por tanto, defender a la infancia de las degeneraciones, prevenir los crímenes, volver inofensivos a los peligrosos o «arrestarles» para impedir daños graves, pero afrontando siempre la ineludible acción de reeducación y recuperación consiguiente.

En cambio, no deben recurrir a la venganza ni al ensañamiento. La tarea de un Estado es impedir el crimen, detener al criminal y hacer todo lo posible para que se integre en la sociedad, partiendo de la idea de que nadie elige «ser malo». Estas consideraciones quieren ser una advertencia para que no nos olvidemos de transmitir a los niños el mensaje, indispensable, de que ningún crimen puede dar lugar a respuestas vengativas por parte de la sociedad. El «ojo por ojo, diente por diente», tan viejo como el mundo, puede ser comprensible como reacción de quien es víctima y sufre la ofensa, pero jamás puede ser teorizado, racionalmente justificado o enseñado a los jóvenes como sistema.

Si sabemos transmitir a las futuras generaciones el rechazo de la violencia y el dolor al ver al violento traicionar los valores de la sociedad, evitaremos reacciones cargadas de una violencia análoga y dramáticos linchamientos o la exaltación de la pena de muerte.

La misión de la educación es crear adultos que sepan defenderse de las degeneraciones enfermizas de quienes las padecen, pero también considerarlas siempre un problema a afrontar y resolver dentro de la sociedad, pues son hechos que nos atañen a todos, como seres humanos.

En la formación del individuo se deben proporcionar siempre con claridad los parámetros que delimitan y separan el bien del mal. Pero esto no significa dividir en la pizarra (y en la vida) a los buenos de los malos: esa es una operación que jamás ha eliminado la «maldad» de los malos y que puede desembocar en que los buenos tengan cada vez menos «bondad».

La sexualidad humana es un tema muy delicado, que se ha de tratar con cuidado: no se admiten rodeos, trivializaciones, necedades, fantasmas ni, naturalmente, censuras.

NUEVOS MODELOS DE MATERNIDAD Y PATERNIDAD

Según las tradicionales, antiguas y consolidadas ideas sobre el papel de cada miembro de la familia, la madre representa la naturaleza y el padre la cultura, la madre es el interior, los sentimientos, los afectos y el cuerpo, y el padre es el exterior, la mente, la palabra, la autoridad y la socialización. La mujer se convierte en «madre» ya desde el momento de la concepción, pero para ser «padre» deben pasar años, durante los cuales tiene lugar un largo y laborioso proceso que alcanza su objetivo cuando el niño, ya capaz de razonar, puede recibir los valores y las reglas culturales. Apartado del mundo afectivo de la madre, es introducido en el racional del padre. El único

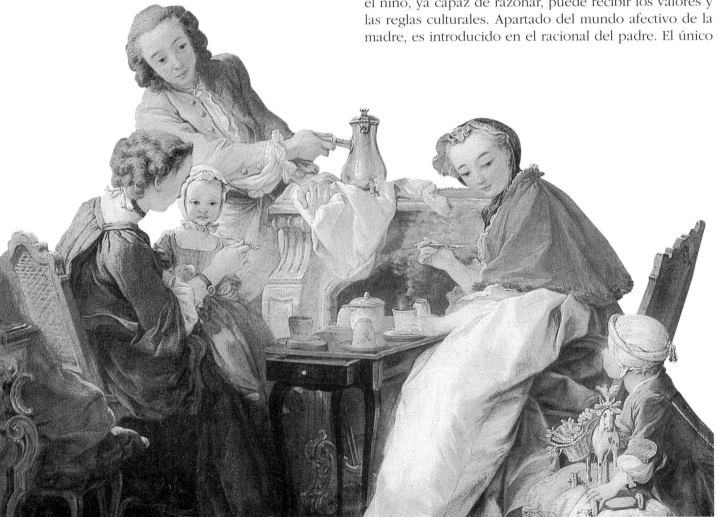

deber del padre al nacer el niño parece ser el de existir y mantener al hijo, mientras que su efectiva presencia cotidiana no parece indispensable porque sus relaciones con el niño tienen como intermediaria a la madre.

Una visión distinta de las funciones materna y paterna ha ido surgiendo por un lento proceso de revisión de los valores culturales tradicionales, y prevé un replanteamiento de la imagen de la mujer y de la participación del hombre en las tareas domésticas y en la crianza de los hijos.

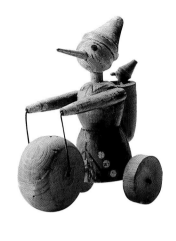

Desde hace tiempo, el papel social de la mujer ha cambiado: la mujer ha reivindicado su derecho a la realización personal a través del trabajo fuera del hogar, a su autonomía económica, y demanda no tener que renunciar a ello por ser madre. En la mayoría de los casos, este derecho ha significado un trabajo doble, en casa y fuera de ella; sin embargo, de ahí ha derivado la obligación del hombre de asumir responsabilidades en la organización de la casa y en la crianza de los hijos.

También ha cambiado el valor social del niño: de una «inversión económica» ha pasado a ser una «inversión afectiva» incluso para los padres, de modo que ellos prefieren cada vez más la intimidad con sus hijos, antes que la autoridad y la distancia. Es decir, antes que el amor por el poder, empiezan a preferir el poder del amor, algo que siempre se ha reservado a las madres.

Entre las generaciones más jóvenes se observa también una mayor aceptación del «componente femenino»: el modelo tradicional de virilidad está en crisis, y los hombres son más permeables al modelo femenino. Eso no excluye un inconsciente cálculo oportunista: si el poder no parece funcionar ya con los hijos, es preferible establecer con ellos una relación afectiva que permita seguir siendo el centro en su vida y, por lo tanto, conservar el poder de una forma distinta.

Por último, hay que considerar la profunda crisis que ha atravesado la «religión del trabajo», que ha sido el fundamento de la vida de los padres y ha servido a menudo como coartada para justificar la falta de interés y de compromiso hacia la vida de los hijos. Se ha pasado de la idea de vivir para trabajar a pensar que el trabajo es una parte más de la vida, y que no hay que sacrificar los afectos y las relaciones por la vida laboral.

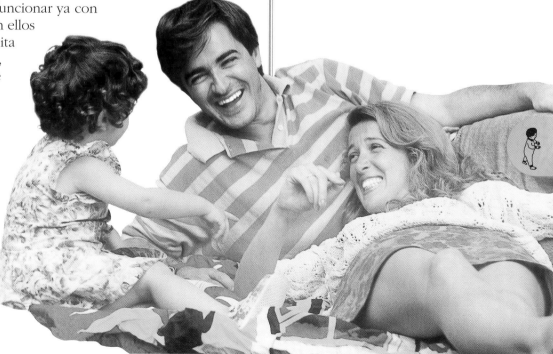

NUEVAS FUNCIONES, NUEVOS CONFLICTOS

«Sigue estando extendida la convicción de que el hombre no es apto para las tareas domésticas y el cuidado de los niños. Cuando se produce, el reparto de las labores de crianza y del hogar no es siempre equitativo, porque el hombre es quien escoge entre las distintas opciones, y raras veces asume la responsabilidad completa, de manera que el esfuerzo mental que conlleva la organización de la casa debe hacerlo la mujer. El hombre se limita a ayudar. A veces es el hombre quien toma las riendas, organiza y decide, excluyendo a la mujer o convirtiéndola en una subordinada que debe acatar sus órdenes.

Algunos padres son perfeccionistas y obsesivos, hacen del niño el centro de su vida y pretenden que lo sea también para la madre, o que compita con ella, aumentando los conflictos de pareja, o dirigen al niño las atenciones, el interés y el cariño que dedicaban a la mujer, privándola de aquello que estaba acostumbrada a recibir y provocando celos y desconfianza. Parece que estos hombres están recorriendo un camino contrario al de la mujer.

Pero también surgen problemas por parte de las mujeres: a veces, las que han pretendido el reparto equitativo de las tareas se sienten privadas, cuando está el niño en casa, de una función que les ha correspondido siempre por derecho, e intentan recuperar su dominio tradicional. Algunas mujeres reaccionan contra el hombre con el que comparten las labores de crianza con una pérdida de interés, porque el modelo de hombre colaborador y hogareño no ha entrado aún en los esquemas de él.

Los padres que crían a sus hijos no han inventado todavía modelos propios, sino que se limitan a seguir el modelo materno tradicional: esta primera fase podría ser inevitable y corresponder a la fase de emancipación femenina que obliga a las mujeres, en el terreno masculino, a adaptarse a los modelos existentes, que no son suyos pero son los únicos que existen».

Elena Gianini Belotti

Cuando yo estaba en el hospital mi papá miraba la televisión

SALUD Y SEGURIDAD

*La salud es un estado de bienestar
psíquico, físico y social, y no sólo
la ausencia de enfermedad.
Hablar de «salud» es hablar de cultura,
de relaciones y de equilibrio.*

8

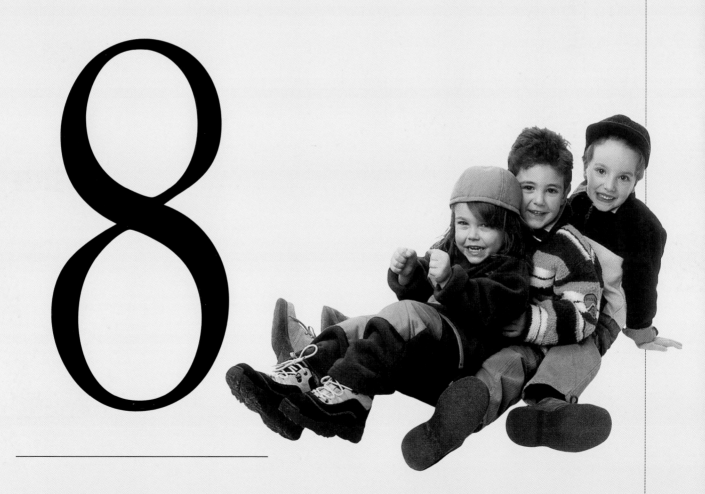

REFLEXIONES SOBRE LA SALUD

LA OBSESIÓN DE ESTERILIZARLO TODO

Es clásica en la crianza del recién nacido la obsesión por esterilizar todo aquello que le rodea: la comida, el biberón, el chupete, los juguetes, etc.

Se ha avanzado enormemente desde los tiempos en los que ir a dar a luz a un hospital suponía un riesgo para la madre (fiebre puerperal), para el niño (gastroenteritis aguda) y para ambos por la abundancia de gérmenes: la asepsia de la sala de partos y la esterilización de leche y biberones han acabado con esos inconvenientes.

Actualmente, dar a luz en un hospital, aunque conlleva una notable, y a veces inaceptable, carencia afectiva y de relaciones, se considera una garantía para la salud tanto de la madre como del niño gracias a la introducción de las técnicas de esterilización. Por otra parte, no son los recién nacidos los que necesitan un ambiente aséptico, sino la sala nido, debido a la «masificación».

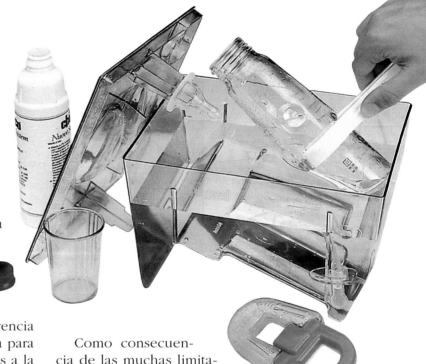

Como consecuencia de las muchas limitaciones que, en general, imponen los hospitales, los niños no pueden estar con sus madres y ser cuidados únicamente por ellas, sino que deben pasar por las manos del personal sanitario, que son vehículos potenciales de gérmenes. A menudo son alimentados con biberones preparados con mucha antelación en las cocinas, que si no estuvieran esterilizados, al permanecer durante horas en lugares calientes, podrían ver aumentar peligrosamente en su interior la carga bacteriana. Además, los niños son trasladados desde las secciones de obstetricia y ginecología en carritos comunes para ser entregados a las madres, lo cual implica una alta posibilidad de contacto con peligrosos gérmenes «hospitalarios».

¿Pero qué sentido tiene todo esto cuando ya se está en casa? ¿Es verdad que los padres deben esterilizarlo todo, no sólo los biberones, sino también el chupete, la ropa

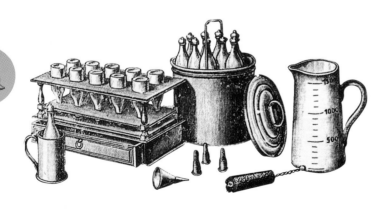

LAS «CIENCIAS» DE LA INFANCIA

El nacimiento oficial de la ciencia que estudia la infancia desde el punto de vista médico y psicológico tiene poco más de cien años. Hasta el siglo XVIII, las ideas y las prácticas de la medicina referentes a la infancia eran, más o menos, las heredadas de los médicos griegos y romanos. Por ejemplo, Mosquión, un médico griego que vivió en Roma en el siglo II d.C., en su tratado *De mulierum passionibus* (Las enfermedades de las mujeres), se ocupó también, en parte, de los niños: sus consejos fueron seguidos a rajatabla hasta el siglo XVIII.

En 1865 se empezó a utilizar el término «puericultura» para designar la ciencia que se ocupa de la crianza de los niños. El término fue creado por A. Caron, que la definió como «la ciencia de criar higiénica y fisiológicamente a los niños». El vocablo «pediatría» fue acuñado algo más tarde, en 1872, utilizando raíces de palabras griegas (significa «medicina para niños»).

En esa época la psicología experimental comenzó a ocuparse también de la infancia. El precursor de los estudios sobre

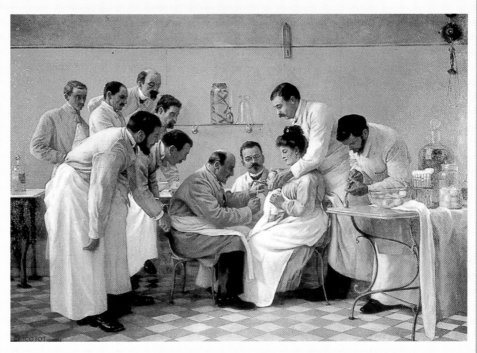

la infancia fue Charles Darwin, que redactó un exhaustivo diario de observaciones sobre los comportamientos de uno de sus hijos. Pero los estudios que condujeron a la constitución de una verdadera especialidad, la psicología infantil, se debieron principalmente a J. M. Baldwin, psicólogo estadounidense que publicó en 1895 un libro sobre el desarrollo mental del niño.

En los años a caballo entre los siglos XIX y XX, se acentuó la división entre saber popular y saber científico sobre el niño. Nacieron los manuales de puericultura: los médicos se convirtieron en los «expertos» de la crianza de los niños, de sus cuidados y de su educación, y se asignó a las madres la misión de poner en práctica los conocimientos científicos del mundo médico.

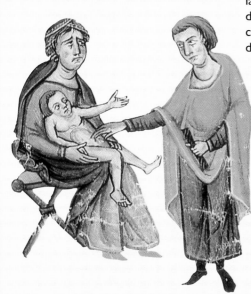

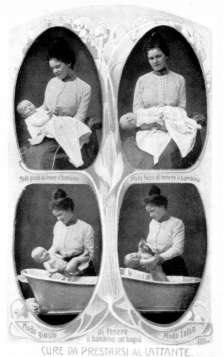

A la izquierda, visita de un médico a una niña enferma (miniatura de un manuscrito en latín del s. XIII); a la derecha, ilustración extraída de La mujer, médico de cabecera (1910).

PARA UNA «CULTURA DE LA SALUD»

Está demostrado que la inmensa mayoría de los comportamientos de las personas se estructura en los primeros años de vida, por lo cual es lógico pensar que esto debe ser verdad también para nuestra «cultura» de la salud, es decir, para nuestra actitud, siendo adultos, hacia las enfermedades, su superación y su prevención.

Por tanto, se debe analizar con mucha atención lo que los padres saben y aprenden sobre el «cuidado de la salud de los hijos»: un aspecto de su cultura que tiene (y tendrá) repercusiones fundamentales en la salud (y no sólo en ella) de generaciones futuras.

Analizar críticamente todo lo que el mundo de la sanidad hace y dice a los nuevos padres (y no nos referimos sólo al mundo médico, sino a toda la industria del recién nacido y a los mensajes «informativos» enviados por los medios de comunicación) constituye una fase preliminar indispensable para comenzar un proceso que modifique de raíz nuestros incorrectos comportamientos de adultos en el terreno de la salud.

Este es el espíritu en el que se basan nuestras «reflexiones sobre la salud».

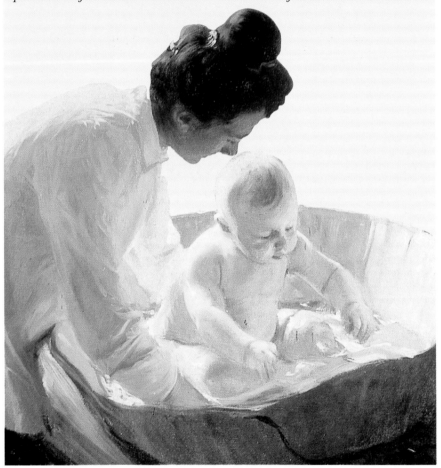

(como dice la publicidad de algunos detergentes, que se dirigen a las madres ofreciendo su producto como garantía higiénica para la ropa de los recién nacidos»), los juguetes e incluso las manos de quien le coge en brazos?

Ciertamente, no. La práctica de la esterilización no sólo es innecesaria, sino que esta prescripción lleva implícito un mensaje profundamente erróneo sobre nuestra relación con virus y gérmenes: la salud no debe basarse en la total ausencia de estos «huéspedes», sino en una correcta relación con ellos, en unas costumbres de vida higiénicas y en unas buenas defensas inmunológicas personales que se consiguen con una correcta alimentación, un estilo de vida sano en general y un crecimiento gradual de los instrumentos de defensa, de los que estamos dotados genéticamente desde el nacimiento (y no a base de vacunas e inmunoestimuladores, unos fármacos de los que se abusa en la actualidad).

Es posible que sea superfluo esterilizar el biberón, como hemos indicado en la página 163, y que sea suficiente con tomar sencillas precauciones higiénicas, con la ventaja de no transformar la alimentación del bebé en una especie de terapia, donde la madre es la enfermera, el niño es el paciente y la leche es la medicina. Además, ese miedo a los gérmenes puede empobrecer de forma perjudicial nuestra relación física con el pequeño: ante el temor de transmitirle gérmenes, corremos el riesgo de aislarle, de evitarle la relación física, cuando sabemos lo importante que es para su salud (y la nuestra).

DEMASIADO ABRIGADOS: A MENUDO ENFERMOS

Es posible hacer algo para que el niño se ponga enfermo con menos frecuencia o, mejor aún, «para que enferme exclusivamente por causas inevitables»: vestirle adecuadamente (es decir, mucho menos de lo que solemos hacer los padres) y organizar su vida de manera que pueda estar el mayor tiempo posible al aire libre, en todas las épocas del año.

En las guarderías (y, obviamente, en las casas), conviene evitar el exceso de calor y el aire muy seco: en invierno, la temperatura ambiental no debería rebasar los 17-18 °C, y la humedad del aire debería ser del 50-60%. En la época invernal, para mantener la salud de las casas, conviene tener encendida la calefacción sólo unas horas al día y abrir regularmente las ventanas, todos los días, para ventilar las habitaciones y dejar penetrar la luz solar (cuya acción bactericida es obstaculizada por los cristales).

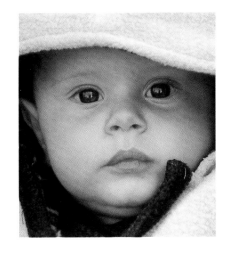

Los padres no deberían temer las «corrientes de aire», sino el exceso de calor al que someten al niño: es esto lo que facilita que sea atacado por microorganismos, que aprovechan para entrar en su cuerpo la escasa habilidad que ha desarrollado para afrontar los cambios de temperatura. El niño está siempre tan abrigado (con dos camisetas, «buzo», bufanda, gorro, guantes, etc.) que no tiene ocasión de aprender a usar los válidos mecanismos de termorregulación de los que le ha dotado la naturaleza.

El calor excesivo en las habitaciones donde permanece el niño acarrea otro perjuicio a sus defensas: la falta de humedad en el aire

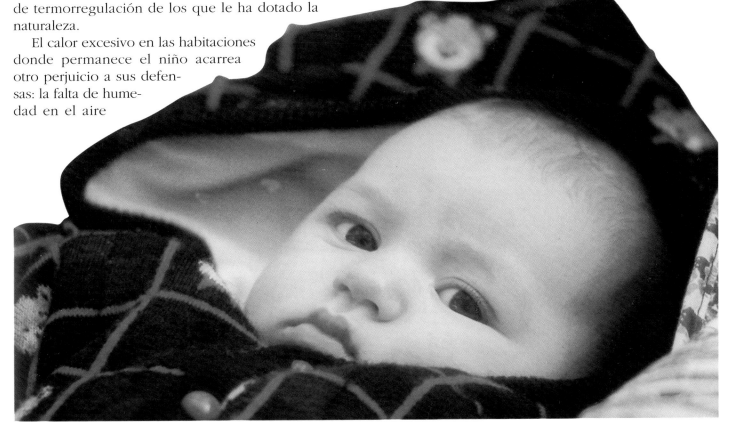

reseca las mucosas que revisten el primer tramo de las vías respiratorias, y es precisamente en estas mucosas donde están localizadas nuestras primeras barreras contra los gérmenes («anticuerpos de superficie»).

Así pues, es comprensible que un niño demasiado abrigado y que vive en un ambiente excesivamente caliente se ponga enfermo con más facilidad que otro que ha podido desarrollar su propia capacidad de defensa por el hecho de vivir en un ambiente «fresco» y ventilado y de llevar una vestimenta más cómoda y ligera.

Las prendas de lana deben ponerse siempre sobre una camiseta de algodón, para poder «aligerar» fácilmente el vestido del niño cuando está en ambientes demasiado calientes. Con las calefacciones de hoy día, la lana ha perdido la función de aislante que poseía cuando las casas eran frías o estaban calentadas de forma desigual (mucho calor delante de chimeneas y estufas de leña, pero un frío helador en la espalda), y entraña el peligro, si está en contacto directo con la piel, de provocar incómodas irritaciones.

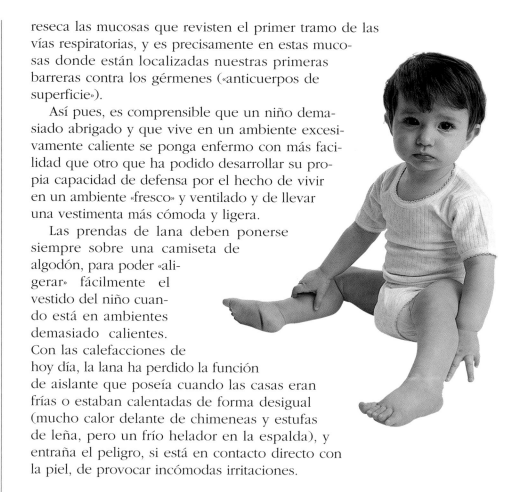

EL CUERPO SOMETIDO A HORARIO

Entre las falsas ideas que circulan sobre cómo «mantener la salud», hay una muy extendida: creer que la salud física (muscular, respiratoria, circulatoria, etc.) de nuestro organismo está garantizada con unas horas a la semana de ejercicio en un gimnasio o un campo de tenis, con elaboradas técnicas de masaje y manipulación o, tal vez, haciendo *footing* el domingo por la mañana en medio del tráfico. Es decir, se tiende a pensar que el movimiento y la actividad física, olvidados durante la mayor parte del día (abusando de automóviles, ascensores y otros hábitos sedentarios), se pueden recuperar adecuadamente con ejercicios físicos «especializados» y concentrados.

Resulta difícil para los médicos hacer comprender que no es correcto, y puede ser incluso arriesgado, exigir al cuerpo prestaciones ocasionales pero intensas; en realidad, es mucho más productivo ejercitar el cuerpo con regularidad, en todas las actividades cotidianas. En resumidas cuentas, deberí-

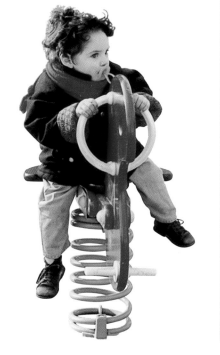

amos ahorrarnos los sudores y el dinero que gastamos en el gimnasio, y realizar un trabajo muscular menos intenso pero constante caminando todos los días, montando en bicicleta (que tiene una ventaja añadida para la salud, al no contaminar el aire), dejando que los ascensores sean utilizados sólo por los ancianos y los minusválidos, y transportando nosotros mismos los «pesos cotidianos», sin tanto servicio a domicilio.

Las primeras señales de esta insana actitud de disociación entre actividades cotidianas y empleo del cuerpo se aprecian claramente en algunas prácticas propuestas actualmente a los nuevos padres.

VENDAJES APRETADOS

Durante milenios, en Occidente ha existido la costumbre de envolver el cuerpo del recién nacido con vendas apretadas o fajas.

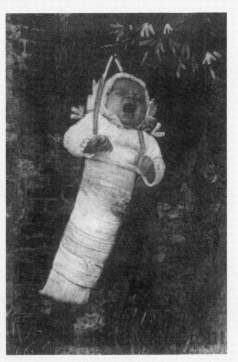

Hay testimonios pictóricos y escultóricos de la antigua Roma que evidencian las modalidades con las cuales el cuerpo del niño era mantenido rígido con vendas, imposibilitando todos sus movimientos, excepto los de la cabeza.

El vendaje se consideraba muy importante para que el niño creciese «recto». En el terreno práctico, la realidad era que el vendaje permitía dejar solo al niño sin peligro de que se moviera y se hiciera daño (cayéndose, manipulando objetos, etc.).

Plinio, en el Libro IV de su Historia natural, *escribió en contra de los vendajes: «Nada más salir del seno de la madre, y apenas capaz de moverse y de estirar los miembros, el niño es aprisionado en nuevas ataduras. Le envuelven con vendas, inmovilizándole la cabeza, con las piernas estiradas y los brazos a lo largo de los costados; colocan alrededor de su cuerpo todo tipo de vendas, que no le permiten cambiar de postura. Él está feliz si no han apretado las vendas hasta el punto de asfixiarle y han tenido la precaución de tumbarle sobre un costado, para que el líquido que arroje por la boca pueda caer espontáneamente. De lo contrario, no podría girar la cabeza para facilitar la expulsión».*

Desde el siglo XVIII, y especialmente en los manuales de puericultura del siglo XX, los pediatras denuncian los riesgos de esta práctica y la critican.

En algunos países hubo que esperar hasta mediados del siglo pasado para que la práctica fuera abandonada totalmente y sustituida por una ropa adecuada para el periodo neonatal y para la primera infancia.

Desde los años sesenta, en una medida cada vez mayor, la industria se encargó de publicitar y vender la ropa apropiada para las distintas edades del niño.

Aunque actualmente no existe ya el peligro de «vendar apretado» a un recién nacido, todavía se cometen excesos y errores de planteamiento al elegir el vestuario infantil. De hecho, nuestros hijos suelen ir demasiado vestidos, a cualquier edad.

El principio fundamental que hay que tener en cuenta cuando se viste a los niños es que la ropa debe cubrir el cuerpo sin impedir el movimiento y permitiendo que el aire circule debajo de ella.

La libertad de movimientos está estrechamente ligada a la posibilidad de exploración y experimentación del propio cuerpo, del cuerpo de los demás y del ambiente.

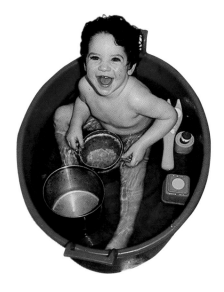

La «gimnasia para bebés», la «gimnasia acuática», la «psicomotricidad», el «masaje» al recién nacido: en definitiva, una serie de «caminatas», caricias y ejercicios según un horario determinado (y casi siempre previo pago), como si todo ese «trabajo» que el niño necesita ciertamente no estuviera ya previsto y contenido en abundancia en su vida «normal».

Los masajes, las caricias y los movimientos poseen mucho valor y significado cuando tienen un fin y han sido buscados, es decir, cuando están vinculados a precisas necesidades y elecciones del niño. Por el contrario, pierden gran parte de su valor cuando se encasillan y se codifican, cuando «suceden» porque se han programado previamente «la hora de las caricias», «la hora de la gimnasia» y «la hora del masaje».

Todo esto lo saben bien los centros de rehabilitación, que han comprobado desde hace tiempo que es más eficaz para la recuperación funcional un determinado ejercicio o movimiento realizado en relación con una necesidad y una voluntad precisa del paciente, y no practicado de forma repetitiva sin un objetivo concreto.

Y existe otro aspecto negativo, que se podría llamar la «tecnificación» de la normalidad.

Está de moda asignar denominaciones y apariencias tecnológico-científicas a todo lo relacionado con el sector de la salud, en parte porque se vende mejor y en parte porque la gente, cada vez menos capaz de desarrollar una cultura analítica, tiende (por pereza e ingenuidad) a creer en todo aquello que se le presenta de forma «espectacular».

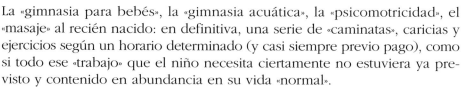

Debido a ello, las pequeñas y humildes, pero muy eficaces, experiencias de la vida cotidiana, que todos poseemos gratis en nuestro patrimonio cultural, van siendo suprimidas, disfrazadas de descubrimiento científico, de prácticas filosófico-pedagógicas, con nombres rimbombantes (*jogging, fitness,* gimnasia acuática, psicomotricidad), con el fin de poder venderlas como algo novedoso.

Este disfraz perjudica indudablemente el bolsillo y, sobre todo, la posibilidad de gestionar libremente nuestra salud. Obliga a depender de las prescripciones de los especialistas, incluso cuando deseamos acariciar a un recién nacido, por temor a no saber hacerlo. Se debería recordar a los padres que lo importante no es la «técnica» de la caricia, sino el contenido del mensaje que la acompaña, y que cuando se aplican fascinantes técnicas de masaje aprendidas en cursos especiales, se corre el riesgo de no comunicar absolutamente nada o, peor aún, transmitir sólo miedos e inseguridades.

El único aspecto positivo de estas «técnicas» modernas es que hacen hincapié en la necesidad que tenemos de relacionarnos con el cuerpo en términos de contacto, tono muscular, experiencias posturales, etc., especialmente al principio de nuestra vida. Pero esto podría ser explicado y recordado a los padres sin hacerles creer que deben «especializarse». Así sabrían mantener una comunicación más intensa, dejándose guiar por su capacidad de relacionarse física-mente con el niño, sin técnicas especiales, cuidándole sencillamente con cariño y mostrándose dispuestos a satisfacer sus necesidades cotidianas.

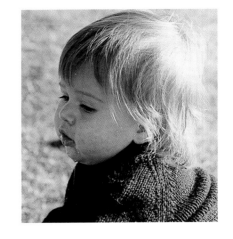

RESFRIADOS DESCOMUNALES

Hemos hablado del lenguaje rimbombante empleado para introducir prác-ticas de gimnasia, pero existe también una clara tendencia a exagerar el lenguaje utilizado por las personas para referirse a sus trastornos.

Los niños no tienen resfriados, tos o un poco de fiebre, sino resfriados «descomunales», tos «infernal», fiebre «por las nubes», y así sucesivamente. Es probable que esta exageración de los términos propia de los padres cuando se refieren a los síntomas (casi siempre normales e irrelevantes) que presentan sus hijos se deba principalmente a una extendida sensación de soledad, unida al temor no sólo de no ser escuchados, sino de no ser vistos siquiera. En cierto sentido, es lo que sucedía en el teatro japonés: mímica exagerada y maquillaje llamativo para que los actores fueran vistos desde muy lejos; y efectivamente, hoy en día las personas parecen vivir muy lejos unas de otras y hacer un enorme esfuerzo para entender a los demás y hacerse entender por ellos.

En un tejido social tan disgregado como el actual, todos renuncian a hablar «normal» y tienden a chillar, a exagerar, a magnificar incluso las cosas más simples y modestas: es una manifestación de la necesidad lícita de aca-parar la atención de los demás para no sentirse solo, pero, por desgracia, el resultado consiste en convertirse en víctima de la exageración, magnifi-cando también un síntoma hasta el punto de considerarlo insoportable.

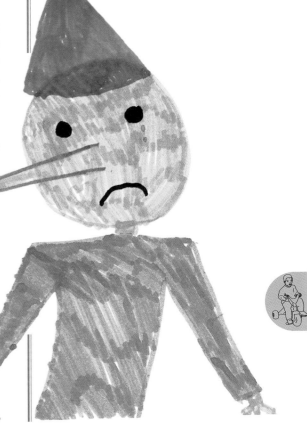

En consecuencia, no podemos tolerar que un niño moquee o tenga la nariz un poco taponada, y enseguida recurrimos a *sprays* o gotas nasales (cuya aplicación continuada es perjudicial). «A los primeros sín-tomas de resfriado» (como decía una pésima campaña publicitaria), pensamos en los fármacos. Un dolor de cabe-za ocasional parece poder apartarnos de la «circulación», y nos aterroriza «quedar rezagados» y perder quién sabe qué, por lo cual preferimos tomar fuertes analgésicos, sin detenernos un instante para ver si se resuelve espontáneamente.

Por desgracia, esto es lo que enseñamos a nuestros hijos, ya desde bebés, acostumbrándoles a ser llevados a toda prisa al médico cuando les duele ligeramente la garganta, tosen un poco o han comido menos gramos de leche, recurriendo al supositorio para bajar la fiebre y a todo tipo de fármacos para abrir el apetito, dormir, estudiar e incluso practicar «mejor» un deporte. Así pues, lo preocupante no es que se exageren verbalmente los síntomas, sino

LOS DERECHOS DEL NIÑO

Declaración de los Derechos del Niño, aprobada por la Asamblea General de la ONU el 20 de noviembre de 1959

Artículo 1°

El niño disfrutará de todos los derechos enunciados en esta declaración.

Estos derechos serán reconocidos a todos los niños sin excepción alguna ni distinción o discriminación por motivos de raza, color, sexo, idioma, religión, opiniones políticas o de otra índole, origen nacional o social, posición económica, nacimiento u otra condición, ya sea del propio niño o de su familia.

Artículo 2°

El niño gozará de una protección especial y dispondrá de oportunidades y servicios, dispensado todo ello por la ley y por otros medios, para que pueda desarrollarse física, mental, moral, espiritual y socialmente en forma saludable y normal, así como en condiciones de libertad y dignidad. Al promulgar leyes con este fin, la consideración fundamental a que se atenderá será el interés superior del niño.

Artículo 3°

El niño tiene derecho desde su nacimiento a un nombre y a una nacionalidad.

Artículo 4°

El niño debe gozar de los beneficios de la seguridad social. Tendrá derecho a crecer y desarrollarse en buena salud; con este fin deberán proporcionarse, tanto a él como a su madre, cuidados especiales, incluso atención prenatal y postnatal.

El niño tendrá derecho a disfrutar de alimentación, vivienda, recreo y servicios médicos adecuados.

Artículo 5°

El niño física o mentalmente discapacitado o que sufra algún impedimento social debe recibir el tratamiento, la educación y el cuidado especiales que requiera su condición particular.

Artículo 6°

El niño, para el pleno desarrollo de su personalidad, necesita amor y comprensión. Siempre que sea posible, deberá crecer al amparo y bajo la responsabilidad de sus padres; en todo caso, en un ambiente de afecto y de seguridad moral y material; salvo circunstancias excepcionales, no deberá separarse al niño de corta edad de su madre. La sociedad y las autoridades públicas tendrán la obligación de cuidar especialmente a los niños sin familia o que carezcan de medios adecuados de subsistencia.

Para el mantenimiento de los hijos de familias numerosas conviene conceder subsidios estatales o de otra índole.

Artículo 7°

El niño tiene derecho a recibir educación, que será gratuita y obligatoria por lo menos en las etapas elementales. Se le dará una educación que favorezca su cultura

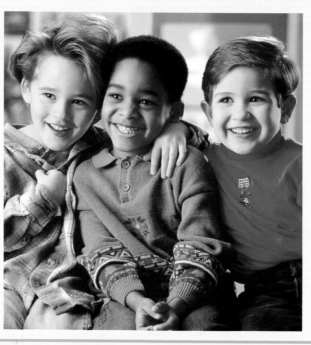

general y le permita, en condiciones de igualdad de oportunidades, desarrollar sus aptitudes y su juicio individual, su sentido de responsabilidad moral y social y llegar a ser un miembro útil de la sociedad.

El interés superior del niño debe ser el principio rector de quienes tienen la responsabilidad de su educación y orientación; dicha responsabilidad incumbe, en primer término, a sus padres.

El niño debe disfrutar plenamente de juegos y recreaciones, los cuales deben estar orientados hacia los fines perseguidos por la educación; la sociedad y las autoridades públicas se esforzarán por promover el goce de este derecho.

Artículo 8°

El niño debe, en todas las circunstancias, figurar entre los primeros que reciban protección y socorro.

Artículo 9°

El niño debe ser protegido contra toda forma de abandono, crueldad y explotación. No será objeto de ningún tipo de trata.

No deberá trabajar antes de una edad mínima adecuada; en ningún caso se le dedicará ni se le permitirá que se dedique a ocupación o empleo alguno que pueda perjudicar su salud o educación o impedir su desarrollo físico, mental o moral.

Artículo 10°

El niño debe ser protegido contra las prácticas que puedan fomentar la discriminación racial, religiosa, o de cualquiera otra índole. Debe ser educado en un espíritu de comprensión, tolerancia, amistad entre los pueblos, paz y fraternidad universal, y con plena conciencia de que debe consagrar sus energías y aptitudes al servicio de sus semejantes.

el hecho de que esto dé lugar posteriormente a una intolerancia hacia trastornos insignificantes que conduzca de forma inevitable a un consumo arbitrario (y desastroso para la economía) de fármacos y prestaciones médicas en general.

Naturalmente, el problema no se resuelve sustituyendo los fármacos «tradicionales» por medicinas alternativas (homeopatía, naturopatía, fitoterapia, etc.): de todas formas, los gastos siguen siendo altísimos, los síntomas se siguen viviendo de manera angustiosa y, sobre todo, se continúa sin entender que la solución «sana» no es cambiar el tipo de medicina, sino dejar de usarlas para resolver situaciones que no las precisan y que, por el contrario, sólo requieren paciencia, tolerancia y un compromiso más serio para revisar y mejorar el estilo de vida.

«POBRECILLO, ¿POR QUÉ TIENE QUE SUFRIR?»

Esta es la idea más arraigada y defendida por los padres cuando se les propone introducir un cambio en las costumbres y en los ritmos del recién nacido (sobre todo si ya lo ha rechazado anteriormente), que van a mejorar la vida de todos los miembros del núcleo familiar, incluida la del pequeño.

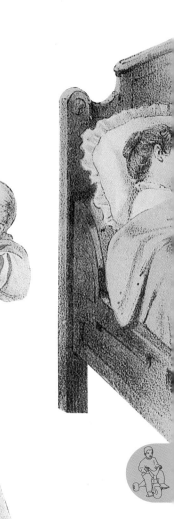

Un ejemplo: algunos recién nacidos, cuando empiezan la lactancia, pueden adoptar un ritmo de tomas más intenso durante la noche (cada dos horas y media o tres) y comer menos por el día (cada cuatro o cinco horas). El resultado de todo esto es que el niño aumenta de peso normalmente, mientras la madre se «debilita» (sobre todo su humor y la producción de leche) debido al agotamiento que acumula por no poder descansar por la noche.

Estas madres, exhaustas y desconcertadas, acuden a la consulta del pediatra buscando ayuda, con la sospecha de que su leche no es buena o con la esperanza de escuchar que el niño es «nervioso» o tiene problemas para expulsar los gases: en tal caso, todo se resolvería con medicamentos.

En situaciones como estas el niño no tiene nada, y aunque no conviene infravalorar ni soportar el problema, tampoco es necesario inventarse una enfermedad para recurrir a los fármacos. Por el contrario, los padres deben empezar pronto a tomar decisiones firmes y claras, seguramente frustrantes para el niño en algunas ocasiones, pero que ellos, como adultos, saben que no son más que los inevitables desengaños que garantizan el crecimiento, la maduración y la autonomía de su hijo.

Los padres deben mirar hacia el futuro, y no actuar pensando en el presente, «al día», como hace el niño. Por todo ello,

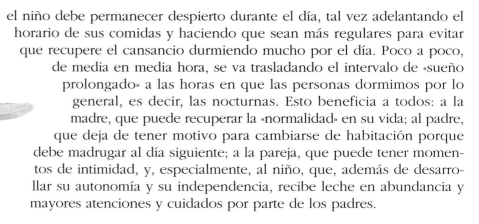

el niño debe permanecer despierto durante el día, tal vez adelantando el horario de sus comidas y haciendo que sean más regulares para evitar que recupere el cansancio durmiendo mucho por el día. Poco a poco, de media en media hora, se va trasladando el intervalo de «sueño prolongado» a las horas en que las personas dormimos por lo general, es decir, las nocturnas. Esto beneficia a todos: a la madre, que puede recuperar la «normalidad» en su vida; al padre, que deja de tener motivo para cambiarse de habitación porque debe madrugar al día siguiente; a la pareja, que puede tener momentos de intimidad, y, especialmente, al niño, que, además de desarrollar su autonomía y su independencia, recibe leche en abundancia y mayores atenciones y cuidados por parte de los padres.

Sin embargo, el comentario que más se escucha al recibir estos consejos es: «Pobrecillo, si viera lo nervioso que se pone cuando le despierto... se me encoge el corazón..., ¿por qué hacerle sufrir?». Y es sólo uno de los muchos ejemplos de la extendida renuncia a educar de los padres actuales, demasiado frágiles e «inmaduros» aún ellos mismos. Los padres que carecen de su propia autonomía (incluso ideológica), tienen dificultad para soportar la carga de oposición que conlleva el proceso educativo.

CHUPETE: RIESGO DE NO ESCUCHAR

El empleo del chupete es, probablemente, tan antiguo como el mundo: el recién nacido descubre enseguida que succionando resuelve la primera gran molestia, la sensación de hambre. Es obvio que, inmediatamente, asocia con la succión la posibilidad de afrontar y salvar cualquier dificultad y molestia, sin importar su origen (pensemos en la pésima técnica, por desgracia aún utilizada, de pellizcar los pies del niño cuando no se «engancha» al pecho, para estimularle a mamar).

Y es igualmente obvio que el adulto, al no poder tenerlo «mamando continuamente» para calmar sus protestas y agitaciones, ha resuelto el problema inventando el chupete, aunque la solución, antes de inventarlo, era el dedo, siempre disponible y utilizado ya por el niño en el útero de la madre.

Este «autoconsuelo» no agrada especialmente a los dentistas, aunque hay numerosos estudios que muestran la falta de relación significativa entre empleo del chupete y malformaciones de la boca y del paladar (que dependen principalmente de factores genéticos).

El verdadero peligro del chupete es, quizá, el de convertirse en «respuesta» única e indistinta por parte del adulto al niño que llora, sin averiguar la causa del llanto y sin intentar consolarle con palabras y caricias. Ese es el riesgo: convertirse en una continua ocasión de relega-

ción por parte del adulto, para no afrontar el «esfuerzo» de entablar una relación con el hijo para consolarlo.

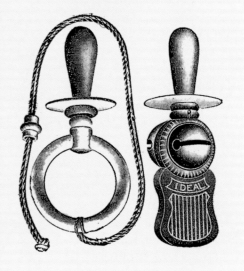

Es normal que los niños se opongan cada vez que se les impone un cambio, porque no son capaces de interpretar positivamente la frustración que acompaña a una orden educativa, y la sienten como un impedimento para disfrutar en el momento presente. Es lógico que no comprendan que con esos pequeños desengaños se está construyendo su bienestar futuro. Para soportar el conflicto, y el sufrimiento que conlleva, es necesario estar profundamente convencidos de que esas frustraciones infantiles (siempre compensadas con numerosas gratificaciones) son necesarias durante el crecimiento para alcanzar un equilibrio adecuado.

Por no saber aguantar el corto y transitorio llanto de un niño obligado a pasar del sueño a la vigilia, se prefiere correr el riesgo de que llore, y con razón, cuando, después de varias noches malgastadas, escasee la leche y la relación con los padres se haya deteriorado por un cansancio insoportable.

Podríamos ofrecer otros muchos ejemplos: el sufrimiento «insostenible» cuando (por pura inexperiencia) empuja con todas sus fuerzas para defecar, la incapacidad de poner a dieta a un niño evidentemente grueso o de reducirle las comidas: «me lo pide él», «se enfada si no se lo doy», «si vieras cómo se pone si no le complazco», etc.

El papel de los padres no puede y no debe consistir en mantener a sus hijos alejados el mayor tiempo posible del contacto con el mundo, sino en ayudarles a experimentar cuanto antes sus propias fuer-

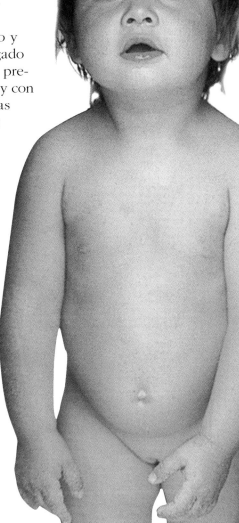

zas, fomentando su capacidad de autonomía para que se conviertan en futuros protagonistas activos, fuertes y deseosos de cooperar con la sociedad en la que viven.

Todo esto resulta difícil y provoca ansiedad, dudas y sufrimientos, pero es la única manera de evitar crear individuos frágiles, incapaces de relacionarse con el mundo circundante, víctimas de la más mínima dificultad porque no están acostumbrados a soportar y a superar cualquier pequeña frustración.

Todo esto empieza enseguida, la primera vez que una madre compasiva prefiere asumir todo el esfuerzo de las tomas nocturnas, perdiendo noches sucesivas de sueño, antes que educar al niño a mantener un ritmo alimentario que tenga en cuenta las necesidades de la familia.

Se renuncia al papel de educador por seguir viviendo tranquilos, alegres y en armonía con el niño, y por la incapacidad (de padres e hijos) de distinguir el «bien» presente del «bien» a largo plazo. Y también porque se piensa que: «hay tiempo, cuando sea mayor lo entenderá, ahora es tan pequeño...». Sin embargo, de esta manera se renuncia a la necesaria «gradualidad» en el desarrollo de la autonomía. Por el contrario, es necesario proponerse que el niño viva siempre en relación con las inevitables frustraciones de la existencia, obviamente soportables y propias de su edad.

Otros muchos ejemplos podrían ayudarnos a subrayar que la compasión de los padres produce inevitablemente carencias a nivel de la estructuración de la personalidad: una de las causas de los numerosos problemas de los jóvenes de hoy.

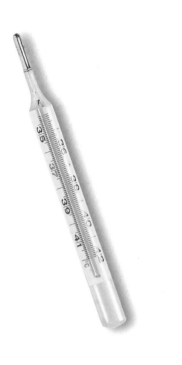

FIEBRE: ÚTIL DEFENSA

La fiebre, interpretada durante siglos como una maldición de los dioses y un castigo, sólo en los últimos años ha sido considerada un sistema de protección del organismo. Sin embargo, y a pesar de que se conocen sus mecanismos fisiológicos, todavía hay muchas personas que la consideran, erróneamente, un evento temible y que debe combatirse lo antes posible.

La fiebre representa una de las más comunes manifestaciones de enfermedad en la edad pediátrica y, seguramente, la condición clínica por la cual se solicita con más frecuencia la intervención del médico.

Puede ser descrita como un aumento de la temperatura corporal por encima de las variaciones fisiológicas cotidianas: en general, nos referimos a temperaturas rectales superiores a los 37,9 °C, y temperaturas axilares superiores a los 37,2 °C.

La temperatura basal normal del cuerpo humano es de 37 °C, pero son normales las variaciones de 1-1,5 °C a lo largo del día. Los límites máximos, no letales, de la temperatura corporal van de los 26 a los 43 °C (las temperaturas superiores a los 41 °C son excepcionales).

En la edad pediátrica, el método de referencia para medir la temperatura corporal es el rectal, ya que la medición axilar es menos fiable e imprecisa a la hora de emitir un diagnóstico de fiebre; en la temperatura bucal pueden influir la ingestión de comidas calientes o frías y la respiración rápida, mientras que la temperatura del canal auditivo, medida con termómetros

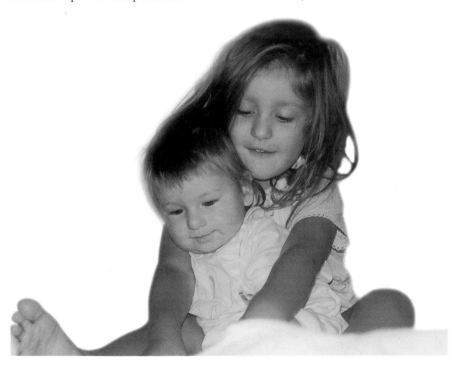

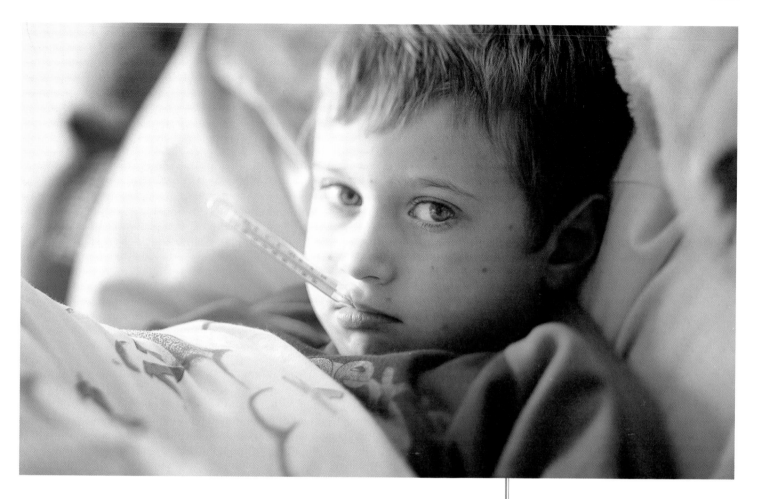

de ultrasonidos, ha dado resultados que no coinciden con la temperatura rectal. Actualmente, aparte del clásico termómetro de mercurio, existen termómetros electrónicos, de ultrasonidos y químicos, que pueden presentar diferencias en la temperatura detectada: por lo tanto, el termómetro de mercurio sigue siendo el sistema de referencia.

La fiebre aparece por una acentuación de los mecanismos fisiológicos con los cuales el organismo mantiene su temperatura: se produce una notable reducción de las pérdidas de calor (vasoconstricción con sensación de frío), junto con un rápido aumento de su producción (escalofríos, erizado del vello).

Aparte de estos mecanismos termorreguladores, se presenta la estimulación de algunas zonas del cerebro que determinan modificaciones comportamentales útiles para el control de la temperatura corporal. Así pues, el niño tapado con muchas mantas manifiesta un comportamiento encaminado a la conservación del calor, mientras que el niño que se destapa muestra un comportamiento cuyo fin es aumentar la pérdida de calor. Estos comportamientos se han de respetar, sin obligar a los niños a abrigarse cuando están enfermos.

ÚTIL COCCIÓN SEGÚN HIPÓCRATES

La fiebre es, probablemente, la más antigua manifestación de enfermedad conocida por el hombre. La primera documentación escrita en la que aparece la palabra «fiebre» se remonta a hace cuatro milenios aproximadamente. Se trata de un pictograma sumerio que representa un brasero encendido.

Hace 2.000 años, la fiebre no sólo era reconocida como manifestación patológica, sino que fue posible describir exhaustivamente las características temporales de algunas fiebres infecciosas (las más extendidas y conocidas eran las tifoideas y la malaria). Esto sucedía en Grecia, durante la época de Pericles; los textos hipocráticos, compilados a lo largo de varios siglos, contienen muchas descripciones clínicas de pacientes con fiebre e introducen en medicina los términos familiares de fiebre cotidiana, terciana y cuartana (o calentura).

La fiebre terciana es una forma de paludismo en la cual el ataque se repite cada tres días. En realidad el intervalo es de 48 horas. Por su parte, la fiebre cuartana es la que entra con frío, de cuatro en cuatro días, y constituye una variedad de la fiebre palúdica.

Hipócrates sostenía la teoría «humoral», según la cual la fiebre era una señal de la desviación de los humores corporales respecto a la correcta vía fisiológica. Él había identificado ya en la fiebre un mecanismo esencialmente protector, en especial apto para la «cocción» y la consiguiente eliminación de los humores nocivos. La teoría griega, derivada en gran parte de Hipócrates, y la de Galeno, sostenían que la fiebre constituía una enfermedad en sí: «Las fiebres causadas por humores se denominan 'fiebre', pero no son síntoma de enfermedad, sino la enfermedad misma».

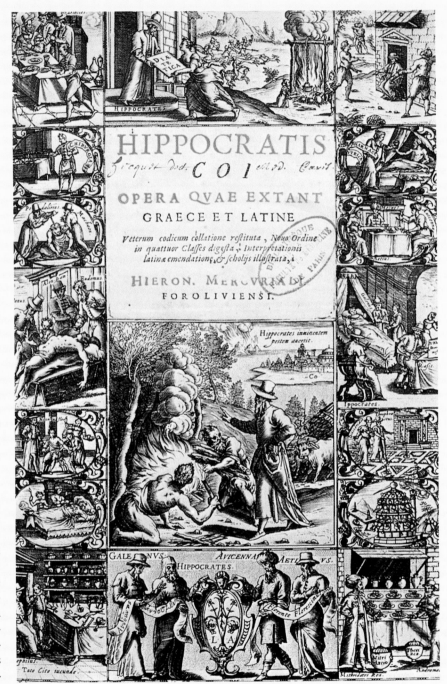

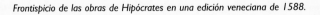
Frontispicio de las obras de Hipócrates en una edición veneciana de 1588.

Los romanos consideraban la fiebre una enfermedad en sí misma, y llegaron a elevarla al rango de divinidad, la diosa Febris. Según la visión de aquellos tiempos y los restos de esa concepción, que persistieron hasta el siglo pasado, se consideraba que la fiebre se debía a un exceso de bilis amarilla, que, al igual que el fuego (uno de los cuatro elementos), estaba caliente y seca. La idea de que varias enfermedades con características patológicas específicas estaban asociadas a la fiebre no se desarrolló hasta la época del Renacimiento, y sólo entonces adquirió consistencia la tácita consideración de que la fiebre era una manifestación de enfermedad.

Un médico italiano del siglo XVI, Fracastoro, ofreció la interpretación más avanzada del significado patógeno de la fiebre en el hombre como respuesta del organismo a una infección por parte de agentes extra-

ños. Estas ideas tuvieron escaso efecto en su época, y la teoría del científico emergió solitaria, sin seguidores, hasta el nacimiento de la bacteriología moderna en la segunda mitad del siglo XIX (unos trescientos años después).

La mayoría de los médicos de los siglos XVII y XVIII ignoraron casi por completo esas teorías: influidos por los éxitos científicos de pensadores como Descartes y Newton, eran más proclives a buscar explicaciones para el mecanismo del aumento de la temperatura que a indagar las características clínicas capaces de diferenciar varios tipos de enfermedades febriles.

Se desarrollaron dos escuelas rivales: la que postulaba que la fiebre representaba una hiperfermentación, y la que, basándose en el descubrimiento de Harvey de la circulación sanguínea, consideraba que

la fiebre se debía a un aumento del roce entre partículas en la sangre por una circulación más rápida en el paciente febril. De acuerdo con estas teorías, surgieron numerosos remedios terapéuticos, tales como la sangría, las purgas o la sudoración, que tenían por objeto eliminar del organismo las partículas patógenas. A este respecto, se puede afirmar que la fiebre ha constituido en la historia una de las afecciones para las cuales se han adoptado los remedios más diversos e imaginativos.

La identificación del papel del sistema nervioso central en la regulación de la temperatura corporal requirió la comprensión del origen del calor animal y de los principios de termorregulación.

A principios del siglo XX, el centro regulador del calor fue localizado en el hipotálamo. Desde ese momento hasta el descubrimiento de la interleuquina, el principal mediador de los fenómenos biológicos de la reacción de fase aguda, pasó relativamente poco tiempo.

En los últimos diez años, las observaciones fundamentales de Kluger sobre el comportamiento de los lagartos en respuesta a las infecciones, caracterizada por la búsqueda de un medio caliente –algo esencial para su supervivencia–, han contribuido a enmarcar la fiebre como una reacción biológica con significado protector conservado a lo largo de toda la evolución, y a considerar profético en cierto sentido el concepto expresado por Sydenam hace aproximadamente trescientos años: «La fiebre es un potente motor que la naturaleza tiene en su mundo para derrotar a sus enemigos».

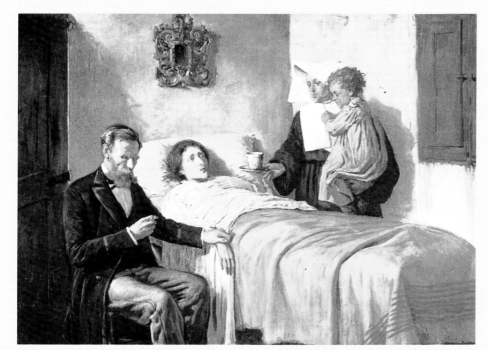

Ciencia y caridad, *Pablo Picasso, 1897.*

HISTORIA DEL TERMÓMETRO

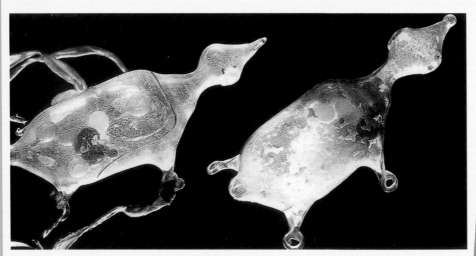

Termómetros en forma de rana creados por la Accademia del Cimento (Academia de Ensayo) (Florencia, 1657).

La historia médica de la fiebre se identifica en gran medida con la del termómetro clínico. Antes de inventarse el termómetro, los médicos utilizaban principalmente tres métodos para calcular la temperatura corporal: el aspecto del paciente, el juicio del mismo sobre su propia temperatura y la percepción de la temperatura por parte de la mano del médico, educada para este tipo de medición. Para medir la temperatura corporal, Hipócrates colocaba su mano sobre la piel del paciente, distinguiendo un «calor dulce» (fiebre moderada) y un «calor mordax» (fiebre alta). La mano del médico fue el único instrumento para medir la fiebre durante muchos siglos, hasta la invención del termómetro, o termoscopio abierto, por parte de Galileo entre los años 1593 y 1597. Desde esa época se realizaron en Europa todo tipo de esfuerzos para construir un instrumento capaz de detectar una diferencia de temperatura crítica entre un organismo sano y uno con fiebre.

En el año 1612, Santorio di Giustapolitano realizó un primer termómetro rudimentario destinado al uso clínico. Ese instrumento era utilizado por el paciente de

dos maneras: agarrando el bulbo con la mano y soplando en su interior a través de una boquilla, o manteniendo el bulbo en la boca.

En 1714, la invención del termómetro de mercurio representó un avance fundamental que debemos a Gabriel Fahrenheit. Sin embargo, durante varias décadas, el mayor obstáculo a la difusión del termómetro fue la escasa precisión de los primeros ejemplares de mercurio.

En el periodo comprendido entre 1851 y 1866, Carl Reinhold Wunderlich, de Württemberg, introdujo por primera vez

el uso rutinario del termómetro en las clínicas.

El termómetro pasó de ser un instrumento exquisitamente artesanal a convertirse rápidamente en un objeto de uso cotidiano, fabricado a nivel industrial.

En aquellos años, las empresas más famosas de Londres proporcionaron a los médicos excelentes termómetros portátiles diseñados para ser utilizados en distintas cavidades del cuerpo. Para los más exigentes había instrumentos con certificado de garantía, que habían sido probados durante dos o tres años con el fin de evitar posibles deformaciones del vidrio, un inconveniente que, con el paso del tiempo, reducía la precisión de los termómetros de entonces.

A finales del siglo XIX, la termometría clínica fue universal. La extensión del termómetro al ámbito familiar en el transcurso del siglo XX constituye uno de los factores médico-sociales que más han incidido en el progreso de la medicina moderna.

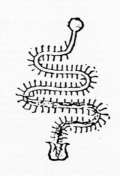
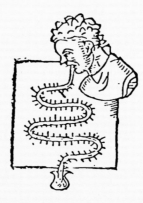
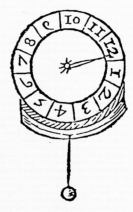

Dibujos del termómetro ideado por Santorio, s. XVI.

Una vez superada la enfermedad, cuando el «termostato hipotalámico» vuelve a los niveles basales, la fiebre desaparece, según el mecanismo contrario: se produce una intensa vasodilatación para aumentar la pérdida de calor, mientras la producción de calorías (que depende del hígado y de los músculos) se reduce al mínimo. El individuo tiene calor, se destapa y suda abundantemente hasta que se alcanza el equilibrio normal entre producción y pérdida de calor endógeno.

La fiebre es una reacción de defensa del organismo agredido por gérmenes, y ofrece ventajas concretas: el aumento de la temperatura disminuye la virulencia, es decir, la capacidad de ataque de los microorganismos patógenos, y contribuye a activar las defensas inmunológicas. Por lo tanto, sólo conviene bajar la fiebre cuando los efectos colaterales provocan un gran malestar en el niño. De lo contrario, la administración de fármacos antipiréticos no está justificada porque no ofrece ventajas y expone inútilmente al riesgo que entraña todo tratamiento farmacológico. Además, el tratamiento de la fiebre con medicamentos puede ocultar una sintomatología que permitiría diagnosticar una enfermedad determinada. Antes de intentar reducir la fiebre, conviene consultar con el médico, que evaluará la conveniencia o no de comenzar el tratamiento, e indicará el tipo de fármaco más idóneo y las modalidades de administración.

El temor a que la fiebre muy alta «dañe las meninges» es fruto de una mala interpretación popular de situaciones clínicas reales: la meningitis se manifiesta con fiebre muy alta, pero no es la fiebre elevada la que provoca la meningitis.

Es cierto que los cambios bruscos de temperatura en algunos niños dan lugar a convulsiones, pero también en este caso es necesario aclarar que estas reacciones sólo son posibles en individuos predispuestos, por lo general con antecedentes familiares, que no pueden ser identificados precozmente. Será un primer episodio convulsivo lo que evidencie que el individuo padece este problema, y para él se estudia un tratamiento farmacológico adecuado que se aplicará hasta cierta edad siempre que aparezca la fiebre.

Para dispersar el calor corporal y aliviar un poco al enfermo, se pueden adoptar algunas medidas.

En primer lugar, deben ser eliminadas las mantas y la ropa en exceso; también conviene evitar la actividad física para no producir calor superfluo, y mantener una temperatura ambiental fresca para favorecer la pérdida de calor y una buena hidratación del enfermo para compensar la pérdida y el consumo excesivos de agua que conlleva la fiebre.

Un remedio muy eficaz para facilitar la pérdida de calor lo constituyen las compresas de agua tibia, que son capaces de aumentar la evaporación. Es importante no utilizar agua fría, ya que puede provocar vasoconstricción y escalofríos, con las consiguientes molestias para el enfermo, así como un posible incremento de la temperatura corporal. Son peligrosas las compresas de alcohol, que pueden tener efectos tóxicos debidos a la absorción del producto por inhalación y a través de la piel.

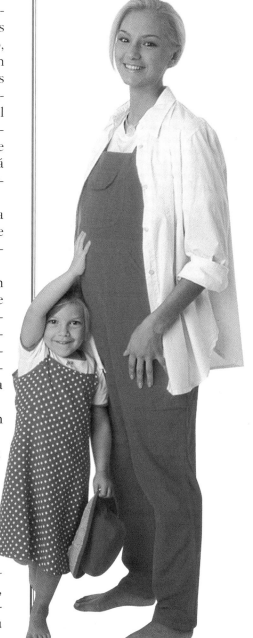

«¿NO SON COSAS DE NIÑOS?» UN ANÁLISIS DE LA INDUSTRIA PARA LA INFANCIA

La industria lanza al mercado una gran cantidad de productos de una utilidad a veces dudosa, cuando no se trata de artículos totalmente inadecuados. Dicha producción tiene como cómplice la publicidad, que se encarga de inducir y de mantener una necesidad: cuando el campo de producción es la salud, resulta más fácil construir un mundo de falsas necesidades. Además, si la ocasión para invitar a consumir y gastar es un recién nacido, todo se facilita si se le presenta frágil y delicado y se hace hincapié en el sagrado concepto de los cuidados de la madre y en la idea de sacrificio del padre medio («todo por el niño»).

La inducción de la necesidad de comprar se basa fundamentalmente en tres principios: problematizarlo todo, inculcar en el padre la falta de confianza en su propia capacidad y sugerir temor y miedo en todo lo relacionado con la salud del niño. En definitiva, la empresa se presenta como la solución a los pequeños/grandes problemas de los padres a través de instrumentos, artilugios, aparatos y objetos de todo tipo. Solucionar con objetos gran parte de los problemas que pueden surgir entre un adulto y un recién nacido no es sólo un proceso que no conviene en el plano económico (en el sentido de que impulsa a los padres a comprar una serie infinita de objetos más o menos caros), sino que puede ser también fuente de distorsiones y privaciones en las relaciones del recién nacido.

Se aparta al padre de las necesidades reales de ese periodo de la vida del hijo (contacto, consuelo, experimentación, etc.), desviando su interés por el recién nacido como persona y por sus exigencias individuales. La disposición a la escucha, a la interpretación del llanto y a la superación de los estados de ansiedad a través de la «cauta» pero personal búsqueda de soluciones es un aspecto que corre el riesgo de ser eliminado por un nutrido catálogo que ilustra con arte unos objetos que representan las soluciones «sanas y razonadas» a todos los problemas.

Las empresas para la infancia y los pediatras comparten una actitud de respeto mutuo y tolerancia. En una de las numerosas guías-catálogo editadas por las empresas de artículos para la infancia se lee: «En la guía aparecen muchos consejos prácticos..., sin embargo, no pretenden sustituir las recomendaciones del pediatra»; y también: «Si eliges para tu hijo lo mejor en todo, no olvides que el pediatra es lo mejor para ti y para él en cuestiones de salud».

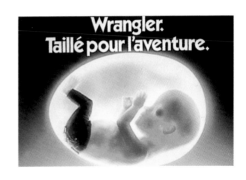

Una vez más, se sugiere el mecanismo de la relegación: limitando la salud a un hecho únicamente sanitario, se encomienda su tutela al técnico, en este caso al pediatra, como si el estado de buena salud estuviera ligado exclusivamente a no tener algún germen encima o algún órgano del cuerpo con dificultades. Continúa diciendo la empresa: «A menudo llora desesperado [...] tú te preocupas y te pones nervioso. No te alarmes [...] el pediatra sabe interpretar siempre sus manifestaciones. Tú debes tranquilizarte y descansar». Con estos consejos, se sugiere casi a los padres que tiene poca importancia su predisposición a escuchar al hijo, para conocerle a través de sus manifestaciones (el llanto, por ejemplo) totalmente individuales, como si fuera labor del pediatra establecer comunicación con el pequeño. No obstante, los pediatras saben mucho acerca de un niño genérico (por tanto, «abstracto», que en cierto sentido «no existe»), aunque no saben nada acerca del «carácter» y de la complejidad de las necesidades específicas de cada niño, al no vivir con él.

Sin embargo, las empresas y los pediatras «se temen» en parte y a veces incluso compiten. Por ejemplo, las instrucciones demasiado claras y detalladas de preparación de una papilla pueden volver «autosuficientes» a los padres. Entonces el pediatra puede hacer que la papilla se acompañe de procedimientos y rituales complicados y difíciles de memorizar para asegurarse futuras consultas. Pensemos en la detallada y larga «receta» que a menudo acompaña la introducción de las primeras papillas; esta prescripción la solicita con frecuencia el propio padre, que, desconcertado, prefiere «tenerlo todo por escrito» para no equivocarse. Hay pediatras que aconsejan introducir la fruta dando al niño dos gotas de zumo al día, después cuatro, y así sucesivamente, al son del cuentagotas.

El mensaje que se envía a los padres es: tu hijo crece sano gracias a la industria y a tu pediatra, o a los dos juntos. Ellos son la salud: los padres prácticamente son «un factor de riesgo».

Podríamos analizar los aspectos negativos, los defectos y las virtudes de una infinidad de productos, pero pondremos sólo algunos ejemplos, escogidos entre los más empleados y significativos.

Parque, andador, tumbona infantil: instrumentos pensados y creados por la industria de la infancia para adultos que tienen hijos pequeños, no con el fin de responder a necesidades específicas de los niños, sino para ofrecer a los padres instrumentos que puedan «distraer» y tener entretenido y tranquilo al hijo, liberándoles del compromiso de estar a su disposición. Es parecido el motivo por el cual se recurre a productos alimenticios tales como los homogeneizados y liofilizados, pensados no para mejorar la alimentación de los niños, sino para ahorrar tiempo a los adultos encargados de prepararles la comida. Hay productos de la industria para la infancia que responden a exigencias de los padres totalmente lícitas, siempre que se tenga presente que no se trata de productos que benefician directamente a los

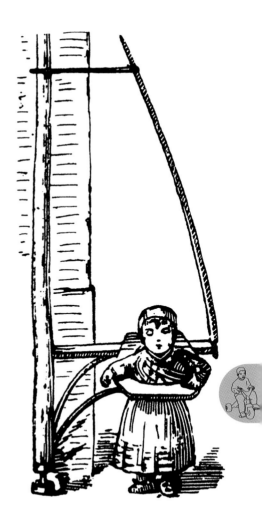

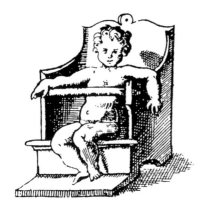

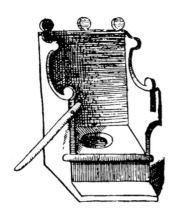

niños, sino de «soluciones» para adultos que tienen niños y desean ganar tiempo para sí mismos. Lo peligroso es que su uso excesivo, aunque permita ahorrar tiempo a los padres (lo cual, en definitiva, tiene repercusiones positivas en el hijo), exponga al niño al riesgo de significativas carencias en el ámbito de la exploración y la experimentación.

El andador, la tumbona infantil, etc. no son más que brillantes ideas liberadoras surgidas de la fervorosa mente de padres cansados, que han sido perfeccionadas durante siglos, hasta llegar a los altos niveles tecnológicos actuales. Encontrar hoy estos objetos en catálogos de productos específicos para la infancia puede hacer creer que los recién nacidos se benefician permaneciendo en una tumbona infantil o, un poco más adelante, en un andador: en realidad, desde el punto de vista del desarrollo motor, sufren limitaciones que pueden obstaculizar su crecimiento regular, llegando a ser perjudiciales.

En definitiva, los instrumentos capaces de «liberar» un poco a los padres de los llantos del niño y de su compromiso con él, manteniéndole «entretenido», no carecen de riesgos. La única ventaja que tienen para el niño es que después puede ser mimado y atendido por unos padres menos cansados y más dispuestos, que han podido relajarse mientras él estaba tranquilo.

Tumbona infantil

Se trata de una silla especial, graduable en altura, que puede acoger a niños muy pequeños incluso, incapaces aún de permanecer sentados sin un apoyo (es decir, aún inmaduros en el control de los movimientos de la cabeza y los músculos de la columna vertebral). Cuanto más

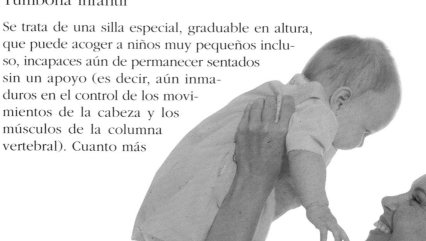

pequeño es el niño, más se puede reclinar la silla para que el bebé adopte la postura más acorde con su edad y no se caiga. A medida que crece, la silla se va levantando, hasta convertirse en «silloncito» cuando el niño, a los 6-7 meses, es capaz de controlar mejor la postura sentada.

Gran invento y, sobre todo, una compra rentable por su larga duración, al poder «crecer» con el niño. Además, parece ser del agrado de los recién nacidos: poder estar sentados mucho antes de lo previsto por la evolución y la normal maduración motriz tiene la ventaja de poder disfrutar muy pronto de los beneficios de esta postura (manos libres, mejor visión del espacio circundante, más posibilidades de participar en la vida del adulto). Todo ello sin que el niño tenga que esforzarse en aprender el uso de su propio cuerpo y superar su falta de habilidad inicial. Es como vivir «gratis» ya a la edad de uno o dos meses experiencias que se alcanzan a los siete u ocho meses. Es evidente que el recién nacido está más tranquilo en la tumbona infantil que en un moisés, tal vez mirando un aburrido y monótono techo blanco, y cuya única distracción es ver asomar el rostro de un adulto después de una larga serie de protestas y llantos.

Y no es cierto que este objeto no suponga un perjuicio para el niño, proporcional al número de horas que pase inmovilizado en él, al provocar evidentes retrasos en la motricidad.

Los músculos del cuello y de la espalda no trabajan: no realizan ese esfuerzo en el que se basa la superación de la incapacidad de movimientos del recién nacido.

Cuando el niño nace, aunque tiene todas las estructuras preparadas y más o menos completas, debe pasar necesariamente a través de una experimentación para aprender a usarlas. Aunque sus estructuras óseas y musculares estén íntegras, sólo aprenderá a andar si ha aprendido antes a controlar la cabeza, después los músculos de la columna, las extremidades superiores, y así sucesivamente, pasando por etapas evolutivas que no se pueden saltar ni invertir (es decir, no puede aprender a andar y después a estar sentado, ya que la evolución se produce en dirección céfalo-caudal, de la cabeza a los pies, invariablemente). Pasar días (incluso meses) sin ejercitar la columna y sus músculos, pensando en alcanzar la etapa de la postura sentada a través de un apoyo rígido con una inclinación variable (tumbona infantil), supone una gran pérdida de experiencias irreemplazables que el niño puede acusar negativamente en su motricidad futura y, por consiguiente, en su personalidad.

Por lo tanto, cuanto menos se use este tipo de sillas, mejor; supuestamente, su uso no continuado no entraña riesgos, pero no es, en ningún caso, un objeto imprescindible, como pretenden hacer creer algunos fabricantes. Se debería aconsejar a los padres buscar fórmulas para entretener

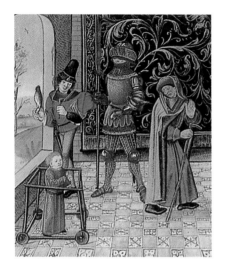

a los niños recurriendo lo menos posible a estos instrumentos tan atractivos para el recién nacido y eficaces para los padres, pero que constituyen indudablemente un obstáculo para satisfacer las verdaderas necesidades del niño pequeño.

Andador

Si un uso moderado de la tumbona infantil es compatible con un desarrollo totalmente normal de la capacidad motriz del niño, no se puede decir lo mismo del andador. Es un objeto que, con el paso del tiempo, ha llegado a convertirse en un instrumento ilógico y poco beneficioso para el crecimiento del pequeño.

La época en la que el niño empieza a andar es una de las más laboriosas para el adulto, que debe seguirle a todas partes y protegerle porque pierde continuamente el equilibrio en su deseo de conquistar el espacio que le rodea, aunque sólo consiga dar dos o tres pasos. Se cae mil veces, y corre el peligro de hacerse daño, llora, exige ayuda y consuelo. Por este motivo, el adulto, hace siglos, tuvo la idea de construir una estructura con dos barras paralelas en las que el niño se podía apoyar con las manos, levantarse, mantenerse en equilibrio más tiempo e ir conquistando en solitario el espacio correspondiente a la longitud de las barras.

Ya era algo para los padres, un poco de espacio-tiempo ganado para sí mismos. Pero había dos grandes inconvenientes: las numerosas caídas y que, al final del recorrido, había que girar al niño para que volviera a recorrer el mismo camino en sentido contrario. Era necesario perfeccionar el objeto, y se creó una especie de círculo de madera que rodeaba al niño, impidiendo que se cayera. Resuelto el problema de las caídas, sólo quedaba el de girar al niño al final del recorrido, que se solucionó con la creación de un itinerario circular, sin principio ni fin: mucho más tiempo libre para los padres. El colmo de la creatividad fue la realización de una estructura circular provista de ruedas, que rodea y sigue al niño, permitiéndole explorar el entorno libremente, salvo cuando se topa con escalones, bordillos, desniveles, terrazas no protegidas, etc.

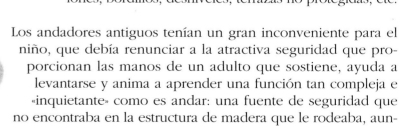

Los andadores antiguos tenían un gran inconveniente para el niño, que debía renunciar a la atractiva seguridad que proporcionan las manos de un adulto que sostiene, ayuda a levantarse y anima a aprender una función tan compleja e «inquietante» como es andar: una fuente de seguridad que no encontraba en la estructura de madera que le rodeaba, aunque le garantizaba unos padres menos cansados y nerviosos y unos abuelos menos afligidos por los dolores de espalda provocados por el esfuerzo de sostenerle. Por tanto, el empleo de este tipo de andador era beneficioso para todos.

No obstante, la necesidad de libertad de los padres parecía no tener límite: demandaban cada vez más autonomía respecto a las necesidades del niño y la posibilidad de utilizar objetos similares en épocas más precoces. La industria debía complacer a los compradores resolviendo los dos problemas: cómo usar el andador más tiempo sin que el niño se aburriera y cómo conseguir que lo utilizara un niño de pocos meses (incapaz de permanecer de pie).

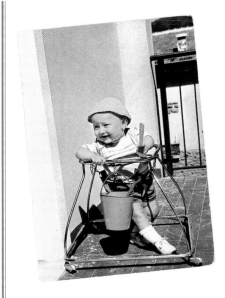

A finales del siglo XIX se pensó en estrechar el círculo, permitiendo introducir en él a niños que aún no podían sostenerse de pie, casi colgándolos de estas estructuras por las axilas. Pero los numerosos perjuicios registrados en los bebés que utilizaban el artilugio hicieron que los médicos recomendaran no utilizarlo.

Entonces surgió la genial idea: añadirle un asiento en el centro, que permitiera introducir en el andador a niños que podían (aunque fuera a duras penas) permanecer sentados, y mejorar las ruedas con cojinetes esféricos, de manera que bastara el roce de la punta de los pies con el suelo para desplazarse.

De este modo, el hombre tecnológico inventó una etapa evolutiva nueva, inexistente en la milenaria historia de la humanidad: el cachorro de la especie humana se sienta y, apoyando la punta de los pies en el suelo, comienza una imprevista, fascinante, fácil y rápida exploración del espacio circundante. Un niño de seis meses, sentado, puede recorrer toda la habitación con un simple movimiento de los pies, sin tener que esforzarse en aprender a adoptar una correcta postura erguida, la difícil alternancia de los movimientos musculares para poder desplazarse sin perder el equilibrio (postura dinámica), una buena combinación y una coordinación eficaz de los movimientos de las extremidades (deambulación), como habían hecho sus antepasados durante milenios. ¿Por qué no aprovecharse de las ventajas de la tecnología?

Por la sencilla razón de que está escrito en nuestros cromosomas que debemos pasar por la etapa de aprendizaje: una poderosa ley natural que la mente humana no puede cambiar a pesar de que invente estos extraños artefactos.

Es cierto que este instrumento no aporta beneficios al ya difícil recorrido evolutivo del niño, es más, a menudo lo retrasa sensiblemente, y no sólo en el plano motor, ya que en el niño pequeño el retraso en un sector acarrea casi siempre retrasos en otros sectores anexos. Se aprende a andar de todas formas, pero con el andador se hace mucho más esfuerzo. Y pensar que en un catálogo de artículos para la infancia, en la página del andador aparece el lema: «Para aprender a andar»...

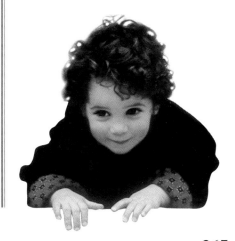

LA VACUNACIÓN

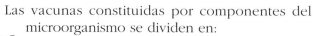

El término «vacuna» deriva de la materia extraída de las pústulas de las vacas enfermas de viruela bovina, empleada por Jenner en 1796 para proteger a los humanos de la viruela. El método de inoculación de la vacuna fue llamado, lógicamente, «vacunación».

Actualmente, la palabra «vacuna» hace referencia a cualquier producto biológico capaz de inducir una inmunización activa.

La vacunación (inmunización activa) se basa en el empleo de un agente infeccioso o una parte del mismo, del cual ha sido eliminado todo efecto patógeno, pero manteniendo íntegra su función de antígeno, es decir, de inducir la producción de anticuerpos. La inmunización activa tiene por objeto proporcionar al individuo defensas que duren toda la vida: de hecho, el sistema inmunológico guarda memoria de los antígenos que ya ha encontrado y está dispuesto a reactivar la producción de anticuerpos específicos en caso de ser invadido de nuevo por ese agente patógeno. La inmunización de un individuo es beneficiosa para toda la sociedad, ya que crea en la población una tupida red de individuos inmunes, que no sólo resisten la infección, sino que también constituyen un eficaz obstáculo contra la propagación del agente patógeno.

Las vacunas pueden estar constituidas por agentes infecciosos enteros o por componentes del microorganismo.

Las vacunas constituidas por el agente infeccioso entero se pueden clasificar en dos grandes grupos:
- las constituidas por virus o bacterias atenuados;
- las constituidas por virus o bacterias inactivos, es decir, muertos.

Las vacunas constituidas por componentes del microorganismo se dividen en:
- vacunas constituidas por componentes naturales del microorganismo o por sustancias producidas por él (toxinas);
- vacunas preparadas con antígenos, obtenidas sintéticamente.

VACUNAR: ELECCIÓN DE CULTURA

Son numerosos los factores que han contribuido a la reducción de las enfermedades infecciosas: entre ellos, la mejora de las condiciones higiénicas (gracias, sobre todo, a la canalización y distribución de agua potable) y de la alimentación. Pero el factor más decisivo es la vacunación, que en el momento actual resulta el medio más eficaz para prevenir determinadas enfermedades infecciosas. En muchos países, la vacunación ha permitido la casi total eliminación de la difteria y la poliomielitis, y una sensible disminución de la mortalidad por tétanos y por hepatitis B.

Como cualquier acto médico, la vacunación presenta un cierto porcentaje de riesgo (que existe, por extensión, en cualquier actividad humana). Los datos científicos disponibles actualmente muestran que los efectos secundarios de las vacunas son mucho más raros que los perjuicios acarreados por las enfermedades correspondientes. Por lo tanto, merece la pena correr algún riesgo si se van a obtener ventajas muy superiores, tanto para el individuo como para la colectividad. En esta valoración de conveniencia hay que tener en cuenta también la posibilidad de que existan efectos secundarios graves sin demostrar todavía, aunque los resultados de los sistemas de control empleados desde hace años para la vigilancia de los posibles efectos desconocidos de las vacunas son muy tranquilizadores. Por otra parte, en ningún campo se efectúa una búsqueda obsesiva de certeza matemática, que se traduciría en un terrible inmovilismo, sin llegarse a alcanzar la deseada seguridad.

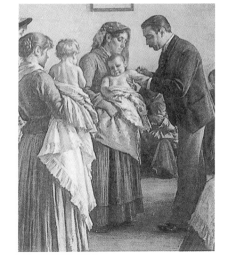

Veamos algunas cifras significativas:

- La incidencia de encefalitis por sarampión es de un caso de cada 1.000-2.000 afectados por esta enfermedad. La encefalitis después de la vacunación se calcula (admitiendo que exista) en un caso por cada dos millones de dosis, con una incidencia mil veces inferior.
- Estudios de la OMS han evidenciado que cada año, gracias a la vacunación, se evitan tres millones de muertes de niños menores de cinco años, y al menos 400.000 casos de poliomielitis (contra un caso de polio cada 700.000 primeras dosis de vacuna tipo Sabin; cabe señalar que estos casos han sido eliminados actualmente con la nueva combinación de vacunas Salk+Sabin).

Aunque la obligación de vacunar a los hijos resultó en el pasado un instrumento enormemente eficaz, hoy en día existe el riesgo de que esta obligación social se perciba como una odiosa práctica burocrática. Y no sólo eso: hacer distinción entre vacunas obligatorias y optativas induce a considerar que estas últimas son menos importantes y, por lo tanto, inútiles.

Hoy en día, es necesario suprimir esa obligatoriedad por ley, y resulta indispensable llevar a cabo amplias campañas informativas, ya que el nivel de madurez cultural general no es muy elevado, y cada vez se aprecian más signos de «reacción» no científica e individualista, basada en habladurías y en «datos leídos» falsos o no demostrados, que no hacen otra cosa que alimentar la ignorancia científica y la arrogancia general. Por desgracia, es grave el papel que juegan los medios de comunicación, que fomentan estas «respuestas» alternativas, un auténtico lastre para la cultura del futuro.

Aparte de informar correctamente sobre los riesgos y las ventajas de la vacunación, también es necesario concienciar a la gente del sentido social de esta práctica médica. De hecho, la vacunación es un ejemplo evidente de medicina social: cada individuo asume un pequeño riesgo para evitar que los demás corran riesgos mayores.

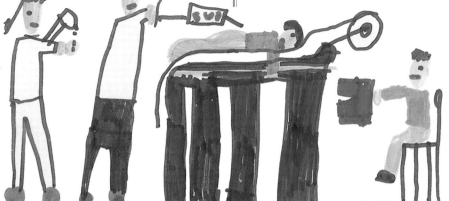

Hay padres que rehúsan vacunar a sus hijos por no exponerles a ningún riesgo. Pero el verdadero «no riesgo» de estos niños reside en que todos los demás están vacunados, han asumido cívicamente su cuota de riesgo y han impedido la propagación de la enfermedad: en caso de epidemia, es probable que esos padres fueran los primeros en vacunar a sus hijos.

CALENDARIO DE VACUNACIONES

En España, el decreto 135/2002, de 30 de abril, de segunda modificación del anexo del Decreto 60/1999, de 9 de marzo, establece el calendario de vacunaciones sistemáticas.

El calendario de vacunaciones sistemáticas vigente fue aprobado por el Decreto 60/1999, de 9 de marzo (DOGC núm. 2847, de 15.3.1999), y modificado por el Decreto 318/2000, de 27 de septiembre, por el que se modifica el anexo del Decreto 60/1999, de 9 de marzo (DOGC núm. 3242, de 10.10.2000).

Difteria, tétanos y pertussis

La vacunación contra tétanos, difteria y Pertussis se efectúa durante los primeros seis meses de vida en tres dosis:
a) en el segundo mes;
b) en el cuarto mes;
c) en el sexto mes de vida.

El ciclo clásico de esta vacuna se completa con una dosis de refuerzo entre los 15 y los 18 meses y, finalmente, entre los cuatro y los seis años de edad. Para mantener con el paso del tiempo la inmunidad hacia la difteria y el tétanos, se administra una última dosis de refuerzo de esta vacuna en un periodo comprendido entre los 14 y los 16 años.

Poliomielitis

La vacunación antipoliomielítica se suministra durante los primeros seis años de vida en cinco dosis, con los siguientes intervalos temporales:
a) primera dosis de vacuna antipoliomielítica inactiva potenciada en el transcurso del segundo mes de vida;
b) segunda dosis de vacuna antipoliomielítica inactiva potenciada en el cuarto mes de vida;
c) tercera dosis de vacuna antipoliomielítica oral trivalente en el sexto mes;
d) cuarta dosis de vacuna antipoliomielítica oral trivalente suministrada entre los 15 y los 18 meses de vida.
e) quinta dosis, suministrada entre los cuatro y los seis años de vida.

Hepatitis B

La vacuna contra la hepatitis B se suministra en tres dosis entre los 10 y los 14 años. Según el decreto 135/2002, de 30 de abril, se prevé la administración de la vacuna antihepatitis B al alumnado de 12 años. Sin embargo, la administración de esta vacuna se rige de modo distinto según las comunidades autónomas, ya que algunas adelantan la vacunación de hepatitis B a los dos, cuatro y seis meses de vida.

Sarampión, rubeola y parotiditis

La vacunación contra sarampión, rubeola y parotiditis se efectúa en tres etapas:
a) en un periodo de tiempo comprendido entre el 12 y el 15 mes de vida;

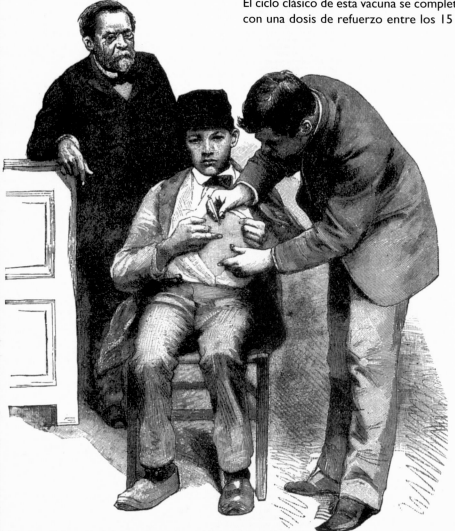

b) entre los tres y los seis años de edad;

c) con el fin de prevenir la rubeola congénita entre las niñas, o contra la parotiditis en los niños, entre los 11 y los 13 años.

Haemophilus influenzae B

La vacuna contra las infecciones invasivas por Haemophilus influenzae B se suministra en el transcurso de los primeros 18 meses de vida en cuatro dosis:

a) la vacuna haempohilus influenzae tipo b se administra en el segundo mes de vida.

b) la Hib: haempohilus influenzae tipo b se aplica en el cuarto mes de vida.

c) se administra en el sexto mes.

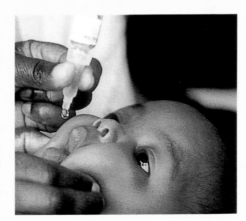

d) una vez transcurridos nueve meses desde la última vacuna, se administra la última en el periodo comprendido entre los 15 y los 18 meses de vida.

Meningitis meningocócica C

La vacuna contra la meningitis meningocócica C se administra en los primeros seis meses de vida con el siguiente espacio de tiempo:

a) meningitis meningocócica C en el segundo mes de vida;

b) meningitis meningocócica C en el cuarto mes de vida;

c) meningitis meningocócica C en el sexto mes de vida.

CALENDARIO DE VACUNACIONES

VACUNAS	2 meses	4 meses	6 meses	12 meses	15 meses	18 meses	3 años	4 años	6 años	10 años	11 años	13 años	14 años	16 años
Poliomielitis	VPO 1	VPO 2	VPO 3		VPO 4			VPO 5						
Difteria - Tétanos - Pertussis	DTP 1	DTP 2	DTP 3		DTP 4			DTP o DT					Td	
													(***)	
Haemophilus - influenzae B	HiB 1	HiB 2	HiB 3		HiB 4									
Sarampión - Rubeola - Parotiditis				TV 1				TV 2				TV		
				(*)								(****)		
Hepatitis B												HB 3 dosis		
												(**)		
Meningitis Meningocócica C	1	2	3											

(*) En situación de especial riesgo, una dosis a los 9 meses o antes.

(**) También se vacunarán recién nacidos cuando las Autoridades Sanitarias lo estimen oportuno, así como a los recién nacidos hijos de madre portadora y a los grupos de riesgo.

(***) Se aconseja proceder a la revacunación cada 10 años.

(****) Niños que no hayan recibido segunda dosis antes de los 6 años.

PREVENCIÓN DE ACCIDENTES

Al analizar los accidentes propios de la edad infantil, nos damos cuenta de que casi nunca se trata de una fatalidad. Gran parte de la seguridad del niño depende de cómo le protejan los adultos que le cuidan y de cómo se le enseñe a interactuar con el ambiente sin peligro. El niño necesita tocar, sentir todo lo que tiene a su alrededor, experimentar el empleo de su propio cuerpo en el espacio y en los ambientes en los que vive. Y es preciso fomentar al máximo estas necesidades de exploración del niño porque de ellas, precisamente, dependen su crecimiento y su capacidad de establecer una relación satisfactoria y productiva con el mundo circundante.

En consecuencia, es indispensable que el adulto haga todo lo posible para que la habitación del niño, el hogar, el colegio y la calle sean lugares de crecimiento y conocimiento, y no fuentes de continuo peligro. Lo primero que hay que hacer es eliminar las principales fuentes de riesgo en el hogar, al mismo tiempo que se educa al niño en la seguridad con un razonamiento preciso y adecuado para su edad. No se trata de «acolchar» el mundo del niño con actitudes superprotectoras, encerrándole en una «burbuja de cristal», ni tampoco de darle «clases» o limitarse a prohibirle que se mueva, sino de seguir diariamen-

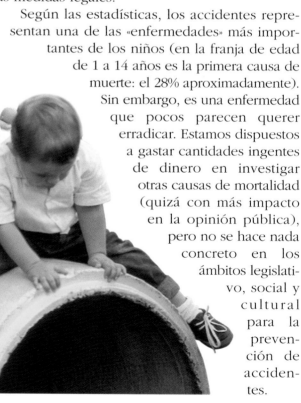

te su evolución para que desarrolle unas costumbres fundamentales para su seguridad.

Prevenir los accidentes de los niños no atañe exclusivamente a los padres: ellos solos no pueden remediar las carencias legislativas y la escasa sensibilidad de arquitectos, diseñadores industriales, urbanistas e industria farmacéutica. Los mismos pediatras, muy atentos actualmente a este problema, pueden provocar con sus consejos que el niño crezca en un ambiente excesivamente protector. En cambio, convendría atenuar la cantidad y el «tono» de los mensajes educativos y comprometerse en conseguir una seguridad ambiental que sea fruto de apropiadas medidas legales.

Según las estadísticas, los accidentes representan una de las «enfermedades» más importantes de los niños (en la franja de edad de 1 a 14 años es la primera causa de muerte: el 28% aproximadamente). Sin embargo, es una enfermedad que pocos parecen querer erradicar. Estamos dispuestos a gastar cantidades ingentes de dinero en investigar otras causas de mortalidad (quizá con más impacto en la opinión pública), pero no se hace nada concreto en los ámbitos legislativo, social y cultural para la prevención de accidentes.

TIPOS DE ACCIDENTES CLASIFICADOS POR EDADES

De 0 a 1 año:

Asfixia mecánica

- por inhalación de líquidos (leche regurgitada)
- por inhalación de polvo (polvos de talco)
- por objetos (almohadas demasiado altas y blandas, bolsas de plástico, collares, cordón del chupete colgado del cuello)
- por sustancias alimenticias (trozos de comida demasiado grandes)
- por cuerpos extraños introducidos en la nariz (imperdibles, monedas, cuentas, piezas pequeñas de juguetes, huesos de fruta, botones, etc.)
- por una acción accidental del adulto (haciéndole dormir con él en la cama) o por un animal (gato en la cuna del recién nacido)

Quemaduras

- con agua hirviendo (durante el baño) u otros líquidos calientes (vertido accidental de cazos, sartenes, etc.)
- por contacto con superficies calientes (estufas, planchas, etc.)

Intoxicaciones

- por error en la administración de fármacos (por ejemplo, confundir las gotas de vitaminas con las gotas prescritas por el ginecólogo a la madre)
- por ingestión accidental de fármacos o sustancias tóxicas
- por errores al diluir la leche artificial (por ejemplo, confundir la botella de agua con otra que contenga una solución tóxica incolora)

Caídas

- desde el cambiador
- desde la cuna (si esta tiene protectores inadecuados)
- desde una silla (por ejemplo, el niño empuja con los pies la mesa y puede caer hacia atrás)
- al volcar el cochecito o la silla de paseo
- por las escaleras
- por la caída del adulto que lleva en brazos al niño

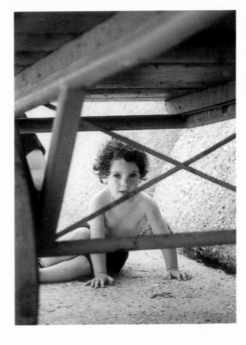

De 1 a 4 años

Intoxicaciones

- por fármacos (casi siempre tranquilizantes y analgésicos)
- por ingestión de sustancias de uso doméstico (detergente, lejía, insecticidas, cosméticos)
- por bebidas alcohólicas (vino, licores) y tabaco (de pipa, colillas del cenicero)
- por ingestión de vegetales tóxicos (bayas, flores, bulbos)
- por monóxido de carbono (gas incoloro, inodoro e insípido): la causa más frecuente de este tipo de intoxicación es una caldera de gas que carece de tiro en un lugar mal ventilado

Quemaduras

- con agua hirviendo u otros líquidos calientes (por ejemplo, el niño agarra el asa de un cazo que sobresale de la cocina y se vierte su contenido encima)
- por fuegos no protegidos (como la chimenea o el brasero)

- por contacto con estufas calientes, plancha, lámparas, etc.
- por cerillas o mecheros

Descargas de corriente eléctrica

- enchufes no protegidos
- cables pelados
- contacto con aparatos eléctricos con las manos mojadas

Caídas

- desde ventanas, balcones, escaleras

Ahogamiento

- en río, embalse, mar, piscina

De 5 a 14 años

- accidentes automovilísticos
- atropellos (bien como peatones o como ciclistas)
- caídas de la bicicleta, del ciclomotor
- accidentes relacionados con el empleo de máquinas (escaleras mecánicas, electrodomésticos, segadoras)

Accidentes rurales

- ahogamiento (río, pantano, mar, piscina)
- accidentes deportivos (esquí, patinaje sobre ruedas, fútbol)
- asfixia (por encerrarse en muebles con un hueco suficiente para albergar a uno o varios niños)
- accidentes con armas de fuego guardadas en casa.

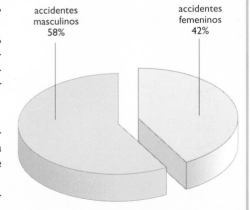

accidentes masculinos 58%

accidentes femeninos 42%

LAS CUNAS

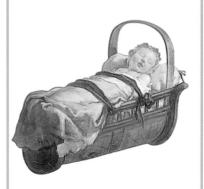

Antiguamente, las cunas sólo servían para tumbar al niño durante el día, porque por la noche era costumbre que durmiese con la madre.

Contra este hábito, a partir de la Alta Edad Media, se sucedieron las condenas de la Iglesia (tanto por el peligro real de ahogar o tirar de la cama al pequeño sin querer, como por el aspecto inmoral que derivaba de la promiscuidad), y posteriormente, las severas prescripciones de los manuales de puericultura.

En realidad, sólo poseían cuna las familias acaudaladas, y la utilizaban para tumbar al niño y mecerle si la cuna tenía balancín. Progresivamente, fue perdiendo ese carácter de «mecedora» y convirtiéndose cada vez más en algo parecido a una cama.

Entre finales del siglo XIX y principios del siglo XX, la puericultura oficial atacó con dureza la cuna con balancín, que al mecer a los niños «permitiría la aparición y la consolidación de vicios nefastos».

SEGURIDAD EN LA CUNA

➤ No dejar nunca al niño solo mientras se le cambia o se le pesa, fiándose de que «no se mueve». Muchos niños diariamente se caen de camas, cambiadores y básculas porque se quedan solos unos instantes (quizá para coger el pañal, abrir la puerta o contestar al teléfono). Incluso un recién nacido puede desplazarse si encuentra un punto de apoyo para darse impulso con las piernas, y puede realizar por primera vez determinados movimientos (como, por ejemplo, rodar) mientras se queda solo sobre una superficie alta.

➤ No colgar cordones o cadenas del cuello del niño (para el chupete o una medalla).

➤ Asegurarse de que los barrotes de la cuna no están muy separados (como máximo 7 cm): la cabeza y las extremidades del niño podrían quedar atrapadas. Es conveniente colocar un protector a su alrededor cuando el niño es muy pequeño.

➤ Las pinzas que se colocan para evitar que el niño se destape son peligrosas porque pueden impedirle el movimiento.

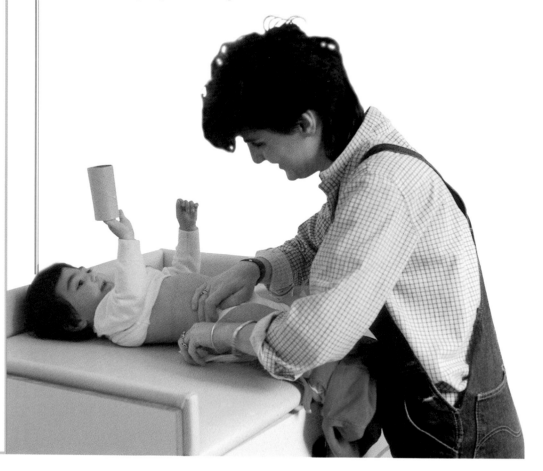

Prevenir la muerte súbita: ¿Cómo acostar al bebé?

El recién nacido pasa gran parte del día durmiendo en la cuna. Al carecer aún de la capacidad motriz que le permita cambiar de postura mientras duerme, se verá obligado a permanecer en la posición en la que le deje la persona que le acuesta.

En los últimos veinte años, la postura que se considera más idónea para que el recién nacido duerma es boca abajo, por los siguientes motivos: reduce la posibilidad de reflujo gastroesofágico, desarrolla los extensores (lo cual ayuda a aprender a «gatear» y a caminar), se considera útil para el correcto desarrollo de la columna vertebral y de las articulaciones, facilita conciliar el sueño y que este sea más prolongado y profundo.

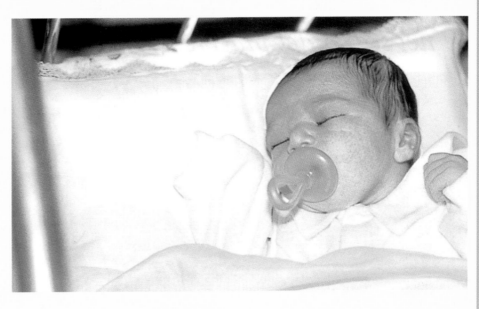

También ha habido numerosos detractores de esa postura, cuyos argumentos son: es cierto que se reduce el reflujo, pero también es verdad que este trastorno no suele producirse en los niños sanos; además, es una postura que puede dificultar la «rotación» del pie. Es cierto que facilita el acto de caminar, pero la postura supina permite desarrollar un mejor control de los músculos flexores, con ventajas en el aprendizaje de la posición sentada. La postura de costado también tiene algunas ventajas «fisiológicas» (por ejemplo, reduce la tendencia a la hipertensión de la cabeza y del tronco, facilita el vaciado gástrico, y reduce el reflujo gastroesofágico y el riesgo de inhalación).

El mayor ataque a la postura «boca abajo» parte actualmente de los estudios sobre el síndrome de muerte súbita del lactante. Este síndrome afecta a los niños en los primeros meses de vida, sin un motivo aparente y probado, mientras duermen. En los países occidentales representa la principal causa de muerte en los niños de edades comprendidas entre los 28 días y un año (es máxima antes del quinto mes), con una incidencia media que oscila entre el 1,5 y el 5,9 por mil nacidos vivos. Todavía hoy se trata de un auténtico problema clínico sin resolver: poco o nada se sabe sobre su patogenia y, por tanto, poco se puede hacer para prevenirlo. Sin embargo, de algunos estudios se deduce la hipótesis de que puede haber una relación entre la incidencia de este síndrome y la postura tumbada boca abajo: esta postura, que, como sabemos, favorece un sueño más profundo, tal vez aumente la probabilidad de que se produzcan crisis de apnea graves. En esta postura, además, las mantas o colchas pueden deslizarse fácilmente sobre la cabeza del niño, provocándole un exceso de calor que puede inducir el coma (el organismo del niño elimina por la cabeza aproximadamente el 80% del calor). Muchos especialistas consideran que estas sospechas son suficientes para aconsejar que los lactantes duerman en posición supina o sobre el costado.

A la espera de que otros estudios confirmen las dudas relativas al papel que juega la postura en este síndrome, está totalmente desaconsejado que los lactantes duerman boca abajo, pero recordando siempre a los padres que, sin embargo, es la idónea cuando el niño está despierto y activo, porque es la que mejor se adapta a su «trabajo» corporal y a las experiencias que debe realizar respecto al espacio (uso de la columna vertebral, apoyo, control de la cabeza, etc.). Durante la vigilia, en cambio, la postura de costado tiene la desventaja de mantener inmovilizado un lado del cuerpo del niño, y la posición supina, aunque deja libres las manos, pone «en reposo» la columna vertebral y limita la exploración visual a «techos blancos» y cielos azules.

Otro aspecto que parece influir en la muerte súbita es el exceso de calor. Los lactantes están a menudo demasiado abrigados, tienen muchas mantas y están en habitaciones excesivamente cálidas (no se deberían rebasar los 17-18 °C y una humedad del 50-60%). Como hemos dicho, proteger al niño del exceso de calor no es sólo una medida preventiva de la muerte súbita, sino que también le ayuda a desarrollar una buena termorregulación.

¿CAMAS QUE ASFIXIAN?

Imaginemos a un padre que entra en la farmacia, pide una almohada para recién nacido, y el farmacéutico le pregunta: «¿La desea antiasfixia o normal?». ¿Qué padre se atrevería a reconocer que no le importa que su hijo corra el riesgo de asfixiarse comprando una almohada «normal»?

Del análisis de los datos sobre accidentes infantiles se desprende que los niños no se asfixian en la cuna porque el aire no pase a través de la almohada (lógicamente, si es baja, para no impedir que el niño mueva la cabeza) o del colchón. Las posibles causas de asfixia en la cuna son otras: chupetes peligrosamente atados alrededor del cuello con cintas que se enredan; bolsas de celofán dejadas por distracción en la cuna, que terminan adhiriéndose (por fenómenos electrostáticos) al rostro del niño, aún incapaz de librarse de ellas con sus manos.

Por la extendida imprecisión de los medios de comunicación, a menudo se describen como muertes por asfixia las que, en realidad, son muertes súbitas. Afortunadamente, las almohadas y los colchones no tienen nada que ver con estos raros, por no decir rarísimos, casos.

El temor de los padres a cometer un error beneficia claramente a la industria, que lo fomenta con su publicidad para vender nuevos productos.

➤ Atención a las bolsas de plástico, que pueden dejarse accidentalmente en la cuna y adherirse al rostro del niño. Es preferible no utilizar polvos para la higiene infantil; en caso de hacerlo, hay que tener precaución: la inhalación de estos polvos (por caída del frasco o apertura repentina del tapón) puede tener consecuencias muy graves.

➤ No utilizar bastoncillos de algodón para limpiar los oídos: un giro brusco de la cabeza podría causarle lesiones internas. La eliminación del cerumen con ellos da lugar, con el paso del tiempo, a acumulación y «tapones». Por otra parte, no es conveniente quitar el cerumen interno: sirve para mantener humidificado y limpio el canal. Sólo hay que eliminar la parte exterior, seca (esto a todas las edades), simplemente con los dedos.

➤ Es prudente no dejar al niño en la cuna inmediatamente después de comer. Es preferible que se duerma antes de tumbarle boca abajo o de costado.

➤ Es peligroso que un niño muy pequeño duerma al lado de un adulto. Si toma el pecho durante la noche, hay que dejarle en la cuna cuando haya terminado de comer.

➤ Comprobar de cuando en cuando el estado del chupete: con el tiempo, la tetina de goma se puede separar de la parte de plástico bajo la fuerza de la succión.

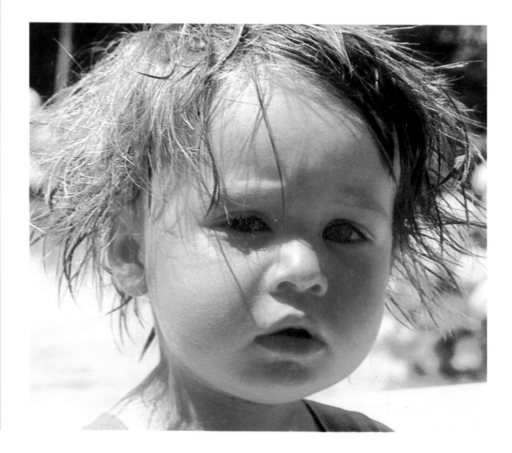

LOS JUGUETES

➤ El niño puede ingerir pequeños objetos (botones, imperdibles, cuentas, piezas de juguetes) si los encuentra por casualidad.

➤ Comprobar periódicamente el estado de deterioro de los juguetes: objetos que eran seguros cuando estaban nuevos pueden no serlo ya porque tienen piezas que se separan o bordes que se han vuelto cortantes.

➤ La UE aprobó una ley con las normas de seguridad que han de seguir los fabricantes de juguetes. Conviene comprar juguetes que respondan a estas características, con el sello de garantía de la UE, y respetando las franjas de edad indicadas en sus cajas correspondientes.

➤ Cuidado con los juguetes antiguos: pueden haberse vuelto peligrosos por el desgaste o haber sido fabricados cuando no se tenían en cuenta unos criterios de seguridad precisos (piezas demasiado pequeñas, pinturas tóxicas, muelles no protegidos, presencia de tornillos, etc.).

LA HABITACIÓN

➤ Si hay escalones dentro de la habitación o justo fuera de ella, conviene protegerlos con barreras especiales.

➤ Si hay una ventana baja, es oportuno colocar cierres de seguridad. El niño puede «reducir» la altura del alféizar subiéndose a muebles fáciles de transportar (sillas, banquetas, cajas rígidas, etc.).

➤ Es preferible renunciar a encerar el suelo de la habitación del niño y evitar colocar alfombras con las que pueda tropezar; un suelo atestado de juguetes también aumenta el riesgo de caídas.

➤ El niño puede «trepar» a los muebles o «colgarse» de ellos, con el peligro de que caigan sobre él. Es más seguro fijarlos a la pared y no colocar encima objetos pesados e inestables.

➤ Comprobar que los enchufes y los interruptores están bien fijados en las paredes (y no tienden a salirse, por ejemplo, cuando se desenchufa un aparato).

INTOXICACIONES

➤ Todas las medicinas que hay en la casa deben ser guardadas en un armario cerrado con llave o en un lugar inaccesible para los niños. No dejar los medicamentos cotidianos (píldora anticonceptiva, tranquilizantes, etc.) en mesillas o mesas.

➤ No usar botellas que han contenido agua mineral u otras bebidas para guardar líquidos de uso doméstico (benceno, sustancias cáusticas, desin-

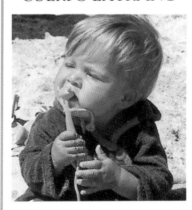

QUÉ HACER SI HA ASPIRADO UN CUERPO EXTRAÑO

Si el niño es menor de un año:
Debe ser colocado cabeza abajo, con la boca abierta, y se le dan golpes fuertes en la espalda, entre los omóplatos, con la palma de la mano.

Si el niño es mayor de un año:
Manteniendo al niño de pie o sentado, se efectúa una maniobra de compresión abdominal (maniobra de Heimlich):
* *hay que situarse detrás del niño, colocar sus brazos bajo las axilas de quien realiza la operación, ciñendo su tórax;*
* *se apoya el puño sobre la línea mediana del abdomen, ligeramente por encima del ombligo y por debajo de la punta del esternón (apófisis xifoides);*
* *se agarra el puño con la otra mano y se ejercen cinco rápidas presiones hacia arriba, que deben repetirse hasta la expulsión del cuerpo extraño.*

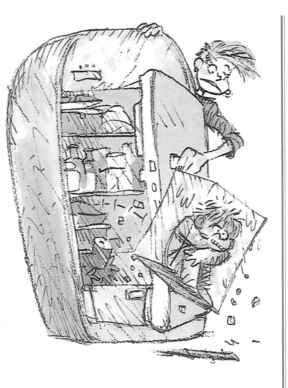

fectantes, etc.). Dejar siempre los productos peligrosos en sus envases originales, bien cerrados, con indicación clara de su contenido en la etiqueta, y fuera del alcance de los niños (por ejemplo, en los armarios altos de la cocina, y no en los bajos, como se suele hacer).

➤ Evitar guardar en el mismo armario productos tóxicos y sustancias peligrosas junto con productos alimenticios y bebidas. Existe el peligro de confundirse, y no sólo el niño, sino también el adulto.

➤ Conservar bien los alimentos: evitar las comidas con rastros de moho (por ejemplo, en las mermeladas); no volver a congelar alimentos que ya se han descongelado; oler o probar no basta para establecer si un producto está en buen estado; los tarros y las latas hinchados son indicativos de que la comida que contienen está alterada. La preparación de conservas en casa requiere mucho cuidado desde el punto de vista higiénico.

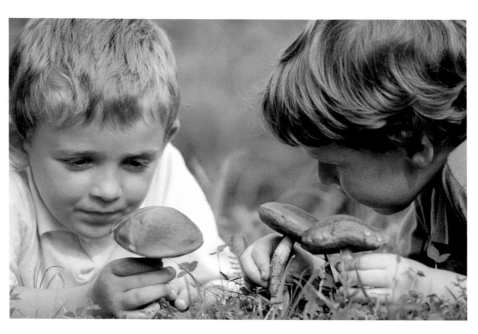

➤ Lavar siempre muy bien la fruta y la verdura: en la agricultura se utilizan muchos (demasiados) productos tóxicos.

➤ Intoxicación con setas: recordar que el único lugar donde se pueden conseguir con seguridad setas comestibles es un establecimiento autorizado (que vende la mercancía tras haberla sometido a los controles necesarios).

➤ En los jardines, las terrazas y los pisos puede haber plantas con frutos, hojas y bayas venenosos, especialmente atractivos para un niño.

PLANTAS VENENOSAS

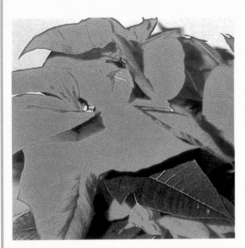

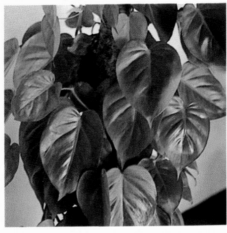

Existen numerosas plantas, hierbas, flores y frutas que contienen sustancias dañinas para el organismo humano (cicuta, belladona, digital, acónito, adelfa, ricino, estramonio, etc.).

Algunas producen sólo efectos locales (toxicidad local), es decir, provocan irritación, hinchazón, ampollas o ulceraciones en las zonas que se ponen en contacto con la planta (piel, mucosas, ojos).

Otras, por el contrario, se denominan de «toxicidad sistémica»: sus principios activos provocan, al ingerirlas, una intoxicación general del organismo. Su peligrosidad depende de las cantidades ingeridas y de la concentración de principios activos en las partes venenosas de la planta. Es importante recordar que algunas de estas plantas se encuentran en las viviendas, en terrazas y jardines.

Difícilmente se poseerá la cultura suficiente para distinguir las plantas venenosas de las que no lo son: por consiguiente, debe prevalecer siempre el principio de vigilar con atención al niño (sobre todo en los primeros años, cuando se lo lleva todo a la boca) en espacios o ambientes en los que haya plantas y arbustos de varios tipos.

También pueden ser peligrosos los huesos de la fruta. Tragarse un hueso entero no es peligroso, pero sí lo son las semillas que contiene: 2-5 semillas de hueso de albaricoque, ciruela o melocotón pueden resultar mortales para un niño. Es especialmente peligroso el hueso de melocotón, que se parte fácilmente y guarda en su interior una semilla muy apetecible.

Aparte de las plantas altamente venenosas, hay otras muchas que contienen sustancias tóxicas en concentraciones tan reducidas que no constituyen un verdadero peligro si no se ingieren en grandes cantidades.

Entre las plantas «de toxicidad local» más conocidas recordamos:

- el filodendro, una de las plantas de interior más corrientes, desprende por los peciolos de las hojas un látex blanco muy tóxico, que provoca graves irritaciones cutáneas. Es muy peligroso si entra en contacto con los ojos, y si se ingiere puede provocar hinchazón de la lengua y asfixia;
- la flor de Pascua;
- el zumaque;
- la colocasia;
- la monstera.

Hay collares, pulseras y rosarios procedentes de países tropicales realizados con cuentas que, en realidad, son semillas muy tóxicas (si se mastican). Son mortales las de ricino (con manchas negras y pardas) y las de *Abrus precatorius* (rojo vivo con una mancha negra en la base).

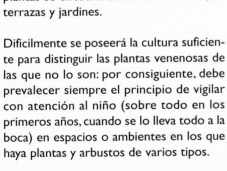

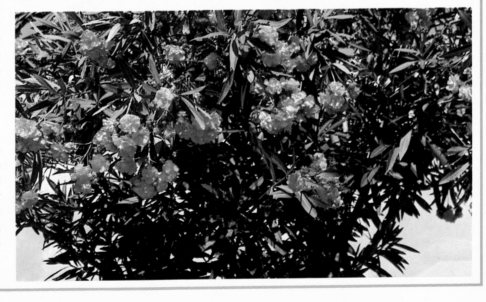

Qué hacer en caso de intoxicación

Identificar el veneno:

- guardar el envase y, si es posible, una muestra del producto ingerido;
- recoger el vómito (en caso de producirse);
- buscar en el suelo posibles restos de líquido o de comprimido, para llevarlos a urgencias y evaluar la cantidad que falta y ha podido ser ingerida.

Si no es posible identificar el veneno:
En caso de que esta evaluación sea imposible o dudosa, actuar como si la intoxicación fuera cierta y la cantidad ingerida la más alta.

- Limpiar bien la boca y los labios de posibles restos de producto no deglutidos aún, y si el niño se ha desvanecido, colocarle en decúbito lateral o sobre el vientre: de este modo, si se produce el vómito espontáneo, el material arrojado no pasa a las vías respiratorias.
- Llamar por teléfono al Centro de Toxicología para obtener información sobre la composición de la sustancia ingerida y el comportamiento que se ha de adoptar antes de la intervención médica.

- Es aconsejable provocar el vómito ejerciendo presión en la glotis, estimulando la parte interna de la garganta con los dedos o, si se dispone de él, con un jarabe de ipecacuana.
- Puede ser útil colocar al niño sobre las rodillas con la cabeza hacia el suelo para comprimirle el vientre.
- Es efectivo administrar al niño carbono activado; como alternativa, se le puede dar la clara de 4-5 huevos.
- Anotar la hora a la que se ha producido la ingestión y la de aparición de los primeros síntomas. Recordar cuándo ha comido el niño por última vez.
- Controlar a otros niños que pudieran estar jugando con la víctima; de hecho, podrían haber ingerido la sustancia tóxica y no haber mostrado síntomas aún.

Cuándo no es aconsejable provocar el vómito:
Provocar el vómito está contraindicado si el niño:

- presenta pérdida de conciencia a cualquier nivel (desde somnolencia hasta coma) o convulsiones, por el riesgo de aspiración del material gástrico por las vías respiratorias o de desencadenar y/o agravar las convulsiones;
- ha ingerido una sustancia corrosiva (ácido clorhídrico o vitriolo, que son ácidos fuertes, o amoniaco, potasa y sosa cáustica, que son bases fuertes), porque se produce un nuevo tránsito con ulteriores daños (perforación);
- ha ingerido disolventes derivados del petróleo, que pueden causar graves perjuicios pulmonares si se aspiran por las vías respiratorias incluso en una cantidad mínima;
- ha ingerido un detergente que, si es inhalado, puede provocar asfixia por obstrucción mecánica debida a la espuma.

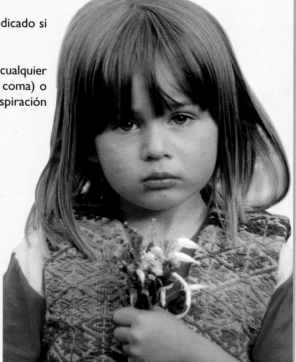

TELÉFONOS DE URGENCIAS TOXICOLÓGICAS	
Información toxicológica urgente 915 620 420 (24 horas)	
Madrid	915 620 420 (24 horas)
Barcelona	933 174 400 (8-15 h.)
Sevilla	954 371 233 (8-15 h.)

Advertir de todas estas precauciones a familiares y amigos para que sus casas, donde el niño puede pasar ocasionalmente unas horas jugando, no escondan esos peligros que ya hemos conseguido evitar en la nuestra.

QUEMADURAS

➣ Es muy peligroso que los niños jueguen cerca de los fogones cuando se está cocinando. La puerta del horno, abierta, puede resultar un atractivo «asiento» para el niño, pero es peligrosa si la cocina no está fijada a la pared y se puede volcar.

➣ Los cazos, las sartenes y demás utensilios colocados al fuego deben tener el mango dirigido hacia el interior de la cocina para evitar que el niño los agarre. Comprobar que los mangos están bien pegados a los recipientes (de lo contrario, podrían despegarse al llevarlos a la mesa), y que el fondo de estos no esté deformado, lo que les convertiría en especialmente inestables.

➣ Mantener las cerillas y los encendedores fuera del alcance de los niños.

➣ Cuidado con las sopas y las bebidas muy calientes puestas en la mesa antes de que el niño se haya sentado: su curiosidad le llevará a «hurgar» con las manos, al no poder ver desde abajo, y corre el riesgo de verterse encima el contenido del plato o de la taza.

➣ Al bañar al niño, abrir primero el agua fría, y después mezclarla con la caliente (conviene que el grifo del baño tenga una sola boca de salida). No dejar solo en el baño al niño pequeño, y mucho menos en la bañera.

EN COCHE Y POR LA CALLE

➣ El transporte del niño en coche debe atenerse a unos criterios de seguridad (aunque no estén contemplados en el código de circulación). Es indispensable comprar una silla homologada, de un tamaño acorde con la edad y el peso del niño transportado.

➣ Comprobar antes de partir que las puertas del coche están bien cerradas. Utilizar el dispositivo que impide abrir desde dentro las puertas traseras.

➣ Los niños deberían subir y bajar del coche por el lado contrario a la circulación; es importante que aprendan a no salir nunca del coche repentinamente o, mejor aún, esperar a que los adultos salgan antes que ellos.

CÓMO ACTUAR EN CASO DE QUEMADURAS

Qué hacer:
Alejar de la piel el agente que ha causado la quemadura, porque la profundidad de la lesión no sólo depende de la temperatura, sino también de la duración del contacto con la fuente de calor.

Eso se consigue:
- *Apagando las posibles llamas que envuelven al accidentado;*
- *quitándole la ropa rápidamente;*
- *enfriando la zona quemada de inmediato y durante 15-20 minutos (o hasta*

la llegada de una ambulancia) con agua fría, a ser posible corriente, o, en su lugar, con una bolsa de hielo.

En caso de quemadura por sustancias tóxicas (por ejemplo, sosa cáustica), es importante lavar inmediatamente la zona afectada con abundante agua corriente. Cubrir la zona quemada con gasas estériles o una tela limpia.

En caso de quemadura grave, envolver al niño en una manta para que no gas-

te calorías (de hecho, la pérdida de calor puede empeorar las condiciones generales del paciente) y trasladarle lo antes posible al servicio de urgencias del hospital más cercano.

Qué no hacer
- *No aplicar ningún tipo de polvo, pomada u otra sustancia (por ejemplo, aceite o vaselina): la piel podría irritarse más aún o infectarse.*
- *No romper las ampollas que puedan aparecer para evitar que se infecten.*

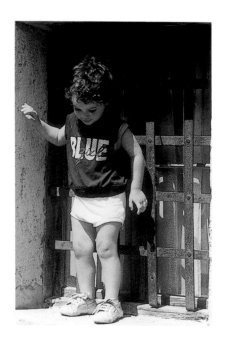

> No dejar nunca a un niño pequeño solo en un vehículo aparcado; es arriesgado hacerlo incluso cuando son algo mayores. En caso de no poderse evitar, acordarse de bloquear bien el coche, llevarse las llaves y enseñarle a no tocar ningún mando. En verano, los cinco minutos que se tarda en «hacer un recado» se pueden convertir en media hora, y el habitáculo del coche puede calentarse excesivamente, con el consiguiente «golpe de calor», a menudo muy grave.

JARDINES Y PARQUES INFANTILES

El pavimento de los parques infantiles debería estar constituido por materiales que reduzcan al mínimo los daños en caso de caída. Los materiales más peligrosos son el cemento y los ladrillos.

Los columpios, los toboganes y las estructuras para trepar son con frecuencia fuente de accidentes debido al mal uso que se hace de ellos (por ejemplo, cuando es inadecuado para la edad del niño) y a su estructura (que a menudo no ofrece garantías de seguridad); en cualquier caso, la mayoría de los accidentes se debe a un empleo del aparato «no previsto» por el fabricante.

Este tipo de accidentes lo sufren niños de todas las edades. En su mayoría son caídas debidas a una pérdida de equilibrio o a un empujón de otros niños. Según estudios realizados, el aparato más peligroso es la estructura para trepar: en ella se registra el porcentaje más alto de lesiones que requieren hospitalización. El tobogán ocupa el segundo lugar.

Columpios

> Los niños no deberían ponerse de pie en el asiento del columpio, al menos mientras no hayan alcanzado un desarrollado sentido del equilibrio.
> No se deben sentar dos niños en un mismo columpio: al no disponer de punto de agarre con una de las manos, la posibilidad de recuperar el equilibrio es mucho menor.
> Es peligroso dejar trepar a los niños por la estructura del columpio, y aún más cuando este está en movimiento; también lo es que el niño haga girar el asiento sobre sí mismo para que luego vuelva a su posición primitiva a toda velocidad: podrían romperse las cuerdas (o las cadenas) y producirse traumatismos en manos y brazos.
> Poner atención alrededor de los columpios para evitar que

los niños pasen demasiado cerca y sean golpeados (sobre todo los pequeños). La mejor forma de evitarlo es colocando barreras.

➤ Los columpios para niños muy pequeños deben tener un asiento con respaldo, cinturón de seguridad delantero y la parte oscilante rígida y soldada al asiento (es muy peligroso ponerles sobre tablas colgadas, que podrían darse la vuelta).

No dejar que los niños mayores usen los columpios fabricados para pequeños: podrían romperse por su peso.

Estructuras para trepar

➤ Estos aparatos deberían diferenciarse por edades, tanto en su diseño como en su empleo.

➤ Antes de dejar subir a un niño a este tipo de estructura, hay que evaluar su capacidad motriz: el hecho de que sea capaz de permanecer colgado de una de sus barras no significa que pueda desplazarse de una barra a otra sosteniendo todo el peso del cuerpo con una sola mano.

➤ Es importante que el niño que trepa lleve un calzado adecuado, que no se deslice sobre los tubos.

➤ A veces, los tubos están muy distanciados entre sí, al límite de la capacidad de abrir los brazos y las piernas del niño: comprobarlo antes de dejarle trepar.

➤ Sería oportuno que en la base de la estructura hubiera un suelo que pudiera amortiguar las caídas (por ejemplo, una capa abundante de arena).

➤ Las estructuras demasiado altas y complicadas entrañan un peligro añadido: en caso de caída, el niño puede golpearse violentamente con las barras inferiores.

➤ No es conveniente que haya demasiados niños en la estructura: la mayoría de los accidentes en este aparato de producen porque el niño es empujado.

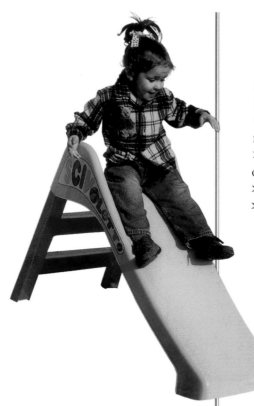

Toboganes

➤ Los toboganes deben tener una adecuada protección lateral en las escaleras, que no han de ser demasiado empinadas ni tener peldaños deslizantes ni muy separados entre sí. Es mejor la escalera de caracol con barandilla protectora.

➤ Comprobar la integridad de la superficie del tobogán: a veces se forman protuberancias cortantes.

➤ En el punto de llegada se puede hacer un agujero excesivo con el paso del tiempo.

➤ Evitar las aglomeraciones en la escalera de subida.

➤ Asegurarse de que los niños bajen de uno en uno y tengan tiempo suficiente para alejarse de la parte final del tobogán.

➤ El juego de trepar por el tobogán, sobre todo cuando otro niño se está deslizando hacia abajo, puede ser peligroso.

Carruseles, «tiovivos manuales» y balancines

➤ Atención a los tiovivos manuales con varios asientos: si son utilizados por niños de distintas edades puede ocurrir que la excesiva velocidad alcanzada gracias al impulso de los mayores haga caerse a los pequeños, que pueden lastimarse al intentar bajarse en marcha, asustados por la velocidad precisamente. Algunos niños pueden empujar el carrusel mientras otros están bajando o sentándose.

➤ Dos niños de edades y pesos muy diferentes no deberían subir juntos a un balancín; en este caso el más pequeño puede perder fácilmente el equilibrio.

➤ Si uno de los niños baja del balancín mientras el otro se encuentra en la posición de máxima altura, este puede caerse peligrosamente.

➤ No dejar nunca que el niño aguarde su turno demasiado cerca del borde giratorio de un tiovivo, y enseñarle a esperar, antes de subir o bajar, a que el tiovivo esté completamente parado.

➤ No montar a los niños pequeños en el tiovivo. Cuando este está quieto parece un juego completamente inofensivo y los niños podrán mantener el equilibrio sin problemas; sin embargo, pueden perderlo al comenzar a girar el tiovivo.

Recordar que con todos estos aparatos hay que mantener una «vigilancia activa». Estar presentes sólo como observadores apenas nos permite presenciar el accidente, sin tener tiempo ni espacio para intervenir intentando evitarlo. Hay que dejar jugar libremente al niño, pero prestando mucha atención y viendo el peligro antes de que se produzca un accidente.

La seguridad en la escuela

También la escuela es un ambiente con un alto riesgo de accidentes. El niño se puede magullar solo o porque es empujado o golpeado por otro niño de su edad. Se lesiona más a menudo durante la clase de educación física y el recreo; también puede lastimarse bajando escaleras o como peatón, yendo y viniendo de la escuela.

El trayecto de casa al colegio debe ser lo más seguro posible: por ejemplo, es conveniente la presencia de agentes en los pasos de peatones próximos al centro en las horas de entrada y salida.

Es fundamental el estado de conservación del edificio escolar: los escalones rotos, las barandillas peligrosas, los suelos de pasillos y gimnasios deteriorados son peligros potenciales que deberían evitarse.

Debemos hacer hincapié también en el hecho de que en este ambiente es fundamental la vigilancia por parte del adulto: no olvidemos que el niño se lastima más a menudo en momentos como la clase de gimnasia o el recreo, en los que resulta más difícil controlarle. Sin embargo, para que los profesores puedan cumplir esta función, no debería haber (como sucede, por desgracia) un número demasiado elevado de alumnos por clase.

En la actualidad, cuando la escasa natalidad podría permitir una composición de las clases más equilibrada cuantitativamente, se sigue registrando una notable saturación de las aulas.

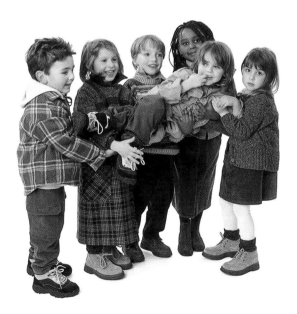

FATALIDADES Y RESPONSABILIDADES

Se tiende a atribuir a la fatalidad, a la casualidad, o a la falta de madurez del niño la responsabilidad de un accidente que, aunque inconscientemente, ha sido provocado por el adulto, por su organización, sus instrumentos y su manera de usarlos.

Por ejemplo, se puede pensar que el hecho de que el niño ingiera unas pastillas de barbitúricos es la inevitable consecuencia de su tierna edad. Pero no lo es en absoluto si pensamos, por un lado, en la culpa de quien fabrica un envase con un tapón demasiado fácil de abrir e introduce en él píldoras atractivas por su forma (parecen caramelos), su color y su sabor; y, por otro, en la responsabilidad de los padres que dejan las medicinas al alcance de los niños. También es responsable la ligereza con que algunos médicos, con su obsesión de dar una respuesta farmacológica a todos los problemas de la gente, recetan medicamentos que al final abundan en el hogar, de modo que resulta casi imposible evitar la presencia de alguno en mesas, mesillas, cajones, etc.

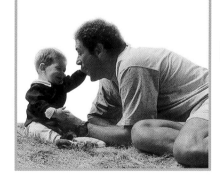

ÍNDICE ANALÍTICO

Créditos fotográficos
Archivo Giunti, Granata press, Milán;
Laura Ronchi-Tony Stone, Milán; ZEFA, Milán; cortesía de los autores.

Nuestro particular agradecimiento a Cristina Canovai
que gentilmente se ha prestado para la realización de las fotografías de las páginas 66-67.
Por lo que se refiere a los derechos de reproducción, el Editor se declara
plenamente disponible a regular eventuales competencias
sobre las imágenes de las que no haya sido posible hallar la fuente.